本书系

国家"十一五"科技支撑计划"名老中医临证经验、学术思想传承研究"（编号：2007BAI10B01-093）课题

国家中医药管理局刘志明国医大师传承工作室

国家中医药管理局全国名老中医药专家刘志明名老中医传承工作室

北京中医药薪火传承"3+3工程"刘志明名老中医工作室

首都临床特色应用研究重点项目（编号：Z181100001718184）等

建设成果

国医大师 刘志明 医案集

主　审　刘志明
主　编　刘如秀
副主编　虞胜清　孙学东
编　委（以姓氏笔画为序）
　　　　梁菊生
　　　　刘金凤　李汇博　汪艳丽
　　　　周小明　胡东鹏　姚舜宇
　　　　夏仲元

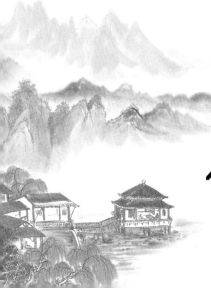

人民卫生出版社
·北京·

版权所有，侵权必究！

图书在版编目（CIP）数据

国医大师刘志明医案集/刘如秀主编.—北京：人民卫生出版社，2021.5
　　ISBN 978-7-117-31495-4

　　Ⅰ.①国… Ⅱ.①刘… Ⅲ.①医案-汇编-中国-现代 Ⅳ.①R249.7

中国版本图书馆CIP数据核字（2021）第075715号

| 人卫智网 | www.ipmph.com | 医学教育、学术、考试、健康，购书智慧智能综合服务平台 |
| 人卫官网 | www.pmph.com | 人卫官方资讯发布平台 |

国医大师刘志明医案集
Guoyi Dashi Liu Zhiming Yi'an Ji

主　　编：刘如秀
出版发行：人民卫生出版社（中继线010-59780011）
地　　址：北京市朝阳区潘家园南里19号
邮　　编：100021
E - mail：pmph @ pmph.com
购书热线：010-59787592　010-59787584　010-65264830
印　　刷：北京铭成印刷有限公司
经　　销：新华书店
开　　本：710×1000　1/16　印张：21　插页：4
字　　数：355千字
版　　次：2021年5月第1版
印　　次：2021年5月第1次印刷
标准书号：ISBN 978-7-117-31495-4
定　　价：89.00元

打击盗版举报电话：010-59787491　E-mail：WQ @ pmph.com
质量问题联系电话：010-59787234　E-mail：zhiliang @ pmph.com

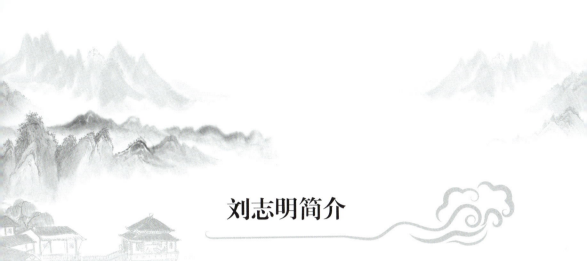

刘志明简介

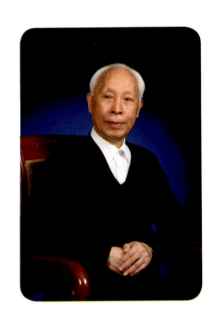

刘志明，1925年出生，湖南湘潭人，著名中医药学家，国医大师，首届首都国医名师，首批及第六批全国老中医药专家学术经验继承工作指导老师，首批博士研究生导师、博士后指导老师、传承博士后导师，首批享受国务院特殊津贴专家，中央保健会诊专家，中国中医科学院建院首批专家。曾任中国中医科学院及广安门医院学术委员会副主任委员、学位委员会委员，中华中医药学会副会长，第六、七、八届中国人民政治协商会议全国委员会委员；现任中华中医药学会顾问。

刘老出身岐黄世家，自幼承名师亲授，刻苦攻读，发奋学医，精研医经，博览群书，学识俱丰。年方弱冠，即屡起沉疴大疾，于湘潭医界颇有影响。1954年卫生部组建中医研究院，应召来京，负责全院八大组之一"传染病组"的创立和建设工作，至今在中国中医科学院广安门医院从事中医临床、科研、教学工作。

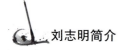

刘志明简介

刘老学宗岐黄,崇尚仲景,擅长内科;博采众长,师古而不泥古,集历代名家之大成;善用经方,灵活变通,熔古今名方于一炉;八十余载勤勤恳恳于临床实践,从不间歇;兢兢业业于理论探究,未有懈怠。刘老以理论为临床之基础,临床为理论之延伸,自成体系,造诣颇高。刘老对心脑病证、肾系疾病、老年顽疾等内伤杂病及外感热病博极医源,留意钻研,敢于创新,另辟蹊径,每每出奇制胜,疗效卓著,深受患者信任。

二十世纪五六十年代,面对传染病流行,刘老不顾个人安危,深入疫区,领导和推广中医防治乙型脑炎、小儿病毒性肺炎、血吸虫病等。二十世纪七十年代,刘老响应党和政府的号召,扎根山西农村,为当地百姓解除疾苦。二十世纪八九十年代,刘老为传承中医学术呕心沥血,为提高中医地位建言献策。现在刘老虽然年事已高,但是仍然十分关心中医学之发展大计。

刘老一生躬身于临床,诊治的患者达数十万之多;热心于教学,共培养硕博士研究生数十人,大多已成为中医学术发展的引领者;勤勉于科研,公开出版著作有《中医内科学简编》《刘志明医案》《中医学》《国医大师刘志明临证经验集》等,并在国内核心期刊和国外期刊发表论文数百篇,为中医药的传承和发展做出了突出贡献。

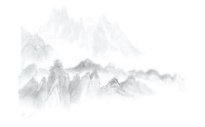
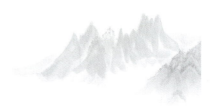

刘志明简介

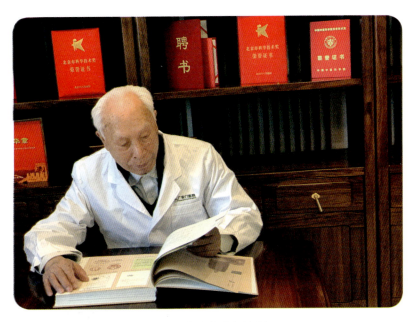

刘志明先生在查阅资料

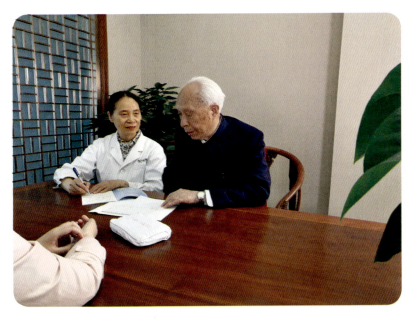

刘志明先生指导学术继承人刘如秀教授进行中医药研究

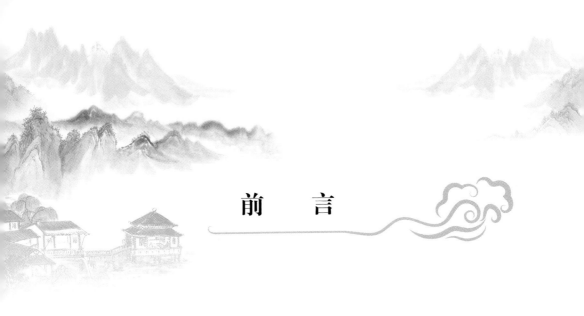

前　言

吾师刘志明先生出身于岐黄世家，幼承庭训，正步杏林，历经磨砺，誉满神州。刘老始终以振兴中医为己任，亲历学医行医、参政议政、建言献策大医之路，至今八十余载。新中国成立之初，中医事业获得新生，刘老应召入京，参与创建卫生部中医研究院，负责传染病组工作。改革开放后，中医事业迎来春天，刘老不辞辛劳，出国讲学，弘扬中医，促进中外交流，并上书中央，呼吁提高中医地位，吸引优秀人才传承发展中医。新世纪初，SARS肆虐京城，刘老响应政府号召，积极献计献方。

刘老一生淡泊名利，始终志存救济。医者"上以疗君亲之疾，下以救贫贱之厄，中以保身长全，以养其生"，乃为苍生大医。刘老治学精勤不倦，博采众长，崇尚实干，诊病向来以"辨证准、立法巧、组方精、疗效奇"著称。他常言："熟读经典，旁及诸家，不可偏颇；理论联系实践，不可纸上谈兵。"我等有幸进入刘老门墙，每日随师出诊，记录其诊病的点点滴滴，数十年如一日，抄写笔记数十本。时迁斗转，物换星移，刘老已至耄耋，整理刘老经验的紧迫感、传承刘老学术的责任感，时时萦绕心头。丁亥年，适逢国家科技部立项"名老中医临证经验、学术思想传承研究"课题资助，遂在刘老的指导下进行整理研究。

医案是中医学术经验传承的重要载体，其质量之优劣至关重要，于前反映医者水平之高低，于后影响学术经验的传承。我等不敢有丝毫懈怠，对于

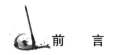

前　言

诊疗过程,仔细查阅、反复核对,以求完整地再现刘老诊病原貌;"按语"部分,则用心揣摩、字斟句酌,以求准确地反映刘老辨证论治本意。

本书即将付梓,承蒙医院领导亲切关怀,刘老亲自指导,刘老弟子鼎力相助,在此谨表谢意。由于编者水平有限,书中恐有尚未深入阐明或认识不足之处,希望同仁不吝批评指正。

刘如秀　虞胜清　孙学东　梁菊生

2018年11月于北京

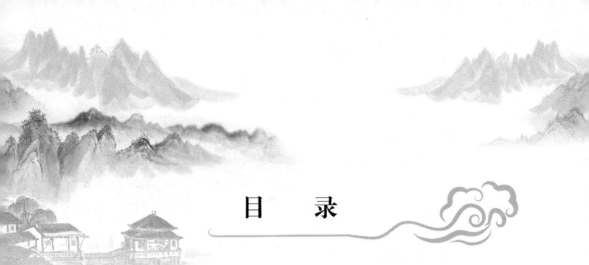

目　录

上篇　刘志明医学思想概要

一、青衿岐黄，师承名医集大成 …………………………………… 2
二、博极医源，广纳众长医道奇 …………………………………… 5
三、崇尚仲景，化裁经方贵活用 …………………………………… 9
四、医案举隅，每奏奇效妙手春 …………………………………… 14
五、宁静致远，一片净土世人尊 …………………………………… 28

下篇　刘志明医案

第一章　外感病证 ……………………………………………………… 34
　风温（风热客表） …………………………………………………… 34
　风温（风温袭表，兼有里热） ……………………………………… 35
　风温（外感风温，痰热内蕴） ……………………………………… 35
　风温（卫气同病） …………………………………………………… 36
　风温（风温束表，热入阳明） ……………………………………… 37
　烂喉痧（疫毒内蕴，热入膀胱，耗伤阴津） ……………………… 38
　风温（邪热炽盛，气营两燔） ……………………………………… 40
　风温（气营两燔） …………………………………………………… 41

目 录

风温（外感风热，有逆传心包之势） ……………………………… 42
暑温（暑温炽盛，热入心包） ………………………………………… 43
暑温（暑温内闭，热极生风） ………………………………………… 44
湿温（肺热壅盛，湿浊郁闭） ………………………………………… 46
小儿感冒（风寒外袭，肺气壅塞） …………………………………… 47
小儿感冒（风寒束表，里热渐盛） …………………………………… 48
小儿感冒（风寒袭表，里热渐盛） …………………………………… 49
小儿感冒（风寒束表，痰湿蕴肺） …………………………………… 50
小儿感冒（风寒袭表，痰热郁肺） …………………………………… 51
小儿感冒（风热犯肺） ………………………………………………… 52
小儿感冒（风热袭表，痰热渐盛，邪克脾胃） ……………………… 53
小儿感冒（风热袭表，热结肠腑） …………………………………… 53
小儿感冒（风热犯肺，热结肠腑） …………………………………… 54
小儿感冒，鼻衄（风热袭肺，痰火伤络） …………………………… 55
小儿感冒（风热犯肺，气阴两伤） …………………………………… 56
感冒（风寒袭肺，郁里化热） ………………………………………… 57
感冒（风热袭表，痰浊郁肺） ………………………………………… 58
感冒（风寒外袭，里热渐盛） ………………………………………… 59
感冒（风寒外袭，里热渐盛） ………………………………………… 59
感冒（风寒袭表，里热渐盛） ………………………………………… 60
感冒（风寒束表） ……………………………………………………… 61
感冒（风寒袭表，痰饮束肺） ………………………………………… 62
感冒（风寒袭表，痰热郁肺） ………………………………………… 63
感冒（风寒束表，肺气郁闭） ………………………………………… 64
感冒（风寒束表，热结肠腑） ………………………………………… 64
感冒（风寒束表，肺气郁滞） ………………………………………… 65
感冒（风热袭肺，气阴两虚） ………………………………………… 66
感冒，泄泻（风热袭表，肝脾不和） ………………………………… 67

第二章　肺系病证 ……………………………………………………… 69
　　咳嗽（痰湿夹热） ………………………………………………… 69
　　咳嗽（痰热阻肺） ………………………………………………… 70

咳嗽（热毒蕴结，痰浊阻肺）……………………………71
咳嗽（痰湿蕴肺）………………………………………72
咳嗽（痰湿壅肺，里热渐盛）……………………………73
咳嗽（痰浊壅肺，里热渐盛）……………………………74
咳嗽（风寒袭表，寒痰阻肺）……………………………75
咳嗽（风寒郁表，痰热壅肺）……………………………75
咳嗽（风热犯肺）………………………………………76
咳嗽（痰热蕴肺）………………………………………77
咳嗽（痰热蕴肺，肺失宣降）……………………………78
咳嗽（肺气郁滞，痰热壅肺）……………………………79
咳嗽（寒痰蕴肺，里热渐盛）……………………………80
咳嗽（痰饮束肺，里热渐盛）……………………………81
咳嗽（阴虚内燥）………………………………………82
小儿哮病（痰浊蕴阻，肺失肃降）………………………83
小儿哮病（寒痰阻肺）…………………………………84
小儿哮病（痰热壅肺）…………………………………85
哮病（痰湿蕴肺）………………………………………86
哮病（痰热阻肺）………………………………………86
哮病（肺气逆上，本虚不固）……………………………87
哮病（痰浊内蕴，兼有里热）……………………………89
小儿咳喘（寒痰阻肺）…………………………………90
小儿咳喘（寒痰阻肺，热结肠腑）………………………90
小儿咳喘（痰热蕴肺）…………………………………91
小儿咳喘（痰热蕴肺，脾胃不和）………………………92
喘证（表寒里热夹虚）…………………………………93
喘证（痰饮留肺，肺失肃降）……………………………94
喘证（痰热壅肺）………………………………………95
喘证（痰热壅肺）………………………………………96
喘证（风寒袭表，肺气不利，肺阴亏虚）…………………97
喘证（肝郁气滞，痰浊阻肺）……………………………97
悬饮（痰热互结，胸阳不振）……………………………98
肺胀（风热蕴肺，痰热阻肺）……………………………99

目录

肺痈（风温时邪，蕴结于肺）……………………………………… 100
肺痈（痰热郁肺，肺气壅滞）……………………………………… 102
肺痈、悬饮（风寒束表，痰浊壅肺）……………………………… 103
肺痿（余邪未清，耗伤肺津）……………………………………… 104

第三章 心脑病证…………………………………………………… 105

心悸（心气不足，心血亏虚）……………………………………… 105
心悸（心阴亏虚）…………………………………………………… 106
心悸（心阴亏虚，脾虚湿盛）……………………………………… 107
心悸（阳虚血瘀）…………………………………………………… 108
心悸（气阴两虚）…………………………………………………… 109
心悸（肝气不疏，脾胃气滞）……………………………………… 111
心悸（心肾阴虚，气阴两虚）……………………………………… 112
心悸（胆胃不和，痰扰心神）……………………………………… 113
心悸（心肝阴虚，内热上扰，心神失养）………………………… 115
心悸（心肾阳虚）…………………………………………………… 117
心悸（肝肾不足，气虚血滞）……………………………………… 117
心悸（气阴两虚）…………………………………………………… 119
怔忡（气阴两虚）…………………………………………………… 120
怔忡（心脾两虚，痰湿遏阻）……………………………………… 121
胸痹（气阴两虚，痰瘀互阻）……………………………………… 123
胸痹（胸阳不展，痰瘀交阻）……………………………………… 124
胸痹（胸阳不振，痰浊内阻）……………………………………… 125
胸痹（肾阴亏虚，胸阳不振）……………………………………… 126
胸痹（肾阴亏虚，胸阳不振，血气不和）………………………… 127
胸痹（心肾两亏，痰浊内阻）……………………………………… 129
胸痹（心阳不足，阳损及阴）……………………………………… 129
胸痹（胸阳不振，痰瘀痹阻，兼见气滞）………………………… 130
胸痹（胸阳痹阻，胃气不和）……………………………………… 131
胸痹（心肾阳虚，阴寒凝滞）……………………………………… 132
胸痹（心肾阳虚，水不化气）……………………………………… 133
胸痹（肾阴素亏，胸阳不振，气血不和）………………………… 134

胸痹（胸阳不宣，气滞血瘀）……………………………………… 135
胸痹（浊阴上乘，清阳被蒙）……………………………………… 136
肾心痛（心肾不交，阴阳两虚）…………………………………… 137
肝心痛（肝气郁结，脉络壅塞）…………………………………… 138
胸痹、心悸（寒热互结，心血瘀阻）……………………………… 139
胸痹（胸阳不振，痰浊内阻）……………………………………… 140
胸痹（肾阴亏虚，胸阳不振）……………………………………… 141
胸痹（气阴两虚，心脉痹阻）……………………………………… 142
真心痛（气阴两虚，心脉痹阻）…………………………………… 145
真心痛（胸阳不振，痰浊内阻）…………………………………… 146
真心痛（心肾两虚，痰瘀痹阻）…………………………………… 147
心痹（热毒内扰，心气亏虚）……………………………………… 148
心痹（心脾气虚，湿热内阻）……………………………………… 149
不寐（肝郁脾虚）…………………………………………………… 150
不寐（阴虚火旺）…………………………………………………… 151
不寐（肝郁化火，痰瘀阻滞）……………………………………… 152
不寐（心肾不交，痰热内扰）……………………………………… 153
眩晕（肝胆火旺，气逆窍闭）……………………………………… 153
眩晕（肝血亏虚，脑脉失养）……………………………………… 154
眩晕（脾气亏虚，清阳不升）……………………………………… 155
眩晕（脾运不健，痰浊内阻）……………………………………… 156
眩晕（精血亏虚于下，亢阳逆扰于上）…………………………… 157
眩晕（痰热互结）…………………………………………………… 158
眩晕（肝肾阴虚，肝阳上亢）……………………………………… 158
眩晕（阴虚阳亢）…………………………………………………… 159
眩晕（肝寒犯胃，浊阴上扰）……………………………………… 160
眩晕（肾阳亏虚）…………………………………………………… 161
中风后遗症（气虚血瘀，络脉瘀阻）……………………………… 162
中风中经络（风阳上扰，痰瘀阻络）……………………………… 163
中风后遗症（肝肾阴虚，风阳上扰，痰热腑实）………………… 164
中风脱证（痰浊闭阻）……………………………………………… 165
痫病（气机逆乱，风痰痹阻）……………………………………… 166

郁证（肝郁脾虚，心神不宁） …………………………………… 167
癫证（肝气不疏，气郁痰结） …………………………………… 169
狂证（肝郁腑实，痰火上扰） …………………………………… 170

第四章 脾胃病证………………………………………………… 172
痞证（痰热互结） ………………………………………………… 172
痞证（寒热互结） ………………………………………………… 173
痞证（脾胃气虚） ………………………………………………… 174
呃逆（痰阻中焦，胃失和降） …………………………………… 174
腹胀（脾虚气滞，少阳不和） …………………………………… 175
胃脘痛（胃气阻滞，积结为石） ………………………………… 176
胃脘痛（胃气郁滞，积结为石） ………………………………… 177
胃脘痛（肝气犯胃，湿浊中阻） ………………………………… 178
胃脘痛（肝火犯胃，胃气不和） ………………………………… 179
胃脘痛（胃气郁滞，寒邪袭表） ………………………………… 180
胃脘痛（肝胃郁热） ……………………………………………… 181
胃脘痛（脾胃虚寒，寒湿内阻） ………………………………… 182
胃脘痛（脾胃虚寒，气滞中焦） ………………………………… 183
胃脘痛（肝胃不和） ……………………………………………… 184
胃脘痛（肝郁乘脾） ……………………………………………… 185
胃脘痛（脾胃阳虚，血失统摄） ………………………………… 186
胃脘痛（肝胃不和，日久化热） ………………………………… 187
胃脘痛（胃气不和，寒热错杂） ………………………………… 188
胃脘痛（脾虚兼有积滞） ………………………………………… 189
小儿腹泻（暑温兼湿，邪热下迫） ……………………………… 190
腹泻（寒热互结，胃肠不和） …………………………………… 191
腹泻（脾肾阳虚） ………………………………………………… 192
腹泻（肝气乘脾） ………………………………………………… 193
腹泻（肝旺脾弱，中阳不振） …………………………………… 194
腹泻（湿热内阻，气血不和） …………………………………… 195
休息痢（脾虚血瘀，肉腐成脓） ………………………………… 196
休息痢（湿热内盛） ……………………………………………… 197

第五章 肝胆病证 …… 198
- 黄疸（寒湿困脾，气滞血瘀） …… 198
- 黄疸（湿热内蕴） …… 199
- 黄疸（肝胆湿热） …… 200
- 黄疸（湿热蕴结，气滞血瘀） …… 201
- 黄疸（湿热蕴结，腑气不通） …… 202
- 黄疸（水湿内停，瘀血阻滞） …… 203
- 胁痛（湿遏热壅，肝郁气滞） …… 204
- 胁痛（肝脾不和，湿热内蕴） …… 205
- 胁痛（肝郁气滞，湿热内蕴） …… 206
- 胁痛（湿浊内困，阳气不振） …… 207
- 腹痛（湿热蕴结，肝胆不舒） …… 207
- 胁痛（肝胆气滞，湿热蕴结） …… 209
- 腹痛（肝胆气郁，湿热内蕴） …… 209
- 臌胀（水气搏结，脾肾阳虚） …… 210
- 臌胀（脾胃虚弱，湿热阻滞） …… 211
- 臌胀（脾虚湿困） …… 212

第六章 肾系病证 …… 214
- 水肿（湿热蕴结） …… 214
- 水肿（湿热蕴结，气阴亏虚） …… 215
- 水肿（湿热蕴结，脾肾两亏） …… 216
- 水肿（湿热困脾） …… 217
- 水肿（下焦湿热，脾气虚弱） …… 218
- 水肿（阴阳两虚） …… 219
- 水肿（肾虚水泛，湿热蕴结） …… 220
- 水肿（脾失健运，秽浊阻滞，水湿内停） …… 221
- 水肿（阴虚阳亢） …… 222
- 水肿（脾肾亏虚，水湿泛滥） …… 223
- 风水（邪犯肺卫，宣肃失常） …… 224
- 水肿（表虚不固） …… 225
- 水肿（气血不调） …… 226

水肿（气血不和） ……………………………………… 227
石淋（湿热下注，气机阻滞） ………………………… 228
石淋（湿热蕴结） ……………………………………… 229
血淋（湿热下注，迫血妄行） ………………………… 230
膏淋（肾虚不固，血虚夹瘀） ………………………… 231
劳淋（脾肾两虚） ……………………………………… 231
气淋（肝郁气滞） ……………………………………… 232
淋证（湿热下注） ……………………………………… 233
淋证（湿热蕴结） ……………………………………… 234
癃闭（肾阳亏虚，气化不利） ………………………… 235
癃闭（肾阴亏虚，膀胱湿热） ………………………… 236
癃闭（肺脾气虚，肾元不足） ………………………… 237
遗尿（阴阳不和，肾失温摄） ………………………… 237
遗尿（心肾不足） ……………………………………… 238
遗尿（肝郁化火，膀胱失约） ………………………… 239
遗精（肝经湿热，下扰精室） ………………………… 240
遗精（君相火旺） ……………………………………… 241
遗精（阴阳两虚，精关不固） ………………………… 241
不育症（湿热蕴结，瘀血阻络） ……………………… 242
不育症（心火亢盛） …………………………………… 243
阳痿（肝郁气滞，命门火衰） ………………………… 244

第七章 气血津液病证 ……………………………… 245

汗证（营卫不和） ……………………………………… 245
盗汗（肺阳素虚，卫表不固） ………………………… 246
盗汗（气阴两虚） ……………………………………… 246
紫癜（湿热内蕴，热伤营血） ………………………… 247
紫癜（脾肾阳虚，脾不统血） ………………………… 248
虚劳（脾不统血，气血两亏） ………………………… 249
消渴（阴虚火旺，虚风内动） ………………………… 250
消渴（气阴两虚） ……………………………………… 251

消渴(气阴两虚,湿热瘀阻) …………………………………… 253

瘿病(肝郁气结,心肝阴虚) …………………………………… 254

第八章 肢体经络病证 …………………………………… 256

肢体胀痛(气血不畅,经络瘀阻) …………………………………… 256

头痛(脾虚湿困,寒热错杂) …………………………………… 257

头痛(肝风上扰,瘀血阻络) …………………………………… 258

头痛(风阳上扰) …………………………………… 259

头痛(瘀血阻络) …………………………………… 260

腰痛(肾阳亏虚,寒湿困阻) …………………………………… 261

痛痹(风寒湿邪侵袭) …………………………………… 262

痛痹(风寒痹阻经络) …………………………………… 263

着痹(寒湿痹阻,湿邪偏胜) …………………………………… 263

热痹(湿热互结,湿邪偏盛,痹阻经络) …………………………………… 265

热痹(湿热互结,热邪偏盛,痹阻经络) …………………………………… 266

热痹(湿热痹阻,热盛伤阴) …………………………………… 267

寒热错杂痹(寒热错杂,阳虚夹湿) …………………………………… 268

寒热错杂痹(寒热错杂,邪伏经络) …………………………………… 269

脾痹(脾气闭结,经络阻滞) …………………………………… 270

肾痹(虚实夹杂) …………………………………… 271

痹证(风湿痹阻,郁而化热) …………………………………… 274

痹证(阳气不足,阴血内弱,寒滞经脉) …………………………………… 278

产后痹证(气血不调,风湿痹阻) …………………………………… 279

血痹(荣卫虚弱,腠理不密,风邪外袭,痹阻血络) …………………………………… 280

痿躄(肾精不足,筋脉失养) …………………………………… 281

痿证(肝肾不足,气血两亏) …………………………………… 282

痿证(风热内伏,阻遏经络) …………………………………… 283

第九章 肿瘤病证 …………………………………… 285

乳岩(肝肾阴虚,痰热蕴结) …………………………………… 285

癥瘕(肝肾阴虚) …………………………………… 286

肠澼(脾失健运,气血亏虚) …………………………………… 287

目　录

　　肠澼（脾肾两虚，湿浊凝聚） ······························· 289

　　肺积（气阴两虚，虚实夹杂，肺失肃降） ··················· 290

　　胃癌（脾胃不足，气阴两亏） ································ 291

第十章　外科病证 ·· 294

　　缠腰火丹（肝经火郁，热蕴血分） ··························· 294

　　缠腰火丹（肝胆湿热） ··· 295

　　脱发（肝肾阴虚） ··· 296

　　脱发（肝肾阴虚，血热风燥） ································ 297

　　风瘙痒（血虚风燥） ·· 297

　　瘾疹（外感风湿，内生湿热） ································ 298

　　臁疮（肝肾亏虚，气血失和） ································ 299

第十一章　五官病证 ··· 301

　　牙痛（肝肾阴虚，阳明有热） ································ 301

　　鼻窒（肺经郁热） ··· 302

　　鼻窒（风寒袭肺，肺气亏虚） ································ 303

　　鼻渊（肺热夹湿，上灼鼻窍） ································ 304

　　鼻渊（风热郁肺，肝火偏盛） ································ 305

　　鼻渊（风邪束肺，郁而化热） ································ 306

　　鼻鼽（风寒袭肺，肺窍不利） ································ 306

　　乳蛾（风热外袭，肺经有热） ································ 307

　　乳蛾（风热袭表，痰热郁肺） ································ 308

　　喉痹（肺阴亏虚） ··· 309

　　喉痹，感冒（风热犯肺，肝郁气滞） ························ 310

　　喉痹（痰热蕴肺） ··· 311

　　失音（肝肾亏虚，风邪束表） ································ 311

　　火眼（肝经郁热，上扰于目） ································ 312

　　面肌痉挛（阴血亏虚，经脉失养） ··························· 313

第十二章　其他病证 ··· 315

　　经前乳房胀痛（肝郁气滞） ··································· 315

热入血室（气血亏虚，外感风寒） …………………………………… 316
惊悸（心肾不交，气机逆乱） ………………………………………… 317
百合病（阴虚阳浮，神不守舍） ……………………………………… 318
肝浊（脾肾亏虚，痰浊困阻） ………………………………………… 319
积聚（气滞血瘀） ……………………………………………………… 320

上篇

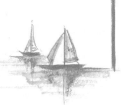

刘志明医学思想概要

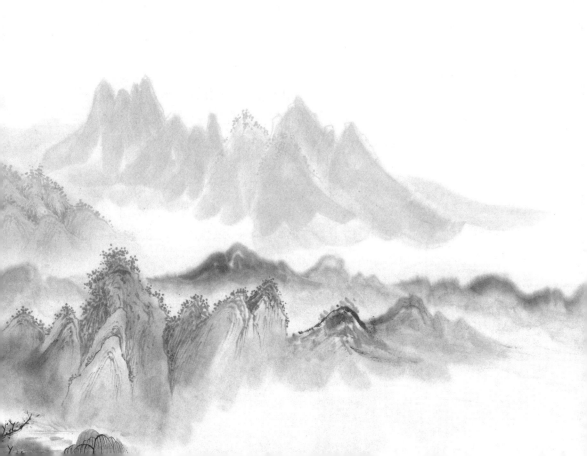

上篇　刘志明医学思想概要

一、青衿岐黄，师承名医集大成

（一）出身岐黄，师承名医

刘志明1925年出生于湘潭岐黄世家，幼承家训，习读医书，使他对医学产生了浓厚的兴趣。刘老高祖是悬壶湘水两岸的名医，医术精湛，闻名遐迩，因出诊从不坐轿，常怀揣中药，步行出诊，被称作"刘四差马"。曾祖是国医刘碧泉，祖父、父辈都是当地的名医。刘老就在这样一个中医氛围浓厚的环境中成长，在祖父辈的严格要求下，他自幼就诵读《三字经》《百家姓》《唐诗三百首》等文史古籍，得到了良好的古文熏陶。

刘老自幼聪颖，6岁上私塾，教书的老先生都是博学之人，属于一方名流。刘老白天在私塾学习《论语》《孟子》《大学》等儒经，晚上在家念诵《内经》《难经》《伤寒论》等医籍，虽然对其中的道理并不能深入理解，但对经典医籍有了一个初步的感性认识。

11岁时，刘老父亲病故，家境每况愈下，不能继续读书，只得在家自学，经过几年的发奋努力，又读了不少的书籍。私塾和自学的经历都为他后来学医奠定了良好的基础。有人说"文是基础医是楼"，说明古文造诣越深，学习中医越易入门，也越易深究精髓。

15岁是刘老人生的一个转折点。学习中医，自古重视师承，刘老叔父虽然身为名中医，但为拓宽眼界，摒弃门户之见，决定让他从师名医，拜湘潭名老中医杨香谷为师。杨香谷当时年逾六旬，行医已40余年，临证经验丰富，医术高明，为人正派，曾师事于名医"楚九郎中"门下，颇得其传，在当地威望甚高。

杨香谷常常教诲弟子："研究医学之门径，须先熟读《黄帝内经》《难经》《神农本草经》《伤寒论》《金匮要略》《温病条辨》，然后博览《备急千金要方》《外台秘要》《临证指南医案》诸书，更须勤于临证，以验证先贤之言，方得岐黄之真谛。"

杨香谷认为《伤寒论》乃医家最紧要之书，必须熟读直至背诵，临证时方可运用自如，因此对《伤寒论》的学习督促尤严。刘老在跟随杨香谷学习期间，白天侍诊左右，晚上诵读经典。严寒酷暑，春去秋来，寒窗三载，不敢有丝毫懈怠；遇到疑问，或求之于师，或求之于书，每每有茅塞顿开之感。星移斗转，刘老孜孜不倦地阅读了历代经典及各家学说，从中汲取了大量的知识并获得了宝贵的启示。

在西方，医学家未发明抗生素之前，人们对发热性疾病往往束手无策，不知所措。早在东汉末年张仲景《伤寒论》就对外感热病进行了系统论述，后来发展为理论完备的温病学，可见温病与伤寒是一脉相承的。当刘老步入伤寒之门，潜心体悟之时，恰逢战乱频繁，民不聊生，百姓多患温热之疾。杨香谷审时度势，言传身教，指导刘老系统学习温热病的理论，并放手让他大胆诊治，参悟治病之道。

当时刘老随杨师出诊，足迹遍及湘江两岸。对于发热性疾病，杨师根据病程的长短，治疗分早中晚三期，病期不同，治法迥异；或升降兼调，或寒温并用，或清消，或通利。对于高热患者，往往三两剂药下去，病人热退身凉，非常灵验。

杨师治疗发热性疾病的神奇效果，激发了刘老学习温病的热情和兴趣。在老师的指导下，刘老系统地学习温病学的经典著作，如吴又可的《温疫论》、叶天士的《温热论》和《临证指南医案》、吴鞠通的《温病条辨》。这使刘老对于温病的发生、发展、传变、预后、顺症、逆症，治疗之常法、变法有了系统的掌握，并构建了诊治发热性疾病的知识体系，对以后治疗发热性疾病具有极大的启发。

杨香谷以善治"外感证"闻名，对吴又可、叶天士、吴鞠通、薛生白、王孟英、余师愚等温病诸家学说无不通晓；尤其推崇清代名医杨栗山《伤寒温疫条辨》一书，主张治外感必须"急以除秽为第一要义"，善用杨栗山"升降散"等十五方，对使用石膏、大黄的运用独具经验。这些对刘老都产生了深远的影响，所以说刘老的中医事业是由师承而奠定基础的。

（二）独立行医，悬壶三湘之地

由于刘老家学深厚，承名医指点，加之天资聪颖，勤奋刻苦，师承到第三年，杨香谷认为弟子可以独立开业行医。在家族的帮助下，刘老在当地开了一家药铺，开始了他的行医生涯。所谓药铺，其实除了一床一桌和几个大药柜子，就是床下满满的各种医书。

白天看病，晚上在油灯下研读医书，查阅白天遇到的疑问。带着问题有针对性地学习，使刘老临床诊疗水平日渐提高。因祖辈都是当地名医，加之师出名门，到药铺求治的人络绎不绝，开诊不到半年，刘老在当地已经小有名气，尤其在治疗发热性疾病方面，已经独树一帜。

1944年夏天，日寇的侵华战火烧到湘中、湘西一带。当时战火纷飞，人心惶惶,士兵死伤无数。伴随大战而来的是大疫,尤其是发热性疾病,更是疯狂肆虐。这种疾病症状凶险,憎寒壮热,上吐下泻,遍身斑疹杂出,似丹毒风疮,且来势猛烈,传染甚快,路人避之唯恐不及。百姓无处就医,生灵涂炭。

对此情景,刘老看在眼里,急在心里,不惜冒着生命危险,积极救治病人。经过多次探索性治疗,他发现升降散与达原饮合方治疗此怪病甚是有效。于是,对于大多数就诊者,以此方为基础并随证化裁,大力救治,很快就控制了疾病的蔓延。

这样,"刘志明善治热病"的誉名不胫而走,不久即闻名遐迩。

(三)南雁北飞,加冕首都国医

新中国成立后,百废待兴,中医事业也迎来了新生。伟大领袖毛主席、周总理高度重视中医事业的发展,要求从全国各地抽调数十名在全国有影响的中医名师进京组建国家中医药研究机构,刘志明有幸被点将入京。为了中医事业的发展,他毅然离开了一家老小和名扬一方的三湘之地,只身北上,参加中医研究院的筹建工作,从此定居京城。

1953年,刘老在卫生部中医进修学校学习。这期间不但系统学习了西医知识,而且有幸得到清宫御医袁鹤侪老先生亲授,刘老的学术水平也获得了更多的提升。

1954年,卫生部组建中医研究院,由于刘老以擅长治疗热病闻名,他应召来京,负责全院八大组之一"传染病组"的创立和建设。次年,石家庄、北京地区流行乙型脑炎,患病人数众多,死亡率高,刘老受命于危难之际,主导全国中医防治乙型脑炎的工作,并在北京、浙江、辽宁建立了传染病医院。

对于壮热不恶寒、一派阳热表现者,刘老大胆使用辛凉重剂白虎汤,石膏用量之大者达每日500g;几剂药后,病人往往热退身凉。对于舌苔厚腻者,刘老认为属热夹湿证,湿热交阻,病情往往缠绵难愈,其治疗更为棘手。单用白虎汤一般不易取效,多在白虎汤的基础上加利湿、燥湿之品,如猪苓、茯苓、泽泻、苍术等,取得满意的疗效。

1956年为响应政府"消灭血吸虫病"的号召,刘老领导组织了全国第一支中医防治血吸虫病工作队,在浙江等地工作一年,口碑载道,成绩显著,受到党和国家的高度肯定。

1957年,北京地区流行小儿病毒性肺炎,西医治疗效果不明显。刘老和几位西医儿科专家一起开展研究,采取西医诊断观察、中医治疗的方案,很快控制了疾病的流行,为人称道。

由于在临床和研究上的特殊贡献，刘老得到了党和国家高度重视。20世纪60年代北京召开某重要会议，刘老曾作为特邀专家坐诊北京饭店，不少省长、书记、国家领导人都慕名前来就诊，一试这位名医的岐黄之术。时年他仅30余岁，风流倜傥，英气逼人。

2006年，香港浸会大学中医药学院访问学者李致重教授在其著作《中医复兴论》中写道："20世纪50年代，刘志明领队在北京、辽宁、浙江治疗'乙脑''病毒性肺炎'时，年仅30出头。在中医大学林立的今天，'非典'肆虐首都北京，有多少位敢于横刀立马的年轻的刘志明呢？"其赞美之词溢于言表。

由于刘老的卓越成就，他赢得了广大群众的称赞，受到卫生部、北京市人民政府嘉奖，曾先后荣获卫生部"中医药事业突出贡献奖"及中华中医药学会颁发的"全国首届中医药传承特别贡献奖""中医药学术发展终身成就奖""中国中医科学院建院特别贡献奖""北京中医药薪火传承贡献奖""北京市科学技术进步奖""中华中医药学会科学技术进步奖""中国中医科学院中医药科技进步奖"等。

2009年元月，北京市卫生局、市人事局、市中医药管理局为弘扬中医药学术思想，促进首都中医药事业长远发展，褒奖首都中医药精英的突出贡献，联合授予京城12名老中医"首都国医名师"的称号，刘老荣幸地加冕"首都国医名师"。2014年11月，刘志明被国家卫生和计划生育委员会、人力资源和社会保障部、国家中医药管理局联合授予"国医大师"荣誉称号。

青衿之岁，高尚兹典，白首之年，未尝释卷。从师承名医到独立行医，从悬壶三湘到名扬神州，刘老用他的智慧、赤诚和汗水走到了一个辉煌的顶点。数十年来，临床之余，还著书立说，硕果累累，其代表著作有《中医内科学简编》《中医学》《刘志明医案》等，这些记录了他运用中医理论降服病魔、造福人类的点点滴滴，使中医学瑰宝发出更加灿烂的光辉。

二、博极医源，广纳众长医道奇

大医孙思邈曾说自己"青衿之岁，高尚兹典，白首之年，未尝释卷"，在年少时就尊崇医学经典，直到白首之年仍然手不释卷。刘老也是这样一位甘于寂寞、不舍医典、躬身临床的人。

（一）穷经开思路，博采广学识

师承与家学为刘老打开了步入医学殿堂的大门，但欲立足于杏林之中，仍须不断努力。拜师期满后,他便开始独立行医。因有师承与家学,加之对病人认真负责,颇得病家信任,求诊者与日俱增,在临证中遇到的问题也愈来愈多,这促使他利用诊余闲暇,致力于系统地阅读各家学说。

历代各家学说,内容极其丰富,遍读实非易事。刘老将历代医家分为几个学派,每个学派选择代表性著作重点学习,然后旁及其他。如研究《黄帝内经》,以王冰的校注为主,参以张介宾的《类经》、杨上善的《太素》,旁及吴昆、马莳、张志聪等著作。《伤寒论》注家尤多,刘老钻研《伤寒论》以成无己、柯琴、尤在泾为主,略事其他注家。

对温病学说,刘老认为首起刘河间,此后吴又可、戴天章、余霖、杨栗山之论温疫,叶天士之论卫气营血,吴鞠通之论三焦,薛雪之论湿热,王孟英之论六气属性及霍乱都在必读之列。只有全面、系统地了解各家学说的学术体系,才能丰富学识,开阔思路,才能在继承前人学术的基础上有所创新。

新中国成立后,湘潭医务界在党的领导下建立了中医组织机构,刘老被推举为机构主要负责人之一。由于工作之便,刘老有更多机会接触同道名师,常与他们切磋医道,受益匪浅。

1954年,刘老参加了中医研究院的筹备成立这一工作。当时全国各地名医云集北京,刘老工作之余,利用这个极好的学习机会,学习各地名医学术特点和治疗经验,这对他提高学术水平、广开思路大有裨益。不仅如此,凡有出差机会,刘老必拜访当地名医,如上海程门雪,湖南李聪甫,浙江叶熙春、潘澄濂等老先生,他都曾亲聆教益。古人云"与君一席话,胜读十年书",又云"独学而无友,则孤陋而寡闻",寻师访友,可以广学识,长见闻,对于个人医道提高大有裨益。

(二)师古不泥古,辨疑不苟同

刘老在深究古典医籍的基础上,结合自己的临床经验,对于脉学、本草、方剂以及临床各科,均有深入的研究和独到的见解。他认为医学的内容虽极丰富,临床病证虽极复杂,只要从阴阳入手,就能从根本上掌握中医理论和辨证施治原则。因此,刘老常说:"凡诊病施治,必须先审阴阳。阴阳无谬,治焉有差?医道虽繁,可以一言以蔽之,曰阴阳而已。"

刘老认为在探究医学原理和处理医疗实际问题时,要有唯物论观点和辩证法思想,以实事求是的态度把理论和实践相结合,这样才能有所创新。中医学的经典医籍诞生年代久远,当时社会经济条件落后,科技不甚发达,对一些疾病的认识、治疗不免存在局限性。对于那些不符合实际,经不起临床验证的记载,应该存疑待考,而不应该盲从。

治学之要就是在博览群书的基础上,博采众长,结合临床进行独立思考,提出独特见解。刘老的学术研究工作充分体现了"师古不泥古、辨疑不苟同"的批判精神和严谨治学态度,他始终认为:"凡读书上万卷,宜加深究,勿谓古人之法如此,便可执而用之。"

"辨证论治""整体观念"是中医学的两大特点,也是诊治疾病的灵魂和原则。中医学强调的是个体治疗,因人、因地、因时制宜。但在个体治疗中,也有共性的、规律性的东西。所以,既要掌握辨证论治,也要遵循治病大法。

刘老非常推崇清代吴鞠通对外感、内伤病的治疗大法。吴鞠通在《温病条辨·杂说·治病法论》中言:"治外感如将,兵贵神速,机圆法活,去邪务尽,善后务细……治内伤如相,坐镇从容,神机默运……而人登寿域。"名医岳美中曾说"治急性病要有胆有识,治慢性病要有方有守"。这些观点,对指导临床都很有意义。刘老的"治病大法",即治病的指导原则是"治外感如将,注重祛邪;治内伤如相,善于调理"。

对于外感疾病,刘老认为当以祛邪为重。外来之邪,起病急骤,变化迅速,若形体不虚,其治当速,祛邪于体外,切不可姑息养奸,错失良机。其要诀在于辨证准确,选药精当,药量要足,药力要猛,一战成功。而对于内伤杂病,当以调理为要。内伤之疾,阴阳不调,气血不和,脏腑功能失其常度,每易藏邪,此谓"奸佞"之徒也。对此,当审时度势,安内以攘外,特别对于胃气虚弱不胜药力者,更当先调养中土,缓缓图之,不可孟浪,待正气来复,脏腑功能恢复,气血和调,则邪无可藏,病可痊愈。

刘老临证八旬有余,对此感触甚多甚深。作为一位临床医家,对前贤的学术思想和临床经验以科学的态度提炼与吸收,在此基础上,发展形成个人的风格,做到继承中有发展,无论是宗景岳之说,还是承东垣之论,无论是效法丹溪之术,还是化裁清任之方,都结合了自己独到的学术见解。

刘老对于中医学术研究工作,既能尊重前人的学术成果,又善于辨疑、勇于创新,既重视各家学说得失,又不断在实践中求得真知,这种求真务实的治学态度和探究精神,非常有利于中医事业的发展和进步。

(三)实践求真知,诊治重辨证

刘老认为中医学之所以能长期存在,是由于中医学术的不断发展,临床疗效过硬,深得广大群众的信任。而疗效的取得,固然需要理论的指导,但更重要的是依靠实践。因此,勤于实践是中医医师提高学术水平,丰富临床经

上篇 刘志明医学思想概要

验最主要的方法。

自学医以来,刘老从未离开过临床,即便在"文化大革命"的十年,也未曾有一日擅离职守。几十年来,足迹遍及大半个中国,走到哪里,就在哪里看病,从不懈怠,每日诊务极为紧张。他认为,只有不断实践,方能丰富自己的经验,在医术上才能精益求精。作为临床医生,最忌满足于一知半解的空头理论,若仅有理论,乏于实践,必致临证游移,漫无定见,药证难合,难能奏效。

在临床实践中,他对"治病大法"的灵活应用就很能体现这一点。治病大法,实际上就是他治疗疾病的总体原则和指导思想,也是他临证经验的精髓和灵魂,具有很好的临床指导意义。

刘老认为外感热病为六淫时疫所致,起病急骤,变化迅速,所以治疗之初,必须当机立断,采取有效措施,迅速祛邪于体外,以截断疾病的发展,正如将军之用兵,应有胆有识,不宜过于犹豫。至于祛邪的具体方法,历代医家都有不少阐述,不尽相同,但都强调兵贵神速,祛邪务尽,这就是"治外感如将"的意义所在。

刘老曾与儿科研究所协作,对小儿病毒性肺炎进行临床研究,根据其临床症状,如发热、咳嗽、气喘、鼻煽等症,医者一般将其归属于"风温"范畴,主张以卫气营血辨证论治小儿病毒性肺炎,但往往难以控制病情,病死率高。小儿病毒性肺炎是肺脏实质性病变,来势急,传变快,刘老认为其治疗不必拘泥于卫气营血的顺序,在发病初期即应发汗透表、清营解毒并举,用麻黄、杏仁、石膏、甘草、连翘、金银花、牡丹皮、生地及局方至宝丹等。通过数百例的临床实践,确实取效甚捷,避免了不少患儿出现热极生风或热入心包等危重症状,提高了治愈率。

外感病,邪实为主,祛邪为先,故药物剂量往往宜重,否则难能为功。如刘老借鉴古人用大黄的经验,治急性细菌性痢疾里急后重而辨证属实者,用生锦纹大黄末30克,一日作三次服,乃建奇功。再如1956年刘老推广治疗乙型脑炎的经验,借鉴温病学派大师余师愚用石膏法,以白虎汤为主方,对重症邪实者,一日用石膏达500克,迅速清热,疗效卓越。

内伤病多因经年累月、正气耗伤,脏腑功能失调而成。治之当如宰相治国,统筹全局,深谋远虑,从容不迫,因势利导,悉心调治,即"治内伤如相"。如刘老治疗功能性水肿,患者多呈颜面及下肢凹陷性水肿,似属邪实,但患者年龄多在40岁以上,病程较长,且同时伴见头晕、心悸、气短、乏力、失眠、纳差等心脾两虚之证候。辨其病机属本虚标实，治疗应着眼于整体，以补虚培本为主，不宜过用分利之剂，否则不但水肿难消，且易耗伤正气。临证时，刘老常用健脾胃调气血之法，以归脾汤加减，多获效验。

又如治疗一名风湿性心脏病患者，病史16年，西医诊断为"二尖瓣狭窄伴闭锁不全，三尖瓣狭窄；阵发性心房纤颤，二度房室传导阻滞，心功能不全"。因长期服用洋地黄制剂，已有不良反应，要求服中药治疗。刘老根据患者心悸、气短、胸闷、全身乏力、纳差、两足水肿等症状表现，认为属脾阳不振、痰湿痹阻气机，方用苓桂术甘汤加党参、生薏苡仁、防风等，以此方坚持治疗半年余，病情大有好转，后经北京医学院附属医院检查，证明上述疾病明显好转，心房纤颤减少，心脏功能也得到改善。

再如冠心病的治疗，刘老认为活血化瘀疗法固然有其可取之处，也能获一定疗效，但属于治标之法。因冠心病患者多年高体虚，若不细加辨证而一味攻伐，势必戕伤正气，导致虚者更虚。因此，当按标本缓急原则，急则治其标，缓则治其本或标本兼顾。治本以滋肾为主，治标重视通阳化浊。在缓解期，刘老往往给予滋肝肾、通心阳之方，配制成丸药进行调理，多获稳固疗效。

由上可知，内伤病多属本虚，故治疗必须重视标本论治。又因其来也渐，其去也缓，故须因势利导，不可操之过急，制方求稳，保护胃气，有方有守，徐徐图之。刘老治内伤病往往守方十几剂、几十剂乃至上百剂，其间只根据病情变化稍事增损，疗效满意。

在实践中求得真知，在诊治中求得辨证，在临床中求得疗效，这就是刘老临证"治病大法"深得人心、广为流传的主要原因。而在推崇中有思考，在探究中有批判，在继承中有创新，这是刘老临证精髓所在。

三、崇尚仲景，化裁经方贵活用

历代医家无不从古代医典中吸取丰富的营养来充实、升华自己。而且对这些经典医籍，常常是"朝而诵读，昼而见症，夜而辩论"，如痴如醉，不能自已。据传医圣张仲景任长沙太守期间，除处理政务外，还坐堂看病，求治者无数。刘老是喝着湘水长大的，从小崇尚张仲景，对仲景之《伤寒杂病论》更是推崇备至，爱不释手，常常体悟、诵读至天明。《中国现代名中医医案精华》一书评价刘老，其中有一句话就是："崇尚仲景，善用经方，且能博采众长，熔古今名方于一炉，灵活变通，师古而不泥古。对外感热病，内伤杂症及老年疾病之疑难大症，必穷源究委，敢于创新，另辟蹊径，每每出奇制胜，疗效卓著。"这个说法，甚是贴切。

（一）经方贵在活用，忌在以方套病

经方为历代医家所推崇，但应用经方最忌以方套病，呆板不化。刘老临证常用经方，但又不拘泥经方。无论经方、时方，都贵在灵活运用。试看仲景用方，全在灵活变通，如桂枝汤之化裁，可以加桂，也可以去桂，可以加芍，亦可以去芍，加减变化，十分灵活。

所以运用经方，还必须善于抓住主证，法随证立，方从法出，证以方名，方证一体。临证中见其主证，即用其方。刘老用桂枝芍药知母汤主治足膝关节红肿较甚的痹证，每获佳效。肾著汤则以"腰中冷，如坐水中，腹重如带五千钱"为主证，故用于以腰重冷痛为主的寒湿腰痛，包括西医所称的部分腰椎疾病，稍事加味，亦确有良效，而甘草附子汤的主证为"骨节疼烦，掣痛不得屈伸"，用以治四肢关节疼痛为主的痹证，也能取得较好的疗效。

这些都说明辨清主证对于正确使用经方是十分重要的。对于不同的疾病，但见相同的主证或相似的病机，就可用其方。如"太阳病，项背强几几，无汗，恶风者，葛根汤主之"，项背强几几是葛根汤的主证，其病机为风寒之邪客于太阳经腧而致，将此方用于肩周炎、颈椎病而伴有项背疼痛不舒者，屡屡取效。虽然这些病不属于太阳中风，但因病机与太阳中风的葛根汤证的病机有相似之处，故可变通而用。同时，还必须明确每一方的方义，以扩大其应用范围。如麻杏苡甘汤的主证是"一身尽疼，发热，日晡所剧"。但观本方有麻黄、杏仁宣上疏风，薏苡仁祛湿，可适用于痹痛部位在上者。刘老用本方治疗下颌关节炎，虽然没有本方主证，但因与本方方义合拍，故用之有效。

1957年8月21日，一个6岁男童患者，因高热，体温40℃，头痛，呕吐频作，烦躁不安，嗜睡，时躁动抽搐，间发谵语，经西医做腰椎穿刺脑脊液化验，确诊为乙型脑炎，当时查体：口唇干燥，脉弦滑数。因病人就诊时牙关紧闭，故未察舌象。诊断：暑温偏热。治疗方法：辛凉重剂，佐以凉开，主以白虎汤加减，重用石膏120g，另以安宫牛黄丸1丸，溶于汤药中，分5次鼻饲。服药2剂，体温降至38℃，惊厥呕吐已止，能进饮食，但仍有时谵妄不识人，大便5日未解。脉沉数有力，舌苔黄燥。刘老认为此为阳明里热实证，用承气汤取釜底抽薪之意。石膏用量改为60g，服该方1剂后，大便已通，体温降至37.5℃，神志完全清楚，谵语已除。继以上法并佐养阴之剂，调理旬日而愈。

1972年，刘老随医疗队赴山西农村时，曾遇一女患者，罹病数日，发热面赤，神志不清，狂躁抽搐，不明所以。当地医生投以解热、消炎、镇静之剂，罔效，全家惶恐，急来求诊。刘老详询病史，得知发病之日，正值经水适来，此病乃伤寒热入血室之证，急投小柴胡汤，服药两剂验。事后传为佳话。

1973年，刘老南赴江西巡回医疗，曾应邀到某县医院会诊一个3岁男儿患者。西医诊断为小儿病毒性肺炎，用西药治疗月余，仍高热40℃不退。患儿消瘦，腹胀纳差，大便稀溏，脉细数无力。此系一派脾阳虚之证，只宜温补脾阳、少佐寒凉即可。遂以乌梅丸加减，一剂热减，三剂热净。

1980年，刘老于门诊遇一胃扭转女患者，患病已经数月，经当地中西医治疗乏效，专程来京就诊。此为临床罕见之病，患者精神萎靡，面色白，双目微浮，气短乏力，脘腹胀满，呃逆反酸，食后更甚，胃痛阵作，喜暖拒按，好发于清晨及午后，不思饮食，形体消瘦，大便秘结，2~3日一行。舌苔薄白，脉象弦细，观其脉证，乃为脾虚中满，兼有积滞，脾虚为本，积滞为标，治宜消补兼施。《伤寒论》有"发汗后，腹胀满者，厚朴生姜半夏甘草人参汤主之"，《金匮要略》有"痛而闭者，厚朴三物汤主之"，正与本病合拍，故合二方而投，服二十余剂痊愈。

上述病案证明，疑难杂症以经方奏效，在于辨证精准，灵活运用。

（二）继承重在发扬，化裁意在贯通

刘老结合自己的临床心得提出：重视先天，虽可宗景岳之说，但补肾不必专主地黄；调理后天，虽可承东垣之论，然补脾不必胶着参、术、升、芪；养阴可效法丹溪，但须防滋阴之品寒凉伤胃；活血化瘀可取王清任之方，然须分清虚实而后用之。

刘老认为热痹基本病机为湿热相搏，风邪外袭乃是诱因，治宜清热利湿，散风通络。观吴鞠通之宣痹汤，为苦辛通法，清热与利湿并重，兼通络止痛，主治湿热并重之热痹；李东垣之当归拈痛汤则以清热利湿为主兼有疏风散邪之功，主治湿热相搏，兼外感风邪证。刘老常二方合用治疗热痹，又参以个人经验，重用生甘草以泻火解毒，配生地以凉血润燥，对于常年久病，正气虚弱者，稍佐调和气血之品，施于临床每获显效。

如1993年11月，曾经治疗一位美国31岁的男性患者，在美国诊断为"皮肌炎、类风湿关节炎"，长期服用大量激素，病情无好转并导致股骨头坏死，行走困难，丧失一切劳动力，洗澡都需人帮助，最后求诊于刘老。当时，辨证为肝肾两虚，湿热交阻，治以扶正祛邪，标本兼施，取东垣之当归拈痛汤及吴鞠通之宣痹汤加减,结合个人经验,重用甘草及生地以泻火解毒,凉血润燥,经过100剂中药治疗,病情逐渐好转,并逐步停用激素和一切西药,继服100剂,病人能自己从美国来中国找刘老看病,连续反复多次来中国求诊,病情得到控制,并结婚成家。

1976年,曾经治疗19岁女青年,患慢性肾炎,全身水肿,腹大如鼓,经中西医治疗,经久不愈。就诊时除水肿、腹水之外,尚见面色白,四肢不温,小便量少,舌淡苔白,脉两尺细滑无力。据脉证可知属肾虚无疑,而前医皆投温阳利水之剂,水肿非但不除,反而日趋严重。患者病程已久,又迭进分利之品,阳损及阴,阴阳两虚。虽然无阳则阴不化,但是徒温阳则阴更伤。此时,唯景岳理阴一法,俾阴生而阳长,水能化气,可望一愈。遂遣理阴煎,重用熟地、当归以养阴,少佐姜、桂以水中求火,不用分利之品,并嘱多食鲤鱼,或红烧,或糖醋,但不放盐。宗此法调治半载,水去肿消而收全功,后未再发。

此例肾炎患者,高度水肿,可谓难治之证,刘老以塞因塞用之法治之,此乃《黄帝内经》反治法。若不明景岳阴阳互根之理,何能用理阴煎方?而服鱼之法,又是借鉴《千金》鲤鱼汤之义。首先《千金翼方·杂病·水肿》云"炙鲤鱼主肿满",炙鲤鱼即烤鲤鱼,所以需要注意食用熟鲤鱼,《备急千金要方·妇人方中·虚损》也告诫:"勿用生鱼。"除此之外,《备急千金要方·食治·鸟兽》言鲤鱼"主咳逆上气,疸黄止渴",综上可知熟鲤鱼主治水肿胀满,而且能清热利湿、降气止咳。参以现代科学,可以理解为鲤鱼能补充血浆蛋白之不足,而且要将鲤鱼蒸熟或煮熟,有利于蛋白质消化吸收。

如此一来,《黄帝内经》《备急千金要方》、景岳及现代科学知识融会贯通,这是在继承前人学术经验的基础上有所发挥。学习前人的学术经验,不可拘泥于一家之说,而应博采众长,既要善于继承,更要善于在继承的基础上创新发扬。

(三)以重剂治重症,以平剂起沉疴

刘老一生临证喜用经方,然又不拘泥于经方,无论经方、时方,加减变化,灵活变通,辨证施治,方随证立,或以重剂治重症,或以平剂起沉疴,或守方不移,或药随证变,往往自出机杼,屡起沉疴大疾。

如刘老于1956年8月5日主治一乙型脑炎10岁男性患儿,患儿以"持续高热40℃伴抽搐、昏迷"入院,入院时患儿不省人事,频频惊厥,角弓反张,两目上吊,周身灼热,小便失禁,大便未解,苔白,脉沉数,西医注射青霉素,口服退热药无效。请刘老会诊,辨证为:暑温偏热,热甚生风。治以清热解毒,

养阴息风，方用白虎汤合增液汤加金银花、连翘、蜈蚣、全蝎等药，辅以安宫牛黄丸清热开窍。以水600ml煎成200ml，每2小时鼻饲1次，连服2剂，患儿转危为安，体温降至39.2℃，患儿已醒，惊厥减少。共服药17剂，疾病痊愈。处方中石膏用量150g，蜈蚣2条，其剂量之大，实属罕见。

刘老治疗眩晕也颇具特色。眩晕是临床常见内科疑难病症，患者甚众，深受医家重视。历代医者对眩晕论述颇多，《黄帝内经》主上气不足，河间崇风火，丹溪力倡痰，景岳重下虚，林林总总，各有所重。根据多年临床经验，刘老认为眩晕乃肝肾二脏本虚标实之证，总结出从肝肾论治眩晕八法，并在具体临证时辨证施治，灵活运用，或从肝治，或从肾治，或肝肾同调，所治甚众，往往覆杯而愈，每奏显效。尤其在论治阴阳两虚之眩晕方面，推崇张景岳的先天学说。张景岳在《黄帝内经》"上气不足"基础上，提出了"下虚致眩"的见解，有一定的创新意义。所以，才有了上虚补其气、下虚补其精之说，精气并补乃成治疗阴阳两虚眩晕的不二法门。

刘老认为阴阳俱虚之眩晕的根本在肾，而肾为阴阳水火之宅，故主张以阴阳为纲论述眩晕的病因病机，以阴阳互生互长之论确定治疗大法。根据"虚者补之，损者益之"之旨，治疗上采取平补阴阳、养脑定眩之法，方用自拟补虚益损定眩汤，用怀地黄、怀山药、枸杞子、山萸肉、菟丝子、牛膝、杜仲、川续断等煎服。偏于阳虚者加鹿角胶、肉桂；偏于阴虚者加龟甲、炒三仙。在使用温肾药时，多用平和之剂，少用燥烈之品，意取"少火生气，壮火食气"之意。同时虑及阴阳两虚之眩晕患者多为年老体弱者，故常加炒三仙以助运化。

就治疗肾炎而言，刘老认为既要注意水肿等全身证候的改善，又要重视反映肾脏病变的尿液变化，并在辨证施治中强调掌握清利湿热、调和阴阳、升降脾胃的原则。《素问·至真要大论》有"水液浑浊，皆属于热"，但所言浑浊是肉眼所见，与显微镜下的浑浊是有区别的，只是性质相近似而已。何况，肾炎患者的尿液，在肉眼观察下也有浑浊者。可见肾炎所引起的尿液的异常变化，主要由于湿热所致。所以，湿热伤肾是肾炎的主要病机。

在多年的临床实践中，刘老发现猪苓汤是治疗水热互结、阴津受损之肾炎良方，方中诸药和缓而不峻烈，相互配伍，共奏育阴利水、清利湿热之功，滋阴而不敛邪，利水而不伤阴。既可清下焦湿热，又可以滋少阴之源，切合邪热阴伤之病机。所以，刘老治疗肾炎患者时，大多在此方基础上，根据证情适当加减，灵活运用，确能取得卓越疗效。对辨证属湿热兼表而肿者，主要用荆防败毒散加减治疗，若水肿甚者可用疏凿饮子；阴阳两虚者用六味地黄丸为基本方；脾胃失和者常用补中益气汤或胃苓汤；尿毒症辨证属肾竭胃败时，则用橘皮竹茹汤等，这都是难得的用药、组方经验，在临床应用多有显效，屡起沉疴。

以上均是刘老的治学心得和临床经验。唐代医家王冰说："将升岱岳，非径奚为，欲诣扶桑，无舟莫适。"用经方也是如此。古人所说径与舟，用现在的话来说，就是科学的治学方法。只有用好经方，才能在复杂多变的临床病证中游刃有余，屡收奇效。因此，其治学心得和临床经验，是值得有志于中医事业者咀嚼和寻味的。

四、医案举隅，每奏奇效妙手春

刘老行医八十余载，擅长内科，对温病、内科疑难病症和老年病颇有研究。

（一）治疗湿热病证的经验及医案

刘老对湿热病证的治疗，有独到的学术见解。对许多内科疾病，及时、准确地运用清热祛湿法，能取得较好的疗效。现将他治疗热痹、咳嗽、胁痛、慢性肾炎等四种病证的经验介绍如下。

经验之一：热痹强调治宜清热利湿。

刘老认为热痹的发病，主要取决于患者体质和感受外邪两大因素。素体阴虚阳盛者或感受湿热之邪均易发为热痹。其临床有热偏胜和湿偏胜之异，加之热邪最易伤阴，故热痹每有阴虚见证。综上，热痹有热胜、湿胜、阴虚之证。治疗宜清热利湿，疏风通络。常取李东垣当归拈痛汤与吴鞠通宣痹汤为基本方，随证加减。热痹热胜证，多选黄芩、连翘、生甘草、知母、栀子、忍冬藤、海桐皮等；热痹湿胜证，多选防己、生薏苡仁、半夏、苦参、滑石等；热痹阴虚证，酌情增入生地、太子参、白芍等；热痹后期，大多正气已虚，以致余邪留恋，疗效不佳，此时宜增补气血之品，如黄芪、太子参、当归、白芍等。

医案：刘某，男，14岁，1982年9月16日初诊。两个月前涉水后即觉周身不适，入夜恶寒发热，四日后周身皮肤出现散在红斑，继而指、趾关节肿痛，当地医院诊断为"风湿性关节炎"，经治疗体温渐降至正常，但关节肿痛不除。就诊时两手指关节及双膝关节肿痛，手足关节屈伸不利。精神不振，口干，纳食不香，二便通调，苔薄黄腻，脉弦滑。查血沉60mm/h，抗"O"800U，类风湿因子弱阳性。证属湿热痹阻，气血失和，治宜清热利湿，祛风通络。处方：当归15g，白芍9g，防风12g，白术12g，生薏苡仁24g，羌独活各12g，忍冬藤8g，海桐皮12g，连翘12g，防己12g，黄芩9g，苦参15g，生甘草9g。服7剂后，关节疼痛减轻。以上方随证加减治疗2个月后，关节肿痛已除，诸症告愈。翌年，患者告知，关节痛未复发，曾在当地医院复查类风湿因子、血沉、抗"O"均未见异常。

经验之二：湿热致咳突出用药轻灵。

湿热蕴肺之咳，其临床主要表现除有气逆咳嗽外，尚可见胸闷不舒、口渴而饮水不多、口中发黏、食欲不振、肢体困重、小便短赤、大便黏滞不爽、舌苔白腻微黄、脉滑数等。刘老认为，湿热致咳时，多属实证，其病变主要在肺，此时应以清化上焦湿热为主。久咳虽多见肺、脾、肾等正气虚损之证，但湿热之邪亦往往留恋不去。咳嗽虽不独在肺，但又不离于肺，故虽久病，仍不可忽视上焦湿热。清化上焦湿热，宣通肺气是治疗本证的重要法则。因肺为娇脏，居上焦，故刘老用药多选轻灵之品，所谓"治上焦如羽，非轻不举"，临证善用《千金》苇茎汤加减。痰热明显者，合以麻杏石甘汤，酌加白茅根、黄芩、川贝、瓜蒌等；湿盛痰多，舌苔白腻，不渴者，加半夏、厚朴以祛痰；风寒外束，加紫苏叶、前胡以辛散；久咳肺虚，益气养阴之品必不可少，但总以不碍湿热，补而不壅，滋而不腻为原则，常用太子参、北沙参之类。

医案：谢某，女，53岁，1984年10月25日初诊。咳嗽反复发作十余年，9月因感冒，咳嗽又作，发热恶寒，有痰不易咳出，经某医院治疗，体温恢复正常。但咳嗽较甚，喉中痰鸣，头晕，胸闷不饥，口干而饮水不多，大便不成形，解之不爽。舌质淡红、苔薄黄略腻，脉弦细滑。证属湿热蕴肺，治宜清化湿热，宣肺止咳。处方：苇茎24g，白茅根18g，杏仁9g，半夏9g，黄芩9g，瓜蒌15g，川贝6g，紫苏子9g，紫苏叶9g，麻黄6g，生石膏18g，沙参15g，川朴12g，橘红9g，甘草6g。服5剂后，咳嗽减轻，喉中痰鸣亦减，宗前法增减，服药20余剂，咳嗽遂除。

经验之三：胁痛之治注重清利疏通。

胁痛一证，主要责之肝胆，因其经脉皆循胁肋。据临床观察，胁痛常以肝失疏泄、肝胆湿热为主，二者常常并见，互为因果，因此刘老认为清利湿热、疏通气机是治疗胁痛不可忽视的重要法则。临证常以大、小柴胡汤及四逆散为基本方，如湿热明显，则加滑石、泽泻、茯苓之流；若肝脾失和，气机郁滞明显，则多选用枳壳、川朴、郁金之品；若里气未虚，又出现肠燥便结等湿热化火之象，则加酒大黄、玄明粉、瓜蒌等药。同时，还兼顾调理脾胃，扶助正气，常用太子参、当归、白芍、砂仁、茯苓、白术等。

医案：王某，女，69岁，1979年4月11日初诊。右胁肋及右上腹绞痛反复发作十余年，近3个月加重。发作时绞痛难忍，连及右肩背和腰部。某大医院诊断为胆囊炎，建议手术治疗，患者因年老体弱而未同意，经人介绍来刘老处就诊。中医诊断为胁痛，证系肝胆疏泄失职，湿热蕴阻中焦。处方：柴胡9g，半夏9g，黄芩9g，白芍9g，郁金9g，泽泻12g，滑石12g（包煎），玄明粉4.5g，枳壳6g，三仙各9g，金钱草24g，党参9g，甘草6g。服上方八剂，二诊时，右上腹疼痛减轻，腹胀亦减，纳食稍增；大便已经正常，一日一次。唯觉腰背部酸痛，小便频数、灼热。脉弦细滑，苔薄黄。此乃湿热之邪未尽，以上方出入。处方：柴胡9g，黄芩9g，半夏9g，白芍12g，陈皮6g，泽泻9g，川续断12g，川楝子6g，桑寄生15g，三仙各9g，甘草9g，茯苓9g，当归9g，金钱草24g，太子参9g。服上方7剂，三诊时，上腹部疼痛已止，腹胀亦除，二便正常，腰背部微有不适。湿热已清，气机已畅，疏泄复常。原方去陈皮，加生薏苡仁18g，再服药7剂，巩固疗效。并嘱其避免受凉、生气、饱食。随访3年，其间仍从事劳动，操持家务，未再发。

经验之四：慢性肾炎清利养阴为主。

慢性肾炎临床往往以下焦湿热阴伤者为多见，故应清其热、利其湿，阴虚者兼润其枯为治疗大法，以猪苓汤为基本方。该方利水而不伤阴，滋阴而不敛邪，用于下焦湿热阴伤之证，十分合拍。湿热较甚，增入车前子、石韦、白茅根等；阴伤明显者，加用生地、女贞子、墨旱莲等；湿热交阻可致血瘀，则又应注意调畅气血，常在方中加用牛膝，补肝肾而活血；兼见气虚者，酌加生黄芪、太子参等气阴兼顾，扶正祛邪。

医案：刘某，男，23岁，1984年4月27日初诊。1983年1月因面浮、下肢肿，在某医院诊断为"急性肾小球肾炎"。半年前因自动停服激素，前症又作。就诊时患者腰酸痛、乏力、劳累后加重，双下肢肿，烦躁多梦，纳食一般，大便正常，小便短赤，苔薄黄微腻，脉细滑。证系湿热蕴结下焦，气阴不足，治宜清利湿热，益气养阴。处方：太子参18g，猪苓12g，泽泻12g，生黄芪18g，滑石15g（包煎），阿胶12g（烊化），白茅根18g，石韦18g，川牛膝9g，车前子9g，茯苓12g。服7剂后，尿量增加，水肿减轻。守前法加减，调理4月余，面浮肢肿消失，面色红润，体力增加，尿检正常。一年后复查，未见异常。

(二）治疗发热病证的经验及医案

经验之一：热病初期即用表里双解。

人体感受外邪，多从表入。表邪需用汗法，此即"在卫汗之可也"。然外感之邪多随风邪而入，所谓"风为百病之长"，风善行而数变，夹邪很快从表入里，并非停留在表。

刘老认为，外感热病初期，不可只看到表证而忽视里证，治疗之初就要注意运用表里双解之法。若仅用汗法，表邪虽去而病不易解，反而会使里热更盛，邪热深入，病情加重，所以在治疗时要表里双解，内外分消，若拘泥先表后里，则易延误病机，不能达到治疗目的。

医案：杜某，男，28岁。主因"发热3天"就诊，就诊时见恶寒、头痛，身困、腰及肩背部酸痛，纳差，小便黄，大便干结，舌尖红、苔薄白，脉微弦数。体温37.7℃。处方：双解散加减，荆芥穗9g，连翘15g，栀子9g，黄芩9g，金银花12g，甘草6g，防风12g，川芎6g，薄荷6g，生大黄3g，石膏15g。服上方1剂热退，2剂病愈。按：患者感受外邪，病邪在表，所以有发热恶寒、头痛等症。然热已入里，则见纳差、小便黄、脉微弦数，此必以表里双解之法治之方能取效。用荆芥穗、防风辛热开玄府；金银花、薄荷辛凉解肌退热；以栀子、黄芩、石膏清里；川芎、连翘开郁散结；稍佐生大黄泻热通便。刘老认为辛温可解表发汗以祛邪，辛凉可解肌开泄以退热，两者合用，达到辛温发汗无助热之弊、辛凉解肌无凉遏之嫌。所以，他常用辛温解表药荆芥穗、防风，配合辛凉解肌之金银花、薄荷，四药配合，以达发表祛邪之作用，此类视之无奇，然临床疗效甚佳。

经验之二：热病重症关键在于祛邪。

刘老认为，热病之生，皆由外邪而致。热邪侵入人体，与正气相搏，在表为热重寒微，在里为内热炽盛，故热病重症，多因热邪迅速入里、急剧恶化而成，故治疗此病必当以祛除外邪最为关键。

医案：某男，6岁。高热3天，头痛，烦躁不安，神昏谵妄，时发抽搐，舌质红、苔薄黄，体温40℃。西医曾诊为"乙型脑炎"。处方：生石膏120g，知母9g，川大黄9g，金银花15g，连翘15g，安宫牛黄丸1丸，溶于汤药中，分5次鼻饲。24小时服上方2剂，体温降至38℃，惊厥止，可自行进食，但仍时有谵妄，大便3日未行，脉沉数。二诊处方：生石膏60g，玄参9g，甘草5g，大黄9g，玄明粉5g，连翘12g，忍冬藤15g，莲子心9g，紫雪丹1.2g（冲服）。服用上方后，体温37.5℃，大便通，神志清。继用此方酌加养阴之品，调治数日，病告痊愈，未留后遗症。按：患儿感受疫热毒邪，迅速入里，侵犯心包，损及于肝，而成热病之重症。第一方主以白虎汤，清火解毒，佐以安宫牛黄丸清心开窍。服药病减后，现出一派阳明里热腑实证，故第二方在前方基础上配合釜底抽薪之法，更用紫雪丹开窍，使患儿转危为安，病告痊愈。刘老认为对高热重症，只要辨证准确，祛邪当用重剂，药少力专，直捣病所。从本例重用石膏、大黄即可见一斑。

经验之三：长期低热不可忽视实证。

长期慢性低热，亦为临床常见病证，许多病人进行各种检查，均属正常，且用解热镇痛药、抗生素甚至激素治疗无效。中医多认为此乃阴虚或气（阳）虚而致，多用滋阴、补气（阳）之法治之，但相当一部分病人用此治法亦难奏效。刘老体会到，慢性低热病人，病程已久，并非纯属虚证，虚中夹实，不可忽视实证。

医案：张某，男，26岁。午后低热5年，一般在午后2~7点发热，自感手足心及颜面发热，每次测体温多在37.2~37.6℃，及至腋窝蒸蒸有汗热方渐退。并有心中烦热、口苦、身感疲乏、纳差、大便偏干、腹胀矢气多。舌淡红、苔薄，脉弦稍数。曾多次查胸片、血常规及生化等均未发现异常。处方：柴胡9g，白芍9g，黄芩9g，太子参12g，焦三仙各9g，厚朴12g，连翘15g，栀子9g，生薏苡仁15g，桑寄生12g，半夏9g，甘草6g，川大黄12g。嘱患者注意劳逸适度。上方服7剂，体温渐至正常，仍有午后颜面微热。以后宗此方加减，继服20余剂，诸症消失。按：此病虽低热5年，但除发热外，尚有心烦口苦、汗出病减、大便偏干、腹胀矢气等，尤似少阳之症，多为外邪久羁不解而致，故用大柴胡汤和解少阳、内泻热结。以栀子、连翘、川朴以行气清热；太子参、桑寄生以养阴；生薏苡仁淡渗利湿。5年之低热，1月内治愈。刘老认为长期低热未必是阴虚内热，若按阴虚发热治疗，易致邪气与补阴药交结不解，病难痊愈。

经验之四：长期高热要注意温中。

长期高热，多见于小儿，尤其在农村。刘老认为，此等病证，多为脾虚发热、阳虚发热，与长期积食、消化不良有关。

医案：杜某，男，8岁。高热50天，体温39.4℃，经西医多次诊断未明，用各种抗生素及中药治疗，效果不显。就诊时症见：高热、颜面稍红、纳差、腹胀、大便稀溏，苔微黄，脉细弱。处方：附子9g（先煎）、白术9g，炮姜6g，炙甘草5g，连翘12g，金银花7g，黄芩9g，焦三仙各9g。上方服1剂即效，3剂愈，后改为异功散调理脾胃而愈。按：此患儿除高热外，尚有纳差、腹胀、大便稀溏

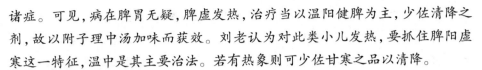

诸症。可见，病在脾胃无疑，脾虚发热，治疗当以温阳健脾为主，少佐清降之剂，故以附子理中汤加味而获效。刘老认为对此类小儿发热，要抓住脾阳虚寒这一特征，温中是其主要治法。若有热象则可少佐甘寒之品以清降。

（三）治疗慢性肾炎的经验及医案

刘老认为水肿病的辨证首先要察明虚实，分清寒热，治疗上根据《素问·汤液醪醴论》"平治于权衡，去宛陈莝……开鬼门，洁净府"之原则，提出宣、利、清、补、活血化瘀之法。在辨证施治中又强调掌握清热利湿、调和阴阳、升降脾胃的治则，并将其灵活运用于临床，效果良好。

经验之一：清热利湿，健脾益肾。

慢性肾炎的病理特点为湿热伤肾。临床主要表现为虚实夹杂的证候，虚的一面，如气虚、血虚、阴虚、阳虚、脾虚、肾虚等，临床表现明显，已被普遍重视；而实的一面常为虚象掩盖，容易被疏忽。然而，实邪在慢性肾炎的各种类型以及各个阶段都是存在的，并且对正虚的程度、病程的长短都有极大影响。实邪有痰饮、瘀血、湿热等，而其中最重要的是湿热，这是慢性肾炎最基本的病理因素，可以说，没有湿热就没有慢性肾炎。尿液的变化足以佐证，无论哪种类型和哪个阶段，凡慢性肾炎都必有尿液的变化。其特点是尿中蛋白或细胞增多，并常出现管型和浑浊。《素问·至真要大论》谓："水液浑浊，皆属于热。"此种浑浊正是湿热的显著标志。治疗结果也证实慢性肾炎患者过用温补之后，疗效不显，相反，如能注意清化湿热，就会满意收效。

医案： 赵某，女，16岁。5天前左颊发颐，局部红肿疼痛，全身憎寒发热，诊断为流行性腮腺炎，注射青霉素、链霉素3天肿消热解。停药2天出现面目水肿，渐及全身。尿常规：蛋白（+++），红细胞（++），管型可见，血压140/90mmHg。诊断为急性肾炎，证属湿毒浸淫，邪闭肺卫，内侵入里。治以清透疏表、宣肺解毒、利水消肿。处方：麻黄连翘赤小豆汤加减，麻黄9g，杏仁9g，连翘、桑白皮各15g，赤小豆30g，鲜生姜、大枣各9g，甘草6g。3剂，水煎服。服药后头、身、足遍身汗出而润，面目水肿消退，下肢肿势轻缓，脉滑数。刘老认为宣解不宜过剂，二诊处方：鲜白茅根120g，丝瓜络60g，灯心草9g。10剂，水煎服。三诊时，下肢水肿尽退，面色红润，食欲增加，尿检正常，拟用六味地黄丸加减：熟地黄、女贞子、山药、茯苓各9g，牡丹皮、泽泻各6g，白术18g。服用7剂。后用六味地黄丸善后调理而愈。

王某，男，52岁，1992年初诊。患者1年前出现全身水肿，伴尿少，每天尿量约400ml，服用利尿药水肿方可减轻，但是随即又肿，神疲乏力，纳差，大便溏薄。诊查：颗粒管型0~2个/HP，24小时尿蛋白定量大于6g，血红蛋白90g/L，血清总蛋白50g/L，球蛋白29g/L，白蛋白21g/L。西医诊断为慢性肾炎。辨证属下焦湿热久稽而致肾脾两虚。治法：清利湿热，益肾健脾。方以猪苓汤加味。处方：猪苓12g，茯苓12g，泽泻12g，阿胶12g（烊化），石韦24g，白茅根24g，滑石15g（包煎），桑寄生9g，川牛膝9g，生黄芪18g，甘草6g，太子参18g，连翘9g。服上药5剂后，尿量明显增加，水肿渐消，每日尿量2 000ml以上，尿频缓解。仍守前方，随证加减，调理1个月，诸症皆除，尿检转阴，24小时尿蛋白定量恢复正常。随访1年，未见异常，并坚持正常工作。按：水肿病，其制在脾，其本在肾，迁延日久，必伤脾肾二脏。本例患者病程1年余，虽有正虚，但以下焦湿热俱重，湿蕴化热，以致脾虚不运，肾阴亏损。治疗时如一味利湿，则更耗肾阴；若单纯滋阴，又易敛湿困脾。仲景猪苓汤是治疗湿热肾炎之良方。方中诸药和缓而不峻烈，互相配伍，共奏育阴利水、清利湿热之功。其补而不滞，利而不伤，加太子参、生黄芪益气健脾；增白茅根、滑石、连翘、甘草清利湿热，既能顾及脾肾之本，又能清利湿热而消肿；牛膝、桑寄生滋阴益肾，药专力强，虽久病缠绵，又何愁不愈。

经验之二：益肾健脾，燮理阴阳。

肾为水火之脏，藏元阴而寓元阳；脾为气血生化之源，散精微而运湿浊。"精血之源本先天，水火之养在后天"，提示了脾肾之间相互资生、相互促进的密切关系。

慢性肾炎及肾衰竭的本质是阴阳两虚，精气不足。肾阳不足不能温煦脾阳，脾失健运，水谷精微不能充养于肾，生化之源匮乏，必须以调理阴阳之法治之才可奏效。而慢性肾炎病程长，迁延难愈，脏腑亏损，正气不足，抵抗力下降；虚则不耐邪侵，邪自外入，乘虚而蕴结于肾，致使反复感染而致肾损害，故在强调燮理阴阳的同时，亦不可忽视祛邪的作用。

刘老通过长期临床实践发现，大部分慢性肾炎患者在整个病程中都有不同程度的邪实存在，其中又以湿热毒邪最为常见。患者尿液中红细胞、白细胞、管型等沉渣增多，都是湿热毒邪的标志。所以他主张不宜用大量辛热燥烈、滋腻蛮补之品。

医案：杨某，女，27岁。患者颜面及双下肢水肿2年余，伴腰酸冷痛，畏寒、乏力，头昏，心烦，恶心，不欲食，口干喜饮，腹胀满，大便时干时稀，手心热，气短，尿少。某医院诊断为慢性肾炎，经治疗半年，病情无缓解且有加重，故转诊广安门医院。查体：血压160/100mmHg，精神倦怠，面黄白,眼睑及双下肢水肿,舌淡、苔少、黄白相间,脉弦细滑。尿常规:蛋白(++++),红细胞0~3个/HP,白细胞0~5个/HP,颗粒管型0~3个/HP,血红蛋白80g/L,血清总蛋白40g/L,白蛋白19g/L,球蛋白21g/L,非蛋白氮57.1mmol/L,肌酐619μmol/L。西医诊断为慢性肾炎,肾衰竭。中医辨证为脾肾两虚,湿热犯中。治当益肾健脾,清利湿热,和中止呕。处方:生黄芪30g,太子参30g,桑椹12g,菟丝子12g,牛膝12g,女贞子12g,生地18g,茯苓12g,猪苓12g,泽泻12g,阿胶12g(烊化),白茅根24g,石韦24g,生姜9g。服药15剂后,腰酸冷痛、腹胀、恶心、心烦、口干症状改善,食欲稍增加,尿量增加,每日1 500~2 000ml,下肢水肿渐消。复查尿常规:蛋白(++),非蛋白氮下降至42.8mmol/L,肌酐下降至442μmol/L。在原方中去生姜,加冬虫夏草、白术、车前草维持治疗3个月,上述症状缓解,尿量增至每日2 500ml左右,水肿消退,血压维持正常,尿常规多次复查基本正常,非蛋白氮降至21.4mmol/L,肌酐降至265μmol/L。为巩固疗效,嘱病人坚持服上方,并低盐饮食。追踪1年,病人一般情况良好,能从事一些家务劳动。按:慢性肾炎、肾衰,多责于脾肾两脏。由于病程长,常表现为正虚邪实、虚实相兼的病机特点。本案为慢性肾炎、尿毒症,以脾肾两虚为本,湿热为标。治疗当从缓急,明标本,或图本为要,或治标为急,方可奏效。故用黄芪、白术、太子参健脾益气;以女贞子、桑椹、牛膝甘酸能敛,甘凉凉血,配生地以增强滋阴益肾之力;菟丝子、冬虫夏草温阳补肾;配生姜增强温中和胃止呕之力;用猪苓汤清热滋阴利水,石韦、白茅根、车前草助猪苓汤清热利尿。诸药配合有补有利,利中有补,补中有泻,配伍周到,丝丝入扣,因而能获全功。

经验之三:健脾利水,升降脾胃。

《素问·至真要大论》云"诸湿肿满,皆属于脾",同时中医认为"脾胃为生化之源""中焦乃升降之枢"。然而肾炎病机的基本特点在湿热伤肾,湿热之邪又常常影响到脾胃,而使其升降失常。肾炎患者脾胃升降障碍,临床可见水肿日益加重,同时出现胸闷腹胀、身重疲乏、纳呆食少等。此时应从脾胃升降调理,促使脾胃健运,恢复其升降功能。常用补中益气汤或胃苓汤加减治疗。刘老常选胃苓汤加减治疗慢性肾炎(肾病型)疗效显著。

医案:张某,男,19岁。患者反复出现全身水肿1年,加重半年,腰以下为甚,伴有腰酸痛、腹胀、身重乏力、纳差、大便时干时稀。尿常规:蛋白(++++),有颗粒管型。诊断为慢性肾炎(肾病型)。用波尼松及利尿剂治疗2个月,病情时好时坏,近日因水肿加重,转诊广安门医院。查体:血压

110/70mmHg，满月脸，面色萎黄，一身悉肿，双下肢为甚，按之凹陷不起，腹膨隆，移动性浊音阳性，腹围100cm，舌苔薄、黄白相间，脉沉细滑。尿常规：蛋白（+++），颗粒管型1~2个/HP，血清总蛋白40g/L，白蛋白14g/L，球蛋白26g/L，血胆固醇10.1mmol/L。证属脾不健运，水湿内停，秽浊阻滞。治宜健脾行气利湿。处方：胃苓汤加味，猪苓10g，茯苓12g，泽泻15g，白术12g，苍术10g，陈皮10g，厚朴10g，甘草6g，黄芪30g，太子参30g，生姜5g。同时嘱病人低盐饮食，并每日吃新鲜鲤鱼250~500g。服药5剂后，腹胀减轻，尿量由原每日500ml增加到1500ml左右。再在原方基础上加车前子、白茅根，服药10剂。腹胀、口干、腰酸痛症状消失，全身轻松有力，尿量明显增加，每日尿量2500~3500ml，腹围减至70cm，全身水肿及腹水消失，饮食量明显增加。守原方继续服药30剂，多次检查尿常规均正常，血胆固醇恢复正常。追踪1年未见复发。按：《证治汇补·外体门·水肿》云"肾虚不能行水，脾虚不能制水"，肾乃封藏之本，受五脏六腑之精而藏之，肾气充则精气内守，肾气虚则精关不固，故蛋白精微失守而漏于尿中；脾主运化、升摄，脾虚失运、生化乏源、升降失司，则肾失水谷精微充养；加之水液内停，又可阻滞伤肾，使肾失闭藏，而出现蛋白尿及水肿。刘老在长期的临床实践中认识到，在治疗肾病时除健脾益肾外，还应重视保护胃气。有胃气则生，无胃气则死，反对使用败伤胃气之方药。凡见脾胃虚弱者都从健脾和胃入手，喜用甘缓和络之品，临床疗效卓著。胃苓汤系五苓散与平胃散组合，具有行气利水、祛湿和胃作用。方中二苓甘淡入肺而通膀胱；泽泻甘咸入肾及膀胱通利水道；益土制水，故以白术苦温健脾祛湿，苍术辛烈燥湿而健脾，厚朴苦温除湿而散满，陈皮辛温利气而行痰，甘草能补能和，重用生黄芪、太子参以健脾升阳，胃和则降，脾健则升，脾胃升降得调，湿热之邪自化。全方利中有补，补中有行，利而不伤，补而不滞。

总之，刘老在临床上根据水肿的不同症状，详察病情，分析病机，辨证施治，灵活运用上述诸法，或一法独进，或数法同施，或先标后本，或标本兼顾，临床疗效显著。

（四）治疗冠心病的经验及医案

冠心病的发生多与年老体虚、寒邪内侵、饮食不当、情志失调等因素有关。其病机与五脏盛衰有关；可在脏腑功能失调的基础上，兼有痰浊、血瘀、气滞、寒凝等病理改变，总体上属本虚标实。临床表现多虚实夹杂，或以虚证为主，或以实证为主。

一般来说，冠心病患者病在心脉，根于肾，本虚在肾。它的病理，既有本虚，也有标实。本虚为心、脾、肝、肾亏虚，功能失调；标实为气滞、寒凝、痰浊痹阻胸阳，阻滞心脉。在治疗时，必须分清轻重缓急，标本虚实。刘老认为，冠心病的本质属虚，因虚致实，故治疗原则应以补为主，以补为通，通补兼施，补而不壅塞，通而不伤正。因此，他在临床中常用瓜蒌薤白半夏汤等方，通阳宣痹化浊；如遇有脾胃症状，则合橘枳姜汤等，以心胃同治。心绞痛缓解期，刘老重视肝肾之治，以调补脏腑气血阴阳为主，常取得满意疗效。

经验之一：通阳宣痹，豁痰下气。

胸阳不宣多见于冠心病心绞痛，临床主要表现为胸闷，心痛或胸痛彻背，心悸，面色苍白或黯滞少华，畏寒，肢冷，睡眠不宁，自汗，左寸脉弱或小紧。

处方： 瓜蒌薤白半夏汤合枳实薤白桂枝汤加减，瓜蒌12g，薤白12g，桂枝9g，枳实12g，厚朴12g，党参15g，半夏12g，生姜6g。水煎服，每日一剂，分两次温服。方中用薤白、桂枝通阳宣痹散寒；瓜蒌、半夏、厚朴、生姜行气豁痰，以开胸中痰结。

加减法： 若阳虚痛甚，"心痛彻背、背痛彻心"，再合人参汤，另加三七粉1g，随汤药吞服，一日一次。心痛止，停服三七粉。若心悸气短，脉迟或结代者，合用炙甘草汤，以通阳宣痹复脉养心；若"胸痹不得卧"，即心痛不能平卧，并影响至胃，而出现胃胀痞结等症状，当心胃同治，从上方中加陈皮、茯苓等，以导滞行气，温中和胃；若偏虚者再加西洋参；若兼血虚失眠者合用四物安神汤或酸枣仁汤化裁。

经验之二：回阳救脱，益阴复脉。

阳脱阴竭多见于冠心病心肌梗死合并心源性休克。临床主要表现为持续剧烈心绞痛，精神萎靡，心悸气短，出冷汗，颜面苍白，四肢厥冷或四肢出现青紫色；舌质紫暗，脉微欲绝，或见脉结代。

处方： 四逆汤、生脉散合保元汤加减，制附片12g（先煎），人参15g，干姜6g，麦冬9g，五味子9g，炙甘草12g，黄芪15g。水煎服，每日一剂，分两次温服。方中用附子、干姜、炙甘草回阳救逆；人参、麦冬、五味子、黄芪益气养阴。若心绞痛剧烈持续不解，加苏合香丸一丸，温开水送服，一日两次，心痛止则停服。

经验之三：滋阴益肾，养心安神。

心肾阴虚之冠心病，一般无典型的心绞痛史。临床常见肾阴虚和心阴虚两型。肾阴虚主要表现为头晕、耳鸣、口干、腰酸腿软、夜尿频数，脉沉细，或弦，或迟，寸脉减弱；心阴虚的临床主要表现有心悸、气短、胸闷、夜卧不宁等，舌质红，苔薄白或无苔，脉细数无力。

处方：杞菊地黄丸合首乌延寿丹加减，菊花9g，干地黄12g，茯苓9g，牡丹皮12g，何首乌15g，桑椹12g，牛膝9g，桑寄生12g，菟丝子9g，草决明9g，黄精12g。水煎服，每日一剂，分两次温服。方中生地、何首乌、桑椹、桑寄生、牛膝、菟丝子、黄精滋阴益肾，茯苓健脾以助生化之源，配菊花、草决明以养阴平肝清热。若心阴亏虚见心悸、盗汗、心烦不寐者，可加麦冬、五味子、柏子仁、酸枣仁等以养心安神。

经验之四：通阳宣痹，滋肾平肝。

阴虚阳亢多见于冠心病合并高血压。临床主要表现为胸闷心痛间作，头晕、耳鸣、目眩、舌麻、肢麻、口干、心烦易怒、面部烘热、手足心发热、腹胀、舌质红，苔薄黄，脉弦等。

处方：瓜蒌薤白半夏汤合天麻钩藤饮加减，瓜蒌9g，薤白12g，半夏9g，钩藤9g，天麻9g，石决明18g，牛膝12g，杜仲12g，黄芩9g，菊花9g，何首乌12g，珍珠母18g，桑寄生12g。水煎服，每日一剂，分两次温服。方中瓜蒌、薤白通阳宣痹；天麻、钩藤、石决明平肝息风；黄芩、菊花清热泻火，使肝经之热不致偏亢；牛膝引血下行，配合杜仲、桑寄生、何首乌补益肝肾。

医案：周某，女，56岁，干部，1991年7月20日初诊。患者近4年来因劳累或情绪改变反复出现心前区绞痛。每次发作历时3~5分钟，放射至背部及左前臂，休息及含服硝酸甘油片可缓解。曾多次检查心电图，T波改变，诊断为冠心病。近1个月来，上述症状频发，每日至少发作3~4次；同时伴头晕、气短、心中痞塞欲死等症状。经多方医治，心绞痛不能完全控制，故就诊于中医。诊查：血压120/90mmHg，重病容，面色稍白，四肢欠温；舌质淡有齿痕，苔薄白，脉弦细。辨证：心阳虚、胃不和，遂致气机不畅，血脉痹阻。治法：通阳宣痹，心胃同治。处方：瓜蒌薤白半夏汤合橘枳姜汤化裁，瓜蒌15g，薤白12g，半夏12g，枳壳9g，党参15g，生姜5g，橘皮12g，桂枝9g，厚朴9g，茯苓12g。水煎服。服药7剂后，心绞痛发作次数明显减少，症状也明显减轻。舌苔薄白，脉弦细。再投原方15剂。三诊时，心绞痛基本消除，头晕、气短、心中痞塞感完全消失，精神、食欲也明显好转。为巩固疗效，守原方再进15剂，病痊愈。

（五）治疗老年病的经验及医案

刘老根据老年人的特点，结合自己多年的临床实践，提出治疗老年病，要重视年高下亏，治在肝肾；脏腑虚损，兼补五脏；本虚标实，攻补适度为原则，并在临床实践中取得了较好的效果。

经验之一：阴为阳基，治老年病宜滋阴补阳。

刘老根据老年人的体质特点和老年疾病多兼肾虚的病机，提出了"老年病治在肝肾"的学术观点。

刘老认为老年人多虚损之证，但无论生理性的衰退，还是病理性的致虚，总以精血亏耗、脏腑阴津损害为先，这是导致老年慢性疾病的根本原因。因此，滋养肝肾乃是老年临床常用的一个重要法则。处方：用何首乌、枸杞子、桑椹、黄精、桑寄生、牛膝、川续断、杜仲、女贞子、旱莲草、当归等。此类药物性味多甘平或微温，作用平和，善收缓功，且滋而不腻，亦可保养胃气。至于熟地、龟甲胶、阿胶等，多为血肉有情之品，味厚滋腻，有碍胃气。故非在精血大亏之时不用，非用不可者，亦当佐以理气健胃之品。

对于老年病，刘老既重视养肝肾之阴，又不忽视温肾助阳方法的应用。张景岳认为"阴亏于前，阳伤于后"（《景岳全书·杂证谟》），老年疾病中属阳虚者，多为阴损及阳，其中又有微甚之别。阳虚不甚者，则选用巴戟天、肉苁蓉、淫羊藿、菟丝子、冬虫夏草等，其性温而不燥，有温滋之长，较为适合老年人。对于命火衰竭、阴寒内盛所引起的疾患，则可选用附子、肉桂、干姜等温肾助阳的药物。然而，此类药总属温热燥烈之品，有伤精耗阴之弊，故临床用之当慎。

医案： 王某，女，80岁，1980年10月29日初诊。近3月来，常常头晕、耳鸣，尤以夜间为甚。两目昏花，视物模糊，四肢酸楚，项强，烦躁，二便调，舌苔薄黄，脉弦细，沉取乏力。血压230/100mmHg。证属高年精血亏损于下，亢阳逆扰于上，治宜滋肾抑阳。处方：杭菊花9g，钩藤9g，桑椹12g，何首乌9g，杜仲9g，牛膝9g，当归12g，白芍9g，葛根6g，黄芩9g，草决明12g，石决明24g。服上方5剂，眩晕即止，视物较清，项强、烦躁皆除，耳鸣减轻，脉细苔薄。继以丸药滋之，饮剂清之，合而为功，以资巩固。处方：首乌片4瓶，早晚各服一次，每次3片；杭菊花100g，开水浸泡，代茶饮。按：刘老认为，眩晕与肝脾肾三脏关系密切。故治疗有调肝、健脾、益肾等法之不同。老年人眩晕总以滋肾为基础，诸法合用，取效甚捷。该患者八旬高龄，故先予滋肝肾、养精血、抑亢阳之汤剂；眩晕即止，再予首乌片口服、菊花茶饮，乃治中有防、防中有治也。

经验之二：唯肾为根，补肾应与五脏共调理。

老年人较多慢性疾患，而五脏虚损常是这些疾病的病理基础。据《医贯》"五脏之真，唯肾为根"的理论，临床通过补肾法可治疗多种老年性疾病，其治疗作用主要体现在它对于人体功能的加强和调节。然而，对于脏腑虚损证的治疗，单纯施以补肾的方法似嫌力薄，只有把补肾与调养其他脏腑结合起来，才能更有效、更充分地发挥扶正培本的作用。

刘老治疗老年病针对不同的脏腑疾患，常采用补肾与调养五脏相结合的方法，如滋养肝肾法、脾肾双补法、滋肾益胃法、补肾养心法、益肾化痰法等。这些扶正培本方法的使用，既立足于老年人精亏肾虚之全局，又着眼于脏腑病变之局部，对改善老年人的体质，祛除病邪，恢复健康，颇有意义。

由于肾与五脏是一种相互资生的关系，所以通过调养五脏气血即可达到补肾的目的。在调五脏以补肾的问题上，刘老尤其重视脾胃的调养。因老年人所表现的精血不足，与其脾胃之气薄弱、消化吸收能力差有很大的关系。脾为生化之源，补脾即能补肾。所以，通过健脾补中，开气血生化之源，切合老年人体质特点，从而达到补肾作用。

对于老年人慢性泌尿系疾病，刘老认为其病机要点为下焦湿热，治疗上一般采用清热养阴之猪苓汤为主方，增石韦、白茅根、车前子、薏苡仁等，并辅以生黄芪、太子参等健脾益气之品，以扶助后天，资养先天，俾正气恢复，而达到祛邪除病之目的。这种助后天以养先天、调五脏以治肾的方法，在临床确可收到事半功倍的效果。

医案：杨某，女，66岁，1980年9月8日初诊。患高血压病20余年，近日因操持家务过累，突感左上肢麻木无力，手不能摄物，左下肢酸软，行走不利，当即送某医院，诊断为"脑梗死"。今日由家人背来门诊求治。查神志尚清，左侧半身不遂，口唇麻木，语言謇涩，头昏头涨，反应迟钝，大便干燥，舌苔薄黄，脉象弦数。血压：190/106mmHg。此属精血过耗，偶因操劳过度，阳气暴涨，气血逆乱，遂成中风之证。治宜滋肾活络，佐以平肝、养心。处方：桑寄生15g，牛膝9g，当归9g，赤芍12g，川芎4.5g，首乌藤12g，钩藤12g，地龙12g，菊花9g，黄芩9g，酸枣仁9g，菖蒲9g。服上方7剂后，头稍清爽，语言较前流利，肢体麻木好转，已能做小量活动，但仍感乏力，药后嗜睡，舌苔薄黄，脉弦细。以上方增龟甲24g，生黄芪18g，以加强滋阴潜阳、补益元气的功能。又服20余剂后，左半身活动明显好转，可自己扶梯上楼。继以上方加减调治月余，患体复常，且能操持家务。按：此例乃肝肾不足，阳气暴涨，而致气血逆乱，瘀阻脉络，遂成中风之证。故以桑寄生、牛膝、当归、龟甲、黄芪等补肾培元以扶根本；赤芍、川芎、首乌藤、地龙活血祛瘀以通经络；佐钩藤、菊花、黄芩以清热平肝；石菖蒲、酸枣仁安神开窍。施治正邪兼顾，补通并用，取效甚著。

经验之三：本虚标实，扶正培本不忘祛邪。

刘老认为补肾乃治本之根本法则，治疗老年病运用补肾法，认清虚实标本，处理好扶正与祛邪的关系尤为重要。老年疾病，除单纯的五脏虚损证外，虚中夹实之证亦属多见。

《素问·通评虚实论》云："邪气盛则实，精气夺则虚。"本虚主要是肾气的匮乏，标实乃七情、六淫、饮食所致。老年人，肾脏虚衰，最易招致外邪，而且老年气化不力，血行不畅，邪之易聚难散。所以，痰、浊、瘀血在老年疾病中表现较为突出。治疗上能否及时有效地消除之，对于疾病的转归、预后关系极大。

刘老强调老年慢性病之祛邪，应在扶正的基础上祛邪，这样才符合"虚中夹实"之病机。譬如老年人中风，其病变脏腑在肝肾，但又可影响他脏、气血及经络等，导致一系列的功能紊乱，产生风、火、痰、瘀，形成阴虚阳亢、风火上扰、风火夹痰、气虚血瘀等各种不同的病机，治疗上则有滋阴潜阳、养血息风、益肾化痰、益气通络等法，但皆不越扶正祛邪之规矩。即使元气大伤、阳气暴脱之中风脱证，采用独参汤、参附汤益气、回阳、固脱，救脱与固本浑然一体。

医案：丹某，男，63岁，干部，1987年4月23日初诊。患者于1956年患高血压病，1961年又患糖尿病，1972年出现心前区闷痛，在北京某医院诊为冠心病（冠状动脉供血不足）。心绞痛发作时需服硝酸甘油、硝苯地平等方可缓解，1973年曾患脑血栓，左侧半身不遂，经治疗恢复正常。1月前，患者开始出现左胸前区憋闷，气短，不耐劳累，稍劳则心绞痛发作。精神欠佳，左侧体温低于右侧，左手握物发抖，汗少，腰膝酸软无力，口干纳少，大便微干，舌苔薄，脉弦细，沉取无力。血压130/90mmHg（服用降压药后）。血糖237mg%。此属老年肾阴素亏，胸阳不振，气血不和。治宜滋肾通阳，兼理气血。处方：瓜蒌15g，薤白12g，何首乌12g，桑椹15g，桑寄生12g，当归9g，太子参12g，牛膝9g，枳壳9g，赤芍9g，川芎4.5g，三七粉1g（冲服）。上方服7剂后，自觉精神转佳。继以此方为主，调治半年余，心绞痛基本无发作，血糖降至118mg%，临床症状改善，血压稳定，治疗4个月后，恢复正常工作，只有在特别劳累时才出现胸闷，但稍事休息即可缓解。当年10月20日在某医院做心电图检查，T波低平较前好转。后改服丸剂，以资巩固。处方：西洋参30g，何首乌45g，桑椹45g，瓜蒌45g，薤白30g，茯苓30g，生黄芪30g，桑寄生45g，牛膝45g，酸枣仁30g，枳实30g，三七30g。共为细末，炼蜜为丸，每丸10g，日服2丸。1年后，患者来信告知：上药服用3料，后因工作需要出外半年余，身体较为健康，虽有时劳累，但不曾发生心绞痛。按：本例患高血压病、糖尿病、冠心病等多种老年疾患，证情较为复杂。刘老抓住胸痹心痛之主证，采用滋肾通阳之法，调阴阳、和气血，标本兼顾，攻补兼施，使频繁发作之心绞痛得以控制，心电图转佳，其他疾病也得到相应改善，体现了中医治病求本的思想。

五、宁静致远，一片净土世人尊

如果把刘老的医学境界与日常生活联系起来看，可以归纳为八个字：心存高远，意守平常。

（一）生活朴素，大道至简

刘老在中医学术上造诣极深，但生活极其朴素，给人一种返璞归真之感。住房是几十年前医院分的，只有几十平方米，客厅靠墙是几张旧沙发，中间摆放的是一张一平方米大小的小方桌。这些家具都是老式的，十几年也不曾更换，显得很陈旧。唯独里间那个兼卧室的书房，虽然摆满各类书籍，但却古香古色，气度不凡，让人感到他拥有一个广袤而深邃的精神世界。那些厚厚的、线装本的古典医籍，整整占据了房间三分之二的空间，而且大多数书都被翻得有些破损。他是一位不知疲倦的耕耘者，在中医这片广阔的原野中默默耕耘了八十载。

刘老脸色红润，神志安详，喜穿毛料中山装、黑皮鞋，略带湖南口音的普通话为他平添了几分儒雅，满头银丝和上衣袋中的金笔又显出学者风度，给人一种雅致而超然的感觉。虽然90多岁了，仍面带红光，自己动手写学术材料，洗衣、下厨样样自理，走起路来健步如飞，上下六层楼不乘电梯。

刘老的简朴生活，可谓大道至简，不以物喜，不以物悲。他清心寡欲，从不沾烟酒，多年来一直坚持素食，只有女儿在节假日看望他，才会特意添些鱼肉荤腥，但自己并不动它。

刘老又是独步云天的人。从他书房墙壁上挂着的丹彤书赠的条幅"胸中常满艳阳春,医术精湛济世人",可以看出刘老的内心世界辽阔而富饶。无论他的生活多么朴素、简单,他心中都有一个艳阳天,春光明媚,让人心旷神怡。

刘老的养生之道,也是值得仔细玩味的。刘老精研岐黄之术,深谙老庄之道,淡泊明志,宁静致远,将"淡泊名利"视为养生之道。

(二)精研学术,不涉金钱

刘老的医德医术在业界和群众中有口皆碑。他是全国首批500名老中医之一,1954年应召入京,参加中医研究院的筹备工作,是中国中医科学院第一批医疗、科研专家。他一生兢兢业业,为中医药事业继承、发展、交流做出了很大的贡献,深受行业内、外人士敬重,影响深远。

翻开刘老既往手稿,有一段话是这样的:"吾自14岁行医至今,谨遵师训,博览医学经典著作,广涉各家学说;因淡泊名利,众人不解,曰余'怪、愚';余曰:学术不能掺杂金钱,不可借学术之声望谋取私利。"1993年7月17日,《北京日报》以"名老中医刘志明"为题,做了客观报道,其中有一句话是这样写的:"刘志明又是一个怪人,他不愿谈自己,不愿接受采访。他生性高远,淡泊名利,行医几十年从不收受病人的礼物,就是应得的加班出诊费也从不领取。"于是,有人觉得刘老是个怪人,而且怪得几乎达到了"愚"的地步。

刘老在业界的威望是一笔巨大的财富,但他没有运用它去谋取一己私利。1983年他首次出访墨西哥,谢绝了当局高薪聘请。在旧金山换乘飞机,他顺便光顾一家中药店,刚交谈两句,老板就请求他留下主导研发工作,他摇摇头,只淡淡一笑。后来,在日本、中国香港,不少大机构都以优厚的条件聘请,他都不为所动。

刘老在担任中华中医药学会副会长期间,因工作需要,多次出访国外,每次出访都尽量缩短行程,如期或提前归来,为国家节省开支。有一次,刘老出访途经我国香港短期停留,为省钱,7天日程他缩短成3天,节约了许多外汇。出访泰国时,他也精打细算,尽量减少费用,回国后把节省下的外汇如数交公。

这就是刘老的金钱观:对国家的钱,每一分钱都用在刀刃上;对自己该得的,不去攀比;自己不该得的,拒之门外,一分也不要。刘老认为学术是不可用金钱来衡量的。

(三)不言赋闲,心忧中医

用当代大收藏家唐裕龙《客夜书怀》之最后两句"南来长为客,岂敢顾双鬓"描述刘老的中医生涯很适合。从而立之年南雁北飞，应召入京，如今已经半个世纪了，但他仍然不言赋闲，心忧天下。

改革开放以后，中外交流的大门打开了。已过知天命之年的刘老开始担任中华中医药学会副会长职务，他利用每一次出访机会，在国际上大力宣传、弘扬中医药学术，把中华民族的医学瑰宝推向世界。

1983年5月首次出访墨西哥进行学术交流，交流之余凭借自己精湛的医术，为当地人民诊治疾病，疗效卓著，受到墨西哥总统的接见，为中医学在墨西哥的发展打开了局面，为国家赢得了荣誉。1987年刘老前往泰国曼谷主持中国医疗队的工作，他严格管理，提倡业务上精益求精，使得医疗队在当地很受欢迎。

中医学源远流长，对日本传统医学影响尤大。近年来，日本以其强大的经济实力为后盾，运用现代科学理论和先进的技术手段研究中医药，取得了一定的成就，而自认为中医的大本营在东瀛。1989年刘老率团赴日参加中日医药学术交流会议。与日本关东、关西、福冈等地的"医师汉方研究会"进行了学术交流。日本汉方医界的不少权威人士都拜会了刘老，通过他的学术报告，日本医学界都为中华医学的博大精深而叹服。通过与日本医学界的接触，刘老看到了中华医药在日本的巨大影响，也增加他对于国内中医学亟待发展的紧迫感。

刘老是第六、七、八届全国政协委员，针对中医药行业的特殊情况，为了更好地发展中医药事业，多次联合中医药行业同道，建议中医中药联合发展，共同促进；呼吁国家成立中医药专门管理机构——国家中医药管理局。为了继承、发扬名老中医的临床经验、学术思想，积极倡导中医药高学历、高水平人才的培养，亲自培养硕士、博士研究生，师承制学生数十人。

现在刘老虽然年事已高，仍心系中医药事业的发展，2003年"非典"肆虐时，刘老积极响应国家号召，为中医药防治"非典"献策献方。2008年汶川大地震后，为了防止灾后发生瘟疫，充分发挥中医药简、验、便、廉优势，贡献清热化湿、解散疫毒之经验方，为防止灾后瘟疫的发生贡献了一份力量。

刘老不管是身兼重任，还是退休之后，他都心系中医。曾语重心长地说："新中国成立几十年来，中医中药管理工作是大大发展了，但还远远不够，还存在不少问题。客观形势要求我们更加重视振兴中医，发挥老中医学术带头人的作用。因此，要制定重视老中医的政策，搞老中青结合，正是当务之急。"

刘老曾就中医发展问题多次向政府提出宝贵建议。在全国政协会议上，他为不断改善中医事业的现状而大声疾呼，受到各界重视，提出对外要宣传中医治病的科学性，对内要认识到中医发展的危机感。

"大医精诚，志存救济"，这是对国医大师刘志明的最好写照。

下篇

刘志明医案

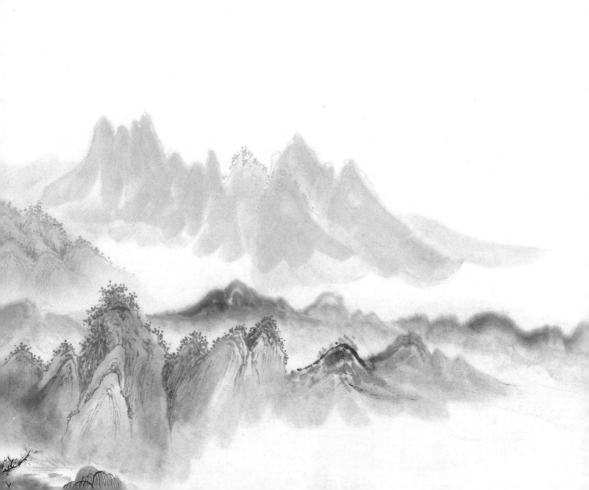

第一章
外感病证

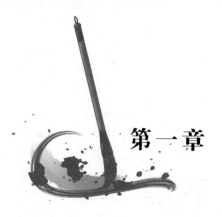

风温（风热客表）

刘某，女，12岁，1982年12月5日初诊。

主诉：发热1天。

病史：患者4日下午开始发热，微汗，头痛咽痛，稍有咳嗽，呕吐2次。今日高热，头痛不减。就诊时见：体温39℃，咽部充血，扁桃体Ⅰ度肿大。舌红苔薄黄，脉浮数。

中医诊断：风温；**西医诊断**：上呼吸道感染。

辨证：风热客表。

治法：辛凉解表。

处方：银翘散加减。金银花12g，连翘12g，薄荷6g，竹叶9g，甘草6g，荆芥9g，菊花9g。水煎服，日1剂，3剂。

1982年12月8日二诊：服药后，当晚微微汗出，头痛、咽痛解除，略有咳嗽，第二天清晨体温降至37.2℃，白细胞总数及分类均恢复正常。

按语：风温是发生于冬春两季，感受风热之邪气而引起的新感温病，初起以发热、微恶风寒、咳嗽等肺卫见证为特征，包括西医学所说的"上呼吸道感染""流行性感冒""肺炎""急性支气管炎"等多种热病。叶天士云"温邪上受，首先犯肺"，其治疗方法主要为辛凉宣泄，以祛邪外出，即"在卫汗之可也"。吴鞠通制辛凉平剂银翘散、辛凉轻剂桑菊饮等，至今仍为临床常用。患者高热、头痛、咳嗽、咽痛、脉浮数，辨证属风热客表，治当轻清宣透之品以清肺卫之邪，以银翘散加减。方中金银花、连翘、竹叶清热宣透，菊花清利头目，荆芥、薄荷疏风解表发汗。全方药少力专，中病即止。

第一章 外感病证

风温（风温袭表，兼有里热）

张某，男，40岁，1976年3月3日初诊。
主诉： 高热2天。
病史： 患者2天前开始发热，体温最高达40℃，恶寒、头痛、咳嗽、胸闷、恶心、纳差、小便黄；脉浮数，舌苔黄腻。病后自己服用解热止痛剂及中药1剂，热未退。
中医诊断： 风温；西医诊断：病毒性感冒。
辨证： 风温袭表，兼有里热。
治法： 表里双解，温凉并用。
处方： 防风通圣散加减。荆芥穗9g，薄荷9g，防风12g，半夏9g，藿香9g，连翘12g，栀子9g，黄芩9g，滑石15g，生甘草6g。水煎服，日1剂，3剂。
服药1剂高热即退，2剂病愈。
按语： 此患者发病时间虽然短暂，但有入里之象，不可单用汗法。方中以荆芥穗、防风、连翘、薄荷辛温发汗祛邪，辛凉解肌退热；更佐栀子、黄芩、滑石清肺胃之热，引热自小便出；伴有恶心、纳差、苔腻等秽浊内阻之象，加半夏、藿香和胃化湿。全方表里两清，内外分消，使热邪得以迅速消除。
本案为表里同病，内热不甚而兼夹湿浊，故去石膏、大黄，加藿香、法半夏。
刘老认为，治疗温热病初起发热表证，辛凉之品虽可散热，但发汗力量不足以祛邪外出，宜辛温辛凉两者结合，辛凉以解肌退热，辛温以发汗祛邪，使发汗无助热之弊，辛凉无凉遏之憾。他常选用辛温之荆芥穗、防风，配合辛凉之薄荷、蝉蜕，二者协同，以解表清热。此类药物，貌似平淡无奇，但运用得当，可收"轻可去实"之效。此外，刘老还提出，在温病初期，只要有入里化热之势，即便是里证初显而不重，也应酌情采用表里双解之法，有效截断病程发展。如等里证完全具备再施清里之法，则疗效差而取效慢。温病早期应用表里双解法，关键在于用药得当与否，只要分清表里之轻重主次，权衡表里药物的比例而后用之，遣方用药需适合法度，避免太过或不及之弊。

风温（外感风温，痰热内蕴）

刘某，女，82岁，1978年4月5日初诊。
主诉： 发热，咳嗽，喘促2天。

病史： 患者慢性咳喘多年，近2天感冒后咳喘较甚，咯吐黄痰，量多，发热，体温38.1℃，无汗，纳差，大便干；脉弦滑，苔黄腻。西医诊断为"慢性支气管炎，肺气肿，肺部感染"。

中医诊断： 风温；西医诊断：慢性支气管炎，肺气肿，肺部感染。

辨证： 外感风温，痰热内蕴。

治法： 疏风解表，清肺化痰，表里双解。

处方： 荆芥穗9g，金银花12g，苇茎15g，黄芩12g，杏仁9g，生薏苡仁12g，生石膏12g，栀子9g，半夏9g，瓜蒌15g，川贝6g，枳壳6g，桔梗6g，知母9g，橘红9g，甘草6g。水煎服，日1剂，3剂。

1978年4月8日二诊： 服药3剂后，已不发热，咳喘亦减，痰少，纳增，大便正常；续进3剂，诸症皆平。

按语： 患者外感风热之邪，发热无汗，系表证未解；风热之邪引动痰热宿疾，故见咳喘加重，痰黄。方中用荆芥穗、金银花、苇茎轻透之品，疏散在表之邪；黄芩、栀子、生石膏、知母清肺胃内热；半夏、瓜蒌、川贝、枳壳、橘红化痰止咳；桔梗与杏仁一升一降，宣肺降气；生薏苡仁渗湿健脾。

刘老认为，老年人慢性咳喘之病急性发作或加重，十有八九源于外感诱发，故治疗时需表里兼顾。本例患者年高体弱，表轻里重，恐迅速发展成危候，故予表里双解，解表伍以大量清肺化痰之品，收立竿见影之效。病邪一去，正气即安，病人得以转危为安。温病发热因伏邪部位不同，有的表现为外邪兼肺热宿痰，或兼胃肠内热，表里双解法要根据这些特点灵活变通。

风温（卫气同病）

赵某，男，27岁，1984年3月15日初诊。

主诉： 咳嗽2周，伴发热1天。

病史： 患者2周前开始咳嗽，痰色灰白，咳声不甚剧烈；今晨突然寒战，发热，体温39.8℃，出汗，咳嗽剧烈，伴胸痛、胸闷，痰呈黄色黏稠，故前来就诊。就诊时见：身热，恶风，咳嗽，痰色黄质黏，面色潮红，汗出，咽干，口渴喜饮，纳差，睡眠一般，小便黄赤，大便偏干；舌质红绛，苔薄黄，脉浮滑数。理化检查：白细胞$29×10^9$/L，中性粒细胞百分比90%；胸透右下肺大片密度增高阴影。

中医诊断：风温；**西医诊断：**大叶性肺炎。
辨证：卫气同病。
治法：透热转气，宣肺化痰。
处方：白虎汤加味。生石膏30g，知母12g，粳米50g，杏仁9g，连翘12g，蝉蜕3g，贝母9g，甘草3g。水煎服，日1剂，3剂。

1984年3月18日二诊：服药3剂，热退身轻，体温36.5℃，唯咳嗽未除，咳痰不爽，咳痰呈铁锈色，右胸下部叩诊浊音，呼吸音粗，少量湿啰音，胸透右下肺炎已见吸收；理化检查：白细胞$10×10^9/L$，中性粒细胞百分比78%；舌边红，苔薄黄，脉细滑，此为余邪未清，治拟肃肺化痰，以祛余邪，处方如下：桑叶9g，连翘9g，蝉蜕3g，杏仁9g，橘红9g，瓜蒌12g，沙参9g，甘草3g。水煎服，日1剂，5剂。

按语：患者起病时为风热上扰，日久邪入肺胃。就诊时壮热汗出，口渴喜饮，痰黄，溺赤，脉数，主要见症皆是热在气分，故治疗以清气分之热为主，透卫分之邪为辅，方用白虎汤清里泻热，加蝉蜕、连翘清透卫分之邪，贝母、杏仁化痰止咳。肺为华盖，吴鞠通谓"治上焦如羽，非轻不举"，二诊方以轻清之剂宣肺止咳。本例原为咳嗽，继发高热，刘老根据"急则治其标"的原则，先清其热，热退之后，再予宣肺化痰止咳方药治疗，先后缓急分明。

风温（风温束表，热入阳明）

王某，女，52岁，1976年3月25日初诊。
主诉：发热7天。
病史：患者7天前因感冒出现发热恶寒，体温在38~39℃之间，伴恶寒身疼，口苦口干，纳差，大便干；脉浮弦，舌苔黄燥。
中医诊断：风温；**西医诊断：**病毒性感冒。
辨证：风温束表，热入阳明。
治法：表里双解，泻热通里。
处方：防风通圣散加减。荆芥穗9g，薄荷6g，防风9g，连翘12g，黄芩9g，甘草6g，大黄3g，石膏18g。水煎服，日1剂，3剂。
1976年3月27日二诊：服药2剂热退，大便通畅，余症悉除。
按语：患者虽发病数日，但仍有发热、恶寒、身疼，知其表邪未解。口干苦、大便秘结、舌苔黄燥，为胃肠内热实结之象。采用疏风解表、泻热通里的表里双解法治疗，解表与清热攻下同施，切中病机，方药对症。方中以荆芥穗、薄荷、防风、连翘辛散发汗解表；黄芩、石膏清泄气分之热；大黄攻下泄热，全方配伍"疏散、清泄、通利"并用，服药2剂即热退病愈。

表里双解法治疗温病，历来为医家所重视。如刘河间治疗热病初起的河间双解汤，使用荆芥、防风配合大黄、滑石表里双解；杨栗山创升降散，以蝉蜕配大黄内外分解；张锡纯以清解汤用于"温病初起，头痛，周身关节酸痛、肌肤壮热、背微恶寒、无汗、脉浮滑者"，是以薄荷、蝉蜕配石膏；等等。刘老认为，外感温病发热常源于内有伏热，由外邪诱发，单纯外感较少，常常初期就表现为表里同病，故表里双解之法运用宜早，以防变生他症。刘老在临床上常用防风通圣散、双解散、升降散等表里双解方药治疗此类病证，获得满意疗效。

烂喉痧（疫毒内蕴，热入膀胱，耗伤阴津）

李某，男，17岁，1979年12月19日初诊。

主诉： 发热1个月。

病史： 患者11月20日突然感觉发热恶寒，体温高达40℃，伴有咳嗽，咽喉疼痛，流鼻涕，全身酸楚。5天后全身出现红色斑疹，在当地医院诊断为"猩红热"，给予口服和注射多种抗生素治疗后，皮疹逐渐消失，有脱屑，但发热不退，体温波动在37~40℃之间。就诊时见：发热，头痛，咽痛，咳嗽，痰少，小便黄涩，神疲，消瘦，面色白，体温37℃，躯干及手部皮肤片状糠屑样皮疹；舌红，舌苔薄黄，脉数。血常规：白细胞15×10^9/L，中性粒细胞百分比82%，淋巴细胞百分比16%，嗜酸性粒细胞百分比2%。尿常规：蛋白（++），红细胞1~2个/HP，白细胞1~2个/HP，上皮细胞1~2个/HP。

中医诊断： 烂喉痧；**西医诊断：** 猩红热合并肾炎。

辨证： 疫毒内蕴，热入膀胱，耗伤阴津。

治法： 清热解毒，凉营生津，佐以利水。

处方： 凉营清气汤合导赤散加减。川黄连3g，黄芩9g，栀子9g，生地黄12g，牡丹皮4.5g，白茅根18g，芦根24g，玉竹12g，连翘12g，薄荷4.5g，竹叶9g，滑石12g（包煎），通草9g，生甘草9g。水煎服，日1剂，3剂。

1979年12月21日二诊： 患者服药后来诊，欣然告曰，月余之热竟1剂而愈，又服用2剂，精神好转，除咽喉疼痛、咳嗽以外，余无不适，恐其余热未尽，灰中仍有伏火，当击鼓再进，以防死灰复燃，嘱咐原方再服5剂。

1979年12月26日三诊：患者自觉诸症全消，但是尿检尿蛋白(++)，血常规白细胞$15×10^9$/L，中性粒细胞百分比82%，淋巴细胞百分比17%，嗜酸性粒细胞百分比1%，诊察仍形瘦，舌稍红苔薄白，脉细。证属水热互结，气阴两伤，方用猪苓汤加味，利水泄热，滋阴益气，处方：苇茎24g，白茅根24g，石韦24g，金银花12g，连翘12g，猪苓12g，泽泻12g，玉竹12g，滑石15g，生甘草9g，白芍9g，生地黄12g，太子参9g，阿胶9g。水煎服，日1剂，7剂。

本方共服用20余剂，血、尿化验均已正常，自感体健如初，为防止其反复，又嘱服六味地黄丸，以竟全功。

按语：盖猩红热一病，热入营血所致全身出疹，本应疹退热清，然此热为何迟迟不退？必然是营血之热稽留不出，故清营透热是当务之急。凡疹毒热盛，易变证丛生，热毒上扰则头痛咽痛，火郁于肺则咳嗽，热入膀胱则小便热涩。皮肤红斑消退遗留大片糠屑为阴伤血燥之象。形瘦、神疲，为发热日久、热盛伤津耗气所致。初诊时以清热解毒，凉营生津，佐以清利为治则，予凉营清气汤(《喉痧证治概要》)合导赤散加减。方中以川黄连、黄芩、栀子、连翘、薄荷清热解毒；生地、牡丹皮、玄参清营养阴，凉血消疹；玉竹、白茅根、芦根、竹叶甘寒生津退热；滑石、通草、生甘草利尿。其中连翘、薄荷、竹叶又清宣透邪，使入营分之邪热转出气分而解，并清轻疏散于上；通草(木通)、生甘草、生地黄、竹叶乃为导赤散，清心养阴利水，导热下行。以通草易木通，功效相似而无其苦寒弊端。如《本草正义》言，"通草清热利水，性与木通相似，但无其苦，则降泄之力缓而无峻厉之弊，虽则通利，不甚伤阴，湿热不甚者宜之。"刘老治疗温病发热津伤时，喜用大剂量白茅根、芦根配伍以生津清热。芦根尚能清热利尿，又能治肺热咳嗽；白茅根尚能凉血止血，托痘疹之毒外出，特别适合猩红热合并肾炎之病症。

刘老认为，往昔中医无化验检查，辨证主要是根据患者的自觉症状，今则不然，除了患者的自觉症状以外，许多西医学的检查结果，也是中医辨证的参考内容。患者热退之后，诸症随之而解，唯小便仍有蛋白，血常规白细胞、粒细胞增高，形瘦，脉细，当属中医下焦有热，热病伤阴。刘老提出，温病出现小便不利等症，主要是由于邪热伤阴所致，切忌一味淡渗利水，如《温病条辨》所言"温病，小便不利者淡渗不可与也，忌五苓、八正辈"，以免继续耗泄，治疗应清热滋阴，以助化源。本案即宗此意，予猪苓汤加减利水泄热，滋阴益气。方中猪苓、泽泻、茯苓、滑石利水渗湿；苇茎、白茅根、石韦淡渗利水清热；金银花、连翘兼清余热；玉竹、白芍、生地、阿胶滋阴补血；太子参益气而不伤阴。肺胃热盛、血溢肌肤为烂喉痧的基本病机。张璐《千金方衍义》言："苇茎专治肺胃结气，能使热毒从小便泄去，以其中空善达诸窍。"《本草纲目》中用石韦配白茅根、生地清热凉血。最后以六味地黄汤补肾滋阴收功，方中三补三泻，养阴而不滋腻，祛邪而不伤正。

风温（邪热炽盛，气营两燔）

王某，男，72岁，1988年4月5日初诊。

主诉：反复咳嗽1月余，高热1周。

病史：患者于1月前因受寒后咳嗽，反复发作，在家中自服化痰止咳及抗炎药物，咳嗽未得缓解，并于近1周出现发热，逐渐加重。遂在某医院住院治疗，诊断为"肺部感染，Ⅰ型呼吸衰竭"，经西医静脉滴注抗生素及口服中药治疗5天后，病情未见改善，且逐日加重，有时神志不清，呈半昏迷状态，医院已经下病危通知。患者素有冠心病、高血压病史多年。经人介绍，家人来请刘老会诊。会诊时患者处于半昏迷状态，神志不清。口噤不开，勉强张口后，见苔黑偏燥。触诊四肢冰凉，未能触及寸口脉，故只能切诊人迎脉，其脉滑数。体温39℃，血常规：白细胞2.3×10^9/L，中性粒细胞百分比89%。

中医诊断：外感发热；西医诊断：肺部感染。

辨证：邪热炽盛，气营两燔。

治法：清热解毒，清营凉血。

处方：黄连解毒汤合犀角地黄汤、白虎汤加减。犀角（水牛角代）6g（研末冲服），生地黄15g，赤芍9g，牡丹皮12g，知母9g，石膏90g，甘草9g，粳米15g，黄连3g，黄芩6g，黄柏9g，栀子9g，黄芪18g，玄参12g，麦冬15g。水浓煎，频频鼻饲。

第二天上午查房，患者高热已退，测体温37.4℃，神志渐清，但是患者自感极度疲乏无力，舌苔转为灰色，少津，寸口脉已现，但极弱。此乃热毒已解，但是仍有邪热稽留。宗《伤寒论》之法，给予竹叶石膏汤以清热生津，益气和胃。处方：石膏30g，竹叶15g，半夏9g，麦冬12g，西洋参6g（研末冲服），炙甘草6g，粳米15g，黄芪18g，玄参12g。

患者服药3剂后，身热退，咳嗽除。

按语："温邪上受，首先犯肺，逆传心包。"正邪剧争，气分热毒壅盛则高热不退、脉滑数。热入营血,上扰心神,则神志不清,口噤不开。舌苔发黑偏燥,表示有热盛伤津之势。病情凶险,来势凶猛,故应急祛其邪,以退热为第一要务。治疗温病高热神昏一般用传统的热病三宝,此案刘老将大寒峻剂犀角地黄汤、白虎汤、黄连解毒汤三方合用,并重用石膏、犀角,截断其病势发展,虽不用开窍醒脑之品,但热退则神清,取得异曲同工的效果。方中君药犀角和石膏,其退热作用显著。犀角尚有镇心安神作用。如唐代·甄权《药性本草》言犀角可"镇心神,解大热,散风毒……治疗热如火,烦闷,毒入心中,狂言乱语"。现在犀角多用水牛角代替。

刘老指出,温病高热患者却见四肢冰凉,要明辨寒热真假和虚实,该患者高热、舌黑苔燥,脉滑数,说明其属热深厥深之实证,而非阳气暴脱之寒证虚证,若妄投参附则犯了实实之戒。刘老治疗外感热病,在强调祛邪的同时,不忘扶正。热病最易伤阴耗气,加上患者年老咳嗽月余,刘老常用此方治疗热病瘥后余热内扰,津气未复之证。热退神清后,患者体乏、脉弱,表示热伤津气,改用竹叶石膏汤加减以清热生津,益气和胃;石膏、竹叶清余热;玄参、麦冬养阴生津,粳米、炙甘草、半夏和胃化痰;西洋参、黄芪益气扶正。

风温(气营两燔)

唐某,女,64岁,1978年10月28日初诊。

主诉: 咳嗽反复发作20年,加重伴发热1周。

病史: 患者慢性咳嗽20年,每逢秋冬季发作。1周前开始咳嗽复作加重,气喘痰多,发热头痛,骨节酸痛,口服抗生素无明显好转。就诊时身热汗出,咳嗽气急,喘促不能平卧,痰多咯吐不爽,烦躁嗜睡,口渴喜凉饮,胸闷纳呆,口干口苦,小便短赤;舌红,苔黄腻,脉滑数。体温39.5℃。呼吸38次/min。血压130/80mmHg。右胸上部及左背中部叩诊浊音,听诊可闻到湿性啰音。肝肋下2指半,压痛不明显。血常规:白细胞29×10^9/L,中性粒细胞百分比95%;胸片:两肺纹理增粗,右上肺第7肋端见片状模糊阴影,左侧肺野大片密度不均边缘模糊致密影。

中医诊断: 风温;**西医诊断:** 慢性支气管炎急性发作并发肺部感染。

辨证: 气营两燔。

治则: 清泄里热,清营凉血。

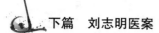

处方：白虎汤合清营汤加味。水牛角15g，生地12g，玄参12g，知母15g，粳米9g，生甘草6g，黄连6g，麦冬12g，生石膏30g（先煎）。水煎服，日1剂，5剂。

1978年11月2日二诊：身热已退（体温36.5℃），神色较前振作，咳痰黏腻，咳出不畅。黄腻之苔渐化，舌红有裂纹，脉细滑数。治以清肺化痰，养阴生津。处方：麦冬9g，沙参12g，贝母9g，瓜蒌12g，桔梗3g，生甘草3g，芦根15g，杏仁9g。水煎服，日1剂，5剂。

1978年11月7日三诊：上方服后，咳嗽减轻，胃纳增加，苔腻已化，舌红而裂，脉细。仍用益气生津之法，调理月余症状消失，体温及白细胞计数与分类计数均正常，胸片见两肺病灶完全吸收。

按语：患者素有咳嗽，复感风热之邪，入里化热，气分热盛，正邪剧争，则壮热、口渴、舌红、脉数。营气与心气相通，热入营分，心神被扰则烦躁、嗜睡。病属气分邪热不解、而营分热邪已盛的气营两燔证，故予白虎汤合清营汤加味气营两清，速退其热。

二诊时身热已退，咳嗽、咳痰不畅，为邪热未尽，肺失宣肃；舌红裂纹显示邪热伤阴，故治法改为清肺化痰，养阴生津。重病之后，气阴两伤，最后以益气养阴、清肺化痰之法，调理至痊愈。

风温（外感风热，有逆传心包之势）

张某，女，3岁，1979年3月10日初诊。
主诉：咳喘伴高热3天。
病史：患儿咳喘伴高热3日，经某医院确诊为"小儿病毒性肺炎"。诊查：发热甚，体温40℃，咳嗽，咳吐黄稠痰，气喘憋闷，躁动不安，面赤，头汗出，口渴引饮，鼻翼煽动，脉滑数，舌苔薄黄。
中医诊断：风温；西医诊断：小儿病毒性肺炎。
辨证：外感风热，有逆传心包之势。
治法：辛凉宣肺，清营解毒。
处方：麻杏石甘汤加味。麻黄6g，杏仁9g，生石膏18g，金银花9g，连翘9g，生地9g，牡丹皮9g，甘草6g。水煎服，日1剂，2剂，另以紫雪丹3g，分2次冲服。

1979年3月12日二诊：服药2剂，身热渐退，咳喘减轻，情绪安定。再进

2剂,身热已退,精神转佳,热退神安,唯有轻微咳嗽,以千金苇茎汤合生脉散加减,调理数日而痊愈。

按语: 小儿病毒性肺炎一般归属于风温范畴,临床上常以卫气营血辨证论治。本案患儿身热、咳喘为肺热气逆,用麻杏石甘汤辛凉宣泄,清肺平喘;重用石膏以清热;加金银花、连翘辛凉解表透邪外出;生地、牡丹皮清热清营凉血。"温邪上受,首先犯肺,逆传心包。"小儿血气未充,脏腑娇嫩,外感热病容易邪陷心包。烦躁不安、鼻翼煽动有逆传心包之势,恐高热诱发惊厥,佐以清热开窍之紫雪丹内服。清透与清开合用,内热得透,体温得降。由此可知,伏邪内蕴,必须清透,邪方能出。

刘老认为,小儿病毒性肺炎是肺脏实质性病变,传变急,发展快,因而治疗不必拘泥于卫气营血的顺序,在发病初期出现发热、气喘、烦躁,虽然没有神昏抽搐,也应该乘邪热未盛之时,发汗透表、清营解毒同时并举。温热病邪热亢盛,早用紫雪之类,每获热退神清之效,可避免患儿出现热极生风或热入心包等危重证候。

暑温(暑温炽盛,热入心包)

金某,男,6岁,1957年8月27日初诊。

主诉: 发热3日,伴躁动不安。

病史: 患儿3日前突然发热,头痛,继而高热,体温40℃,不思饮食,烦躁不安。昨日起呕吐频频发作,嗜睡,时躁动抽搐,间发谵语。经西医穿刺做脑脊液化验,确诊为"乙型脑炎"。就诊时见:口唇干燥,脉弦滑数。因诊病时患儿牙关紧咬,故舌苔未察,体温39.7℃。

中医诊断: 暑温;西医诊断:乙型脑炎。

辨证: 暑温炽盛,热入心包。

治法: 辛寒重剂,清心开窍。

处方: 白虎汤加减合安宫牛黄丸。石膏120g,知母9g,甘草9g,金银花15g,连翘15g。水煎服,日1剂,2剂。另以安宫牛黄丸1丸,溶于汤药中,分5次鼻饲。

1957年8月28日二诊: 服药2剂,体温降低至38℃,惊厥、呕吐已止,能进饮食,但是有时仍谵妄不识人,大便5日未解,脉沉数有力,舌苔黄燥。此为阳明里热仍实,治疗宜清热通下,釜底抽薪。处方:石膏60g,玄参9g,

玄明粉 4.5g，甘草 4.5g，忍冬藤 15g，莲子心 9g，紫雪丹 1.2g，酒大黄 9g，连翘 12g。

1957年8月29日三诊：服上方1剂后，大便已通，体温降低至37.5℃，神志完全清楚，谵语已无，继以上法，佐以养阴之品，调理旬月而愈。

按语：流行性乙型脑炎属于中医暑温范畴，暑热疫毒，发病急骤，传变迅速，卫分症状，殊难觉察，往往直犯阳明，或逆传心包，直陷营血，以致气营同病，气血两燔，临床以突然发病，高热头痛，神昏惊厥为特征。第一方主以白虎汤加减清热。吴鞠通曰"白虎为暑温之正例也"，叶天士云暑热一证，"古人以白虎为主方"，加金银花、连翘清热透营转气，药重力专。紫雪丹重在祛邪、解毒、清心开窍，火毒一退，诸症自解，虽重症亦奏效甚捷。刘老认为，对热性病重症、急症，用药要准，用量要大，祛邪务尽，方能救人于危急之中。他治疗高热常重用石膏，认为其解热作用远优于其他清热之品，如本例6岁小儿石膏用量竟达120g，可谓胆识过人。石膏质重性寒，能泻胃中实火，气轻味辛，能解肌透表，温热病凡遇体若燔炭，兼烦躁若狂，重用石膏有起死回生的功效。诚如张锡纯所说："用生石膏以治外感实热，轻证亦必用至两许；若实热炽盛，又恒重用至四五两或七八两。"

刘老对"温病下不嫌早"的说法十分认同，认为热病只见便秘二三日者，即可酌以通里泻热，乙型脑炎治疗下法运用得当，还可以防止脑水肿等病情进一步发展，下后往往高热渐退，抽搐减轻，神志转安。二诊时患者大便秘结、神昏谵语，用调胃承气汤逐秽、通里、清热，"急下存阴"，使邪有出路，秽滞去，则热退神清。因热势渐轻，故石膏减半；恐热病伤津故用玄参清热滋阴；连翘、莲子心、忍冬藤清营透热转气。

本案清透、清开、清泻共用，使乙型脑炎重症转危为安。

暑温（暑温内闭，热极生风）

朱某，男，10岁，1956年8月5日入院。

主诉：高热、惊厥3天。

病史：患儿于1956年8月2日开始恶寒头痛，继而高热，体温达40℃，住入某医院治疗。第2天起出现抽搐，昏迷，言语障碍，小便失禁。经注射青霉素等治疗，病情未能控制。就诊时见：不省人事，频频惊厥，牙关紧闭，两目上吊，周身灼热，大便未解，小便失禁；脉沉数，苔白。体格检查：体温40℃，脉搏 132 次/min，呼吸 28 次/min，昏迷，抽搐，颈项强直，角弓反张，瞳孔对光反射迟钝，腹壁反射及提睾反射皆消失，巴宾斯基征、凯尔尼格征皆阳性。脑脊液检查：白细胞数 319×10^6/L，中性粒细胞百分比 3%，淋巴细胞百分比 97%，蛋白阳性，五管糖试验阳性。血常规：白细胞 19.6×10^9/L，中性粒细胞百分比 67%，淋巴细胞百分比 31%。

中医诊断：暑温；西医诊断：流行性乙型脑炎。

辨证：暑温内闭，热极生风。

治法：清气泄热，息风止痉，醒神开窍。

处方：增液白虎汤合止痉散加减。石膏 150g，知母 9g，甘草 6g，生地黄 9g，麦冬 15g，金银花 18g，连翘 18g，地龙 9g，全蝎 4.5g，蜈蚣 2 条。以水 600ml 煎成 200ml，另以安宫牛黄丸 1 丸溶于药水内，分 4 次加温鼻饲，2 小时 1 次，连服 2 剂。

1956 年 8 月 6 日二诊：病情已见好转，体温降至 39.2℃，惊厥减少，神志稍清醒，呼之能应，大便未解，脉、苔同前。原方续服 2 剂，煎、服法同前。

1956 年 8 月 7 日三诊：神志较昨日更加清醒，已能说话，进流食少许，大便亦解，体温仍高（39.1℃），稍有惊厥，新并发中耳炎，脉沉数有力，苔白，中黄腻，舌质不绛。暑热之邪仍稽留气分，原方去麦冬，金银花加量至 30g，另加天花粉 30g。煎、服法同前，再进 3 剂，发热渐退，惊厥停止。8 月 11 日，体温正常，吞咽功能完全恢复，但出现左上肢瘫痪脑炎后遗症。遂改用清热息风、养阴柔肝、通经活络方药口服，善后调理，并配合针灸治疗。至 8 月 22 日，病情痊愈出院。前后共服用中药十余剂。

按语：暑为阳邪，其性酷烈，"夏暑发自阳明"，暑温病初即可表现为高热等阳明气分热盛证候。吴鞠通《温病条辨·上焦篇》说"小儿暑温身热，卒然痉厥，名曰暑痫"。小儿脏腑娇嫩，气血未充，罹患暑温，其病急，病情重，极易化火，内陷心营，引动肝风，风火相煽，出现神昏，惊厥，本案患儿即属此类。初诊时与辛寒重剂白虎汤并重用石膏以清热泻火，"热甚生风，热解则风自息"；加金银花、连翘清热解毒；生地、麦冬滋阴以清热，以防热灼津枯之症。全蝎、蜈蚣为现代经验方止痉散，主治惊厥、四肢抽搐，再加地龙以息风止痉。神昏、惊厥是乙脑的危重征候，更佐以凉开圣药安宫牛黄丸清心开窍。连服数剂，患儿转危为安。

治疗本例乙脑患儿，刘老石膏用量达 150g，蜈蚣 2 条，实属罕见。

湿温(肺热壅盛,湿浊郁闭)

虞某,女,38岁,1958年5月7日初诊。

主诉: 发热、头痛8天,伴咳喘3天。

病史: 患者8天前出现恶寒,身热不扬,头涨痛,身重疼痛,轻咳少痰。服治疗感冒中药,病未见轻。近3天发热明显,咳嗽加重,气喘。就诊时发热,午后为甚,体温38.7℃,头痛身痛,自汗,咳声重浊,痰黄,呼吸喘促,胸闷嗜睡,渴不喜饮,食欲不振,二便尚调,舌苔黄腻,脉濡数。

中医诊断: 湿温;**西医诊断:** 流行性感冒合并肺炎。

辨证: 肺热壅盛,湿浊郁闭。

治法: 清肺平喘,清热利湿,宣畅气机。

处方: 麻杏石甘汤合三仁汤加减。生石膏18g(研细),生甘草9g,杏仁9g,麻黄3g,白蔻仁4.5g,川厚朴6g,薏苡仁12g,知母9g,通草4.5g,滑石9g,柴胡9g。水煎服,日1剂,2剂。加局方至宝丹1粒(化服)。

1958年4月9日二诊: 前方连进2剂,发热减退,神志转清,气喘缓解,呼吸平稳,尚有低热,头痛头重,肢体酸楚,胸闷气短,咳嗽咳痰,恶心不欲饮食,大便溏,舌苔浊腻,两脉濡细。肺热壅盛之发热、咳喘控制,但湿热交结,弥漫三焦,用三仁汤加减辛开苦降,清利三焦湿热。处方:姜半夏12g,杏仁9g,薏苡仁12g,茯苓9g,白蔻仁6g,通草4.5g,滑石9g,川厚朴6g,蚕沙12g,白芷9g,川芎6g,黄连3g。水煎服,日1剂,2剂。

1958年4月11日三诊: 寒热已除,四肢酸楚,脘腹胀闷,轻咳痰黄,气短微喘,舌苔白滑。原方加鲜芦根、桔梗、枇杷叶以宣肺止咳,处方:姜半夏12g,杏仁9g,薏苡仁15g,白蔻仁6g,川厚朴6g,冬瓜子15g,蚕沙12g,生甘草9g,鲜芦根30g,桔梗9g,枇杷叶9g,黄连4.5g。水煎服,日1剂,3剂。

1958年4月14日四诊: 咳嗽缓减,仍脘腹闷胀,纳谷不香,大便溏,舌苔白腻,脉细无力。原方去宣肺止咳之品和清热燥湿之黄连,加焦三仙、枳实和胃醒脾。处方:老苏梗12g,枳实6g,姜半夏12g,陈皮9g,云苓12g,白蔻仁6g,薏苡仁12g,杏仁9g,甘草9g,川厚朴6g,焦三仙18g,生姜9g。再进5剂,食纳恢复正常,大便成形,周身清爽。

按语: 患者初起身热不扬,头痛身痛,苔腻,当属湿热阻遏卫表之湿温病证。"湿土之气同类相召,故湿热之邪,始虽外受,终归脾胃",而见脘腹胀闷、食欲不振等症。发热加重，咳喘气逆为湿热蕴蒸，日久化热，致肺热壅盛，宣降失司所致。观其脉症，系属湿邪化热，湿热俱盛，治用清肺平喘，清热利湿，宣通气机，以麻杏石甘汤合三仁汤加减。方中重用石膏，配以知母，以合"热淫所胜，佐以苦甘"，甘以散热之意；麻黄配杏仁，不仅能宣肺降逆平喘，还能通过上下开降，调肺气以散湿于上；白蔻仁、川厚朴，芳香苦辛，行气化湿于中；佐以薏苡仁、通草、滑石甘淡渗湿，清利于下焦。胸闷嗜睡，为湿热酿痰、蒙蔽心包之势，予至宝丹芳香开窍，化痰辟秽。

二诊之后，热势渐退，咳喘好转而湿热交结不解，治宜因势利导，加强清利湿热，在三仁汤基础上加半夏燥湿化痰、和胃止呕，黄连清热燥湿，二者配伍辛开苦降；蚕沙化湿和中，升清降浊，如《霍乱论》中的蚕矢汤，《温病条辨》中的"宣清导浊汤"，即以蚕沙为主药；白芷、川芎清利头目治头痛。三诊时咳嗽复作，加鲜芦根、桔梗、枇杷叶轻宣肺气以止咳。最后以芳香化湿、宣畅气机、健脾和胃方药调理痊愈。

刘老认为，湿温病的辨治特别要注意两点：一是本病虽可以三焦受累，但病变中心在中焦，畅达中焦气机十分重要，故本例治疗之初虽有咳嗽气喘，在清肺平喘同时就当疏理中焦湿浊；其二是湿热合邪为病，当分辨孰轻孰重及相互转化，或以清热为主，如本例第一方，或以化湿为主，然热易清而湿难除。此外，湿温病发热鲜有用麻杏石甘汤治疗，然本案患者既有湿热又有肺热，有是证便用是药，体现了刘老处方用药不离法度，又灵活辨证的思想。

小儿感冒（风寒外袭，肺气壅塞）

李某，男，8岁，1989年8月16日初诊。

主诉：恶寒、发热，伴咳嗽3天。

病史：患者3天前，不慎冒雨，出现发热，恶寒，自服感冒退热药物治疗，症状一度缓解；近2天，自觉畏寒加重，烦热明显，咳嗽，痰黏，咽痛，服用感冒退热药物无效，故前来就诊。就诊时症见：畏寒，烦热，无汗，咳逆气急，痰稠，头痛，咽痛，声音嘶哑，口干，纳差，无食欲，眠可，小便色黄，大便尚可；舌质红，苔薄黄，脉浮小数。

中医诊断：小儿感冒；**西医诊断：**急性上呼吸道感染。

辨证：风寒外袭，肺气壅塞。

治法： 疏风散寒，宣肺平喘。

处方： 麻杏石甘汤合苏子降气汤加减。麻黄 6g，生石膏 12g，杏仁 9g，甘草 6g，射干 9g，荆芥穗 6g，紫苏叶 9g，半夏 9g，橘红 9g，黄芩 9g，前胡 9g，桔梗 6g。水煎服，日 1 剂，5 剂。

1989 年 8 月 21 日二诊： 服上药 5 剂，畏寒、烦热明显减轻，咳痰减少，咽痛好转，仍觉咽干，故上方加麦冬 12g、玉竹 12g 以加强滋阴之效；后随访之，患者诉症状已完全消失。

按语： 刘老以其多年临床经验，认为上呼吸道感染按其症状当属中医"感冒"范畴。患者冒雨，感受风寒，故有此证；寒性收引，闭塞毛窍，加之小儿为纯阳之体，从阳化热，壅塞肺窍，故气急也。故刘老治以疏风散寒、宣肺平喘为法，方中麻黄外散风寒，内宣肺气；荆芥穗、紫苏叶佐麻黄加强散风寒、宣肺气之功；生石膏清泻肺热；杏仁降气平喘；射干清热利咽；半夏燥湿，橘红理气，黄芩清热，三药共用，以消痰热之弊；前胡引气下行，桔梗清热利咽，甘草生用清热解毒，又可调和诸药。

小儿感冒（风寒束表，里热渐盛）

李某，女，4 岁，1992 年 12 月 28 日初诊。

主诉： 发热、恶寒，伴咳嗽 2 天。

病史： 2 天前，患儿晨起觉身冷，伴寒战，测体温略高，遂以厚被发汗，虽汗出明显，但热势不减，并伴口干、咳黄黏痰等症状，又服用感冒药物，然效果不佳，故前来就诊。就诊时见：发热，恶寒，口干，咳嗽，咳痰，痰色黄质黏，鼻塞，鼻流清涕，咽红，饮食一般，睡眠一般，小便色黄，大便偏干；舌质红，苔薄黄，脉浮滑略数。

中医诊断： 小儿感冒；**西医诊断：** 急性上呼吸道感染。

辨证： 风寒束表，里热渐盛。

治法： 疏风散寒，兼清里热。

处方： 麻杏石甘汤加味。炙麻黄 4g，杏仁 6g，石膏 18g，炙甘草 4g，荆芥穗 4g，柴胡 8g，蝉蜕 3g，枳壳 6g，前胡 8g，赤芍 8g，桔梗 6g。水煎服，日 1 剂，3 剂。

1992 年 12 月 31 日二诊： 服上方 3 剂，发热、恶寒症状基本消失，口干症状减轻，偶有咳嗽，此乃热虽退但阴液尚未平复之象，故前方加玄参 12g 以滋阴清热,再进5剂。后随访之,患儿症状已完全消失。

按语:《证治要诀》卷二曰:"感冒为病,亦有风寒二证,即是伤寒外证初起之轻者,故以感冒名之。"刘老认为本案患儿症见发热、恶寒,乃风寒束表;口干、咳痰色黄黏腻,乃邪气入里化热,热盛耗津则口干,炼液为痰则咳痰色黄。故刘老以疏风散寒,兼清里热为法治之。方中炙麻黄、荆芥穗、柴胡、蝉蜕疏风散寒;石膏、赤芍、桔梗清泄里热;杏仁、枳壳、前胡理气止咳。

刘老以为小儿冷暖不知调节,肌肤嫩弱,腠理疏薄,卫外功能未固,故易于罹患本病。而受病以后,又因脏腑嫩弱,故传变迅速,且易兼夹痰壅、食滞、惊吓等因素而使证情复杂,故治当慎重;本案方中虽用麻黄、石膏之峻药,然量少,故无碍;况配杏仁以降麻黄之升,炙甘草之温以制石膏之寒。

小儿感冒(风寒袭表,里热渐盛)

张某,男,4岁,1992年12月22日初诊。

主诉: 发热、恶寒5天。

病史: 患者5天前,外出玩耍,汗出受寒,开始出现发热、恶寒之象,但症状较轻,患者父母觉无大碍,故未治疗。然5天来,患者症状无明显改善迹象,体温持续升高,并伴鼻干、咽干等症,故前来就诊。就诊时见:发热,恶寒,微汗出,咳嗽,鼻塞,鼻干,咽干,口渴,纳可,眠可,小便色微黄,大便尚调;舌边尖红,苔薄白微黄,脉浮紧稍数。

中医诊断: 小儿感冒;**西医诊断:** 急性上呼吸道感染。

辨证: 风寒袭表,里热渐盛。

治法: 疏风散寒,兼清里热。

处方: 荆防败毒散加减。荆芥5g,防风6g,柴胡5g,金银花8g,蝉蜕3g,僵蚕5g,赤芍5g,黄芩6g,枳壳5g,神曲8g,甘草4g。水煎服,日1剂,3剂。

1992年12月25日二诊: 服上方3剂,发热、恶寒等症状明显缓解,但咽部仍觉干燥,故前方加玄参12g以滋阴,5剂,以巩固疗效;10天后患者症状已完全消失。

按语: 本案患者症见发热、恶寒等风寒袭表之象,又见汗出、鼻干、咽干、口干、小便色黄等里热之证,故刘老立疏风散寒兼清里热之法,方用荆防败毒散加减。该方最早载于《摄生众妙方》,虽为透疹而立,然刘老认为荆芥长于发表散风,且微温不烈,防风乃"风药中之润剂",古有"用防风必兼荆芥,以其能入肌肤宣散"一说,二药共用为君;柴胡散表,宣肃气机;风寒邪气侵犯皮肤肌表,皮毛内合于肺,皮毛受邪则肺气不利,故发咳嗽。方中枳壳肃降,令肺气和平,以助解表;金银花、蝉蜕、僵蚕、赤芍、黄芩相合,疏散风邪,并清里热也;生甘草调和表里上下,用以为使。全方药性和缓,颇合小儿稚嫩之性也。

小儿感冒（风寒束表,痰湿蕴肺）

刘某,男,10个月,1992年12月22日初诊。

主诉： 发热,伴咳嗽3天。

病史： 患儿3天前,于襁褓中受寒,出现发热、恶寒、咳嗽等症,虽经物理降温,但咳嗽不止,喉中时有痰鸣音,故前来就诊。就诊时见：发热,恶寒,咳嗽,咳痰,痰色微黄质黏,喉中时有痰鸣音,微喘,夜间尤甚,饮食正常,睡眠欠佳,二便尚调;舌质稍红,苔薄白微黄,食指络脉色红易见,显于风关之内。

中医诊断： 小儿感冒;西医诊断：急性上呼吸道感染。

辨证： 风寒束表,痰湿蕴肺。

治法： 疏风散寒,化痰止咳。

处方： 麻黄汤合半夏厚朴汤加减,炙麻黄4g,桂枝5g,杏仁5g,柴胡5g,半夏5g,厚朴4g,茯苓6g,白术5g,枳壳5g,生姜1g,甘草4g。水煎服,日1剂,3剂。

1992年12月25日二诊： 服上方3剂,发热症状消失,仍有少量咳痰,故续以前方3剂,巩固疗效。1周后患儿症状已完全消失。

按语： 本案患者之发热、恶寒乃风寒束表之证,咳嗽、咳黄痰乃痰湿蕴肺之象,故刘老以疏风散寒、化痰止咳为法治之。方以麻黄汤合半夏厚朴汤加减;方中麻黄为肺经专药,有发汗解表、宣肺平喘之功,用以为君;又因营涩卫郁,故以温经散寒、透营达卫之桂枝为臣,加强发汗解表而散风寒、除身疼;本证之喘,乃肺气郁而上逆所致,故配降肺气、散风寒的杏仁为佐药,同麻黄一宣一降,增强宣肺平喘之功;炙甘草既能调和宣降之麻、杏,又能缓和麻、桂相合的峻烈之性,使汗出不致过猛而伤耗正气,是使药而兼佐药之义。麻黄得桂枝,一发卫分之郁,一透营分之邪,故柯琴评之曰："此为开表逐邪发汗之峻剂也。""半夏厚朴汤"出自《金匮要略·妇人杂病脉证并治第二十二》,方中半夏化痰散结，降逆和胃；厚朴下气除满，助半夏散结降逆；茯苓、白术渗湿健脾，助半夏化痰；生姜辛温散结，和胃止呕，且制半夏之毒；枳壳理肺疏肝，助厚朴行气宽胸、宣通郁结之气；二方合用，辛以散寒，苦以燥湿，风寒痰嗽一并去之也。

小儿感冒（风寒袭表，痰热郁肺）

魏某，女，1岁半，1992年12月24日初诊。
主诉：发热，伴咳嗽1天。
病史：患儿1天前随父母外出，当风受寒，开始出现发热、恶寒诸症，量体温39℃，经物理降温，体温有所下降，但恶寒一症未改善。今晨起，患儿开始咳嗽，故前来就诊。就诊时见：发热，恶寒，微汗出，咳嗽，咳痰色黄质黏，难以咳出，咽干，纳差，无食欲，眠差，小便色黄，大便如常；舌质红，苔薄白微黄，食指络脉色鲜红易见，显于风关之内。
中医诊断：小儿感冒；西医诊断：急性上呼吸道感染。
辨证：风寒袭表，痰热郁肺。
治法：宣肺散寒，清热化痰。
处方：麻杏石甘汤合荆防败毒散加味。麻黄4g，生石膏20g，杏仁5g，甘草4g，防风6g，荆芥穗3g，蝉蜕3g，射干4g，前胡5g，百部5g，桔梗5g，神曲8g。水煎服，日1剂，3剂。
1992年12月27日二诊：服上方3剂，体温恢复正常，仍稍有咳嗽，咳痰，小便色黄，大便质稀，易汗出。此乃郁热灼阴所致，故治当以清热养阴为法，方以竹叶石膏汤加减，处方如下：竹叶4g，石膏15g，麦冬6g，半夏5g，沙参5g，象贝母5g，桑叶5g，枇杷叶5g，杏仁5g，连翘6g，芦根8g，甘草4g。水煎服，每日1剂，3剂。后随访之，患儿症状已完全消失。
按语：《伤寒论》曰"太阳之为病，脉浮，头项强痛而恶寒"，又云"太阳病，发热，汗出，恶风，脉缓者，名为中风"，结合本案患儿脉症，刘老断其为邪中太阳之证，加之其"咳嗽，咳黄痰"，故又兼痰热蕴肺，刘老以宣肺散寒、清热化痰之法治之，方以麻杏石甘汤合荆防败毒散加味；《伤寒论·辨太阳病脉证并治》曰"汗出而喘，无大热者，可与麻黄杏仁甘草石膏汤"，刘老认为此方乃为太阳病发汗未愈、风寒入里化热之证所设。方中麻黄宣肺解表而平喘；石膏清泄痰热以生津；杏仁苦降肺气、止咳平喘，既助石膏沉降下行，又助麻黄泻肺热；

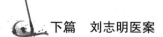

炙甘草顾护胃气，既可防石膏之大寒伤胃，又可调和麻黄、石膏之寒温；合荆防败毒散之类散风寒之邪于外。如此配伍，故见显效。

小儿感冒（风热犯肺）

侯某，女，10岁，1992年12月21日初诊。

主诉： 发热、恶寒，伴咳嗽1周。

病史： 患者1周前，夜卧受寒，遂出现发热、恶寒、鼻流浊涕等症状，自服感冒退热药物，无明显缓解迹象，症状呈进行性加重。近日自觉发热、恶寒较前明显加重，咳嗽，咳痰质黏色黄，鼻塞，咽痛，头痛，故前来就诊。就诊时见：发热，恶寒，无汗，咳嗽，咳白痰质黏，鼻塞，流黄黏涕，头项痛，咽干，咽痛，纳可，眠一般，小便色黄，大便尚可；舌边尖红，苔黄白相间，脉浮紧。

中医诊断： 小儿感冒；西医诊断：急性上呼吸道感染。

辨证： 风热犯肺。

治法： 疏风散热，止咳利咽。

处方： 银翘散合三拗汤加减。金银花12g，连翘10g，炙麻黄6g，荆芥穗5g，杏仁6g，射干6g，牛蒡子6g，黄芩8g，僵蚕6g，蝉蜕6g，桔梗6g，甘草6g。水煎服，日1剂，3剂。

1992年12月24日二诊： 服上方后，体温恢复正常，仍有咳嗽，痰量减少，唇红，舌苔薄黄，处方如下：射干8g，炙麻黄6g，生石膏18g，知母10g，紫菀8g，款冬花8g，象贝母8g，黄芩10g，百部8g，前胡10g，玄参10g，蝉蜕4g，僵蚕6g，桔梗6g。水煎服，日1剂，3剂。

后随访之，患者诉症状已完全消失。

按语： 刘老认为"感冒"一证，虽有风寒、风热之殊，但多以发热、恶寒之象起病，而其转归之异多因体质不同。本案患者虽因感寒而发，却以热象为重，乃属风热范畴。其病机为风热之邪郁闭肌表，而致肺窍不利、气机不畅，故刘老治以疏风散热、止咳利咽之法。方中金银花、连翘、荆芥穗外疏风热；麻黄内宣肺气；杏仁降气平喘；射干、牛蒡子解毒散结、清利咽喉；蝉蜕、僵蚕疏泄风热；黄芩清泄里热；桔梗凉以润咽，配生甘草清热而兼调和诸药之功。然本案终因外感风寒而发，风性轻浮，寒性收引，故其脉浮紧，所以麻黄一味于此除宣散肺气外，尚有疏散风寒之意。

小儿感冒（风热袭表，痰热渐盛，邪克脾胃）

吴某，男，2岁，1992年12月21日初诊。

主诉： 发热、咳嗽，伴腹痛1天。

病史： 患儿1天前，外出玩耍，当风受寒，遂体温升高，咳嗽渐起，夜卧不安，以酒精擦拭降温，并口服氨基比林、速效感冒胶囊等药物治疗，然症状无明显改善。今晨起患儿腹痛难忍，哭闹不安，伴便质稀溏，故前来就诊。就诊时见：发热，咳嗽，痰少质黏色黄，鼻流清涕，呼吸急促，腹痛，哭闹不安，纳差，眠差，小便量少色黄，大便色黄质稀秽臭；舌质红，苔薄白微黄，食指络脉色红易见，显于风关之内。

中医诊断： 小儿感冒；西医诊断：急性上呼吸道感染。

辨证： 风热袭表，痰热渐盛，邪克脾胃。

治法： 疏风清热，化痰止咳，健脾御邪。

处方： 桑杏汤加减。桑叶5g，杏仁6g，象贝母5g，栀子5g，豆豉6g，柴胡5g，枳壳6g，连翘6g，神曲8g，谷芽10g，麦芽10g，甘草5g。水煎服，日1剂，3剂。

1992年12月24日二诊： 服上方3剂，发热、咳嗽等症明显好转，呼吸平缓，故继续以前方3剂巩固疗效；后随访之，患儿症状已完全消失。

按语： 本案小儿感冒，刘老以桑杏汤治之，桑杏汤者，虽为"痰热"所立，然刘老以为桑叶轻清疏散，善祛风热之邪；杏仁降气止咳平喘，宣畅肺气，调畅气机，一上一下，故可散风；栀子苦寒清热，豆豉疏散宣透，如此，则外可散风热，内可化痰浊；加之象贝母性凉清热，味甘润肺；柴胡、连翘疏风清热；枳壳理气宽中；甘草调和药性，如此配伍，则风热易散也。然本案患儿除风热一证外，尚兼腹泻，刘老认为此乃小儿脾胃被邪所犯之故，因此又以神曲、谷芽、麦芽等健脾御邪也。

小儿感冒（风热袭表，热结肠腑）

王某，女，11岁半，1992年2月18日初诊。

主诉： 发热、恶寒，伴咳嗽、喑哑3天。

病史： 3天前，患者外出与同学玩耍，回家后觉身微热、头沉、咽干，测体温正常,遂入睡。次日晨起,觉困乏无力、身热、汗出,测体温38.2℃,咽部干涩,声音逐渐低沉。服用感冒药物,效果不佳,并出现咳嗽,偶伴胸痛,故前来就诊。就诊时见:小便短赤,大便3天未行;望其舌质红、苔薄黄,切其脉滑数。

中医诊断: 小儿感冒;西医诊断:急性上呼吸道感染。

辨证: 风热袭表,热结肠腑。

治法: 疏风清热,泄热通腑。

处方: 银翘散加味。金银花10g,连翘8g,酒大黄3g,荆芥5g,蝉蜕3g,黄芩8g,牛蒡子6g,桔梗6g,杏仁8g,前胡8g,枳壳6g,甘草5g。水煎服,日1剂,3剂。

服上方3剂,发热、恶寒症状基本消失,仍觉咽干,大便仍未通畅,故上方加玄参8g以利咽,改酒大黄6g以通腑,再进5剂。后随访之,患者诉症状已完全消失。

按语: "肺与大肠相表里",故刘老认为外邪袭表,亦可入里化热,结于肠腑,而致肠腑不通;腑不通,则气不顺;气郁,则可逆上化火,故本案患者热象渐重,咳嗽、胸痛诸症渐显。刘老于治疗之时非以解表独存,而合以通腑之法。方以银翘散加味治疗,银翘散乃解表之剂,加酒大黄以通肠腑,加杏仁、前胡、枳壳以畅利气机,如此,则通腑之力更甚;腑通,则热随便解,症亦缓矣。

小儿感冒(风热犯肺,热结肠腑)

杨某,女,10岁,1992年12月25日初诊。

主诉: 发热、恶寒3天,伴腹痛1天。

病史: 患者发热、恶寒已3天,虽经多方治疗,但身热始终不退,并有加重之势,伴咽干、咽痛、大便秘结不通等。近1天,患者突觉腹痛绵绵,不时发作,故前来就诊。就诊时见:发热,恶寒,咳嗽,咳少量黄白痰,咽干,咽痛,鼻塞,鼻流清涕,口微干,不欲饮,伴间断性腹痛,纳差,睡眠一般,小便色黄,大便秘结;舌质淡红,苔薄白,脉浮稍数。

中医诊断: 小儿感冒;西医诊断:急性上呼吸道感染。

辨证: 风热犯肺,热结肠腑。

治法: 疏风清热,泄热通腑。

处方：银翘散加味。金银花 10g，连翘 10g，荆芥穗 6g，牛蒡子 8g，桔梗 6g，蝉蜕 4g，僵蚕 6g，天花粉 8g，酒大黄 5g，玄参 8g，甘草 6g。水煎服，日 1 剂，3 剂。

1992 年 12 月 28 日二诊：服上方 3 剂，发热、恶寒症状基本消失，偶有咳嗽，大便亦解，故继续以前方 2 剂，巩固疗效。后随访之，患者诉症状已完全消失。

按语：刘老宗前贤之验，常以银翘散加味治疗外感初起发热之疾，方中以金银花、连翘为君，既有辛凉透邪清热之效，又有芳香辟秽解毒之功；荆芥穗助君药开玄府而逐邪；桔梗宣肺利咽；甘草清热解毒；牛蒡子、蝉蜕、僵蚕疏散风热；天花粉生津止渴；玄参滋阴清热；牛蒡子、酒大黄通腑泄热，使热随便解。与上案相比，本案患者初诊就见大便秘结不通多日，并伴腹痛 1 日，可谓热结肠腑已深，故刘老初诊便处以 5g 酒大黄大泄腑热，缓急止痛，因而药服 3 剂，大便乃通，腹痛则止也。

小儿感冒，鼻衄（风热袭肺，痰火伤络）

方某，女，3 岁，1992 年 1 月 29 日初诊。

主诉：发热、咳嗽 1 周，伴间断性鼻衄 3 天。

病史：1 周前，患儿随父母外出，途中恰遇风雪突降，不慎受凉，至家中开始出现发热、咳嗽、咳痰等症，测体温 38.2℃，患儿哭闹不安，故就诊于当地医院，经静滴青霉素治疗，患儿体温下降至正常水平，但仍伴咳嗽、咳痰，患儿父母觉无大碍，故取药后回家调养。3 天前，患儿出现鼻衄，时发时止，血色鲜红，因患儿既往有反复鼻衄病史，故未引起重视；次日，患儿仍伴鼻衄，与先前相比，次数增多，持续时间及血量都有所增加，患儿哭声也较常偏低，故再次携患儿入院就诊，经治疗，效果不佳，故来刘老处就诊。就诊时见：恶寒轻，发热稍重，精神欠佳，哭闹声低，面色淡白，口唇色淡微干，咳嗽，咳痰色黄质黏，鼻衄，血色鲜红，食少，眠稍多，小便色黄，大便稍干；舌质红，苔薄黄，食指脉络色红易见，显于风关之内。

中医诊断：小儿感冒，鼻衄；**西医诊断**：急性上呼吸道感染，鼻出血。

辨证：风热袭肺，痰火伤络。

治法：祛风清热，化痰止咳。

处方：桑杏汤合止嗽散加减。桑叶 6g，杏仁 10g，栀子 6g，生石膏 18g，黄芩 8g，白茅根 10g，决明子 10g，象贝母 6g，紫菀 6g，款冬花 6g，百部 6g。水煎服，日 1 剂，4 剂。

服上方 4 剂，患儿咳嗽、咳痰症状逐渐消失，鼻衄次数、持续时间及血量明显减少，患儿哭闹之声响亦有所增加，故续以前方 5 剂，巩固疗效；后随访之，患儿父母诉再次服药 5 剂，诸症消失。

按语：本案患儿素有鼻衄病史，此次外感又与鼻衄兼见，况其血色鲜红，刘老综合分析认为患儿素体阳盛，本次又染风热之邪，外邪与内热相合，故有此症。因此治以祛风清热、化痰止咳之法，考虑患儿就诊时恶寒之象已轻，故又以清热、化痰止咳为重。方以桑杏汤合止嗽散加减，方中桑叶疏风散邪；栀子、生石膏、黄芩、决明子直泄痰火；杏仁、百部收敛肺气以止咳；紫菀、款冬花化痰止咳；象贝母润肺化痰止咳；白茅根性凉以清热止血；诸药相合，量大力雄，服药 4 剂便见显效也。

小儿感冒（风热犯肺，气阴两伤）

宋某，女，10 个月，1992 年 12 月 25 日初诊。

主诉：发热、恶寒，伴口唇疱疹 5 天。

病史：患儿 5 天前食后汗出，感受风寒，遂出现发热、恶寒之象，体温逐渐升高，虽经物理降温，但热势不退，并伴口唇疱疹、汗出，经当地医院治疗，效果不佳，患儿哭闹逐渐声低气微，故前来就诊。就诊时见：发热，恶寒，汗出，偶有咳嗽，咳少量微黄色黏痰，口唇疱疹，咽红，哭闹声低，纳少，睡眠一般，小便色黄，大便偏干；舌质淡红而干，苔薄黄，食指络脉色淡红易见，显于风关之内。

中医诊断：小儿感冒；**西医诊断：**急性上呼吸道感染。

辨证：风热犯肺，气阴两伤。

治法：疏风散热，益气养阴。

处方：银翘散合竹叶石膏汤加减。金银花 6g，连翘 8g，防风 6g，荆芥穗 4g，蝉蜕 3g，僵蚕 5g，竹叶 4g，生石膏 15g，赤芍 6g，乌梅 6g，天花粉 6g，甘草 6g。水煎服，日 1 剂，3 剂。

1992 年 12 月 28 日二诊：服上方 3 剂，发热、恶寒症状基本消失，汗出较少，口唇疱疹渐退，哭闹之声较前高亢，此乃热退阴复之象，故续以前方

3剂,巩固疗效。后随访之,患儿症状已完全消失。

按语: 本案患儿证属风热之邪侵犯肺卫,故刘老以银翘散疏风清热,以达"邪去正安"之意。《伤寒论·辨阴阳易差后劳复病脉证并治》曰:"伤寒解后,虚羸少气,气逆欲吐,竹叶石膏汤主之。"汪昂论曰:"此手太阴、足阳明药也。竹叶、石膏辛寒以散余热;人参、甘草、麦冬、粳米之甘平以益肺安胃,补虚生津;半夏辛温以豁痰止呕,故去热而不损其真,导逆而能益其气也。"本案发热5日,气阴两伤,故见"哭闹声低,舌红少津"诸症,刘老于此每以清热生津、益气和胃为法,常用方剂为竹叶石膏汤,以达"正安邪自去"之目的。

感冒(风寒袭肺,郁里化热)

刘某,女,60岁,1992年12月21日初诊。
主诉: 发热、恶寒1周,伴咽痛4天。
病史: 患者1周前,因晨练出汗后受寒,出现发热、恶寒、鼻流清涕等症状,自服感冒退热药物,症状缓解,体温正常。4天前,觉咽干,咽痛,微恶风寒,咳嗽,咳痰质黏色黄,鼻塞,流浊涕,头痛,自服药物,效果不明显,故前来就诊。就诊时见:发热,恶寒,咽痛,咳嗽,痰黏色黄,鼻塞,全身酸痛不适,无汗出,颈项部不适,口苦,偶有心慌,饮食正常,不欲饮,眠可,小便色黄,大便干;舌质红,苔薄白微黄,脉稍滑数。
中医诊断: 感冒;西医诊断:急性上呼吸道感染。
辨证: 风寒袭肺,郁里化热。
治法: 疏风散寒,兼清里热。
处方: 麻杏石甘汤加减。炙麻黄8g,杏仁10g,生石膏20g,细辛3g,射干10g,黄芩12g,前胡10g,玄参15g,酒大黄6g,甘草8g。水煎服,日1剂,3剂。
1992年12月24日二诊: 服上方3剂,咽痛、恶风寒之象得以缓解,咳嗽减轻,痰量减少,痰色转白,大便仍干,故在前方基础上加酒大黄量至10g,续服10剂而愈。
按语: 患者汗出当风,风寒之邪乘腠理之开泄而入,始发此证。虽经治疗,然祛邪未净,滞留之邪郁闭肌表,久则化热,热气覆郁,肺气不宣,津液受灼,乃加重也。故刘老认为此时治当以疏风散寒为本,清泄里热为辅。方用麻杏石甘汤加减,其中麻黄外散风寒,内宣肺气;杏仁、前胡降气以畅气机;生石膏、黄芩清泄里热；细辛温通以散风寒；射干清热利咽；玄参滋阴以利咽喉，又可辅助清热；大黄清泻肠腑，既可使便通热泄，又可调畅气机。

感冒（风热袭表，痰浊郁肺）

赵某，女，27岁，1992年12月2日初诊。

主诉： 发热、恶寒，伴咳嗽3天。

病史： 3天前患者晨起觉咽部干涩不适，饮水后稍缓解，故未重视。日间渐觉头部昏沉、全身无力，至晚间出现鼻塞、流浊涕，测体温38.9℃，考虑为"感冒"，服用感冒药物后入睡。第二天晨起，觉全身发热，口苦，恶寒不甚，伴咳嗽、咳痰黄白相兼质稍黏、胸闷，故请假到当地医院就诊，先后肌内注射清开灵、静脉滴注青霉素，效果不佳，故前来就诊。就诊时见：恶寒不甚，发热，咳嗽，咳痰黄白相兼质稍黏，胸闷，口苦，咽稍干，饮食不佳，睡眠尚可，小便色微黄，大便尚可；舌质稍红，苔黄白相间，脉浮滑稍数。

中医诊断： 感冒；西医诊断：急性上呼吸道感染。

辨证： 风热袭表，痰浊郁肺。

治法： 祛风清热，宣肺化痰。

处方： 小柴胡汤加减。柴胡15g，桑叶8g，黄芩10g，半夏10g，赤芍10g，杏仁10g，前胡10g，象贝母10g，桔梗10g，瓜蒌10g，枳壳10g，甘草6g。水煎服。日1剂，3剂。

服上方3剂，发热、恶寒症状基本消失，仍有浊涕，故继续以前方3剂，巩固疗效。

按语：《伤寒论·辨少阳病脉证并治》曰"少阳之为病，口苦，咽干，目眩也"，口苦者，热蒸胆气上溢；咽干者，热耗津液也；然少阳者，半表半里：半表者，谓在外之太阳；半里者，谓在内之太阴。邪入其间，阴阳相移，邪正相持，进退互拒，此际汗、吐、下三法所禁，故立小柴胡汤和解之法。本案患者口苦及咽干俱有，并兼见咳嗽及咳痰之症，又兼胸闷、肺气郁滞之象，故刘老以祛风清热、宣肺化痰之法治之。方中柴胡味苦微寒，少阳主药，升阳达表，散风祛邪；桑叶轻浮，外散风热；黄芩、赤芍性寒，清热以降胆气；半夏辛温，散逆气以止咳；杏仁、前胡降肺气以止咳；瓜蒌、枳壳宽胸理气；象贝母、桔梗润肺化痰；甘草调和药性。诸药相合，虽药味不多，但疗效显著也。

第一章 外感病证

感冒（风寒外袭，里热渐盛）

丁某，男，50岁，1992年12月21日初诊。

主诉： 鼻塞、流涕，伴头晕1周。

病史： 患者1周前，外出劳作，汗出当风，遂出现鼻塞、流涕之症，自服速效感冒胶囊，症状缓解；然觉口鼻干燥渐起，伴咽痒、头晕、头痛、四肢酸楚等症，故前来就诊。就诊时见：鼻塞，偶有浊涕，口鼻干燥，咽痒，偶有咳嗽，头晕，头痛，四肢酸楚，微恶风寒，无汗出，纳可，眠可，小便色微黄，大便尚可；舌苔白腻微黄，脉浮数。

中医诊断： 感冒；西医诊断：急性上呼吸道感染。

辨证： 风寒外袭，里热渐盛。

治法： 疏风散寒，兼清里热。

处方： 桑菊饮加减，桑叶8g，菊花10g，杏仁10g，桔梗10g，黄芩10g，蝉蜕4g，僵蚕10g，象贝母10g，前胡10g，玄参12g，瓜蒌皮12g，甘草6g。水煎服，日1剂，5剂。

1992年12月26日二诊： 服上方5剂后，觉咽痒、鼻塞之症明显好转，咳嗽消失，无明显头晕、头痛之象，故继续以前方7剂，巩固疗效；后随访之，患者诉症状已完全消失。

按语： 本案因风寒而发，故有恶风寒、鼻塞等症，以化热为变，故有流浊涕、口鼻干燥、咽干等症，然虽有热象，但症状较轻，故刘老治以辛凉轻剂之桑菊饮疏风散寒，兼清里热。方中桑叶、蝉蜕、僵蚕走表，疏散风热；菊花、黄芩入里，清泄内热；杏仁、前胡调畅气机；桔梗清热利咽；象贝母润肺化痰；玄参滋阴润肺；瓜蒌皮利湿化痰；甘草生用既可清热，又可调和诸药也。

感冒（风寒外袭，里热渐盛）

李某，男，39岁，1992年12月21日初诊。

主诉： 恶寒、发热，伴咽干、便稀1周。

病史： 患者1周前因受寒后出现恶寒、发热、鼻流清涕，当时未予重视。然1周来，症状逐渐加重，伴咽干，微汗出，咳嗽，咳痰，大便转稀，服用感冒药物，但症状无好转迹象，并开始出现头晕、昏沉不适之征，故前来就诊。就诊时见：恶寒，发热，鼻塞，流少量浊涕，咽干，咳嗽，咳痰色黄白质黏，头晕、昏沉不适，纳差，无食欲，睡眠一般，小便色黄，大便偏稀；舌质红，苔薄白微黄，脉寸关弦滑。

中医诊断：感冒；西医诊断：急性上呼吸道感染。

辨证：风寒外袭，里热渐盛。

治法：疏风散寒，兼清里热。

处方：荆防败毒散加减。荆芥 6g，柴胡 12g，杏仁 10g，前胡 10g，黄芩 10g，赤芍 10g，陈皮 8g，枳壳 10g，桔梗 10g，甘草 6g。水煎服，日 1 剂，5 剂。

1992 年 12 月 26 日二诊：服上方 5 剂，觉恶寒、发热、头部昏沉不适症状减轻，咳痰基本消失，仍觉咽干，故前方加玄参 12g，续服 7 剂乃愈。

按语：感冒者，触冒风寒也；人体染之，也多以表证为甚，所谓恶寒、发热、鼻流清涕者也。然本案患者感寒 1 周，除表证外，又兼见便质稀溏，刘老认为此乃肺寒下移大肠所致，只因"肺与大肠相表里"也。况患者又觉咽干、咳痰色黄等，此乃外寒化热也，故刘老以疏风散寒，兼清里热为法，以荆防败毒散加减。方中荆芥、柴胡外散风寒；杏仁、前胡宣肺散寒，兼以降气止咳；黄芩、赤芍清泄里热；陈皮、枳壳理脾气，实中土；桔梗、甘草润肺以利痰浊祛除。二诊患者仍觉咽干，此乃内热伤阴之故，因此刘老又加玄参滋养肺阴也。

感冒（风寒袭表，里热渐盛）

高某，男，34 岁，1992 年 12 月 24 日初诊。

主诉：发热、恶寒，伴咳嗽 4 天。

病史：患者 4 天前，外出游玩，受寒后出现发热、恶寒之象，伴轻微咳嗽，服药出汗休息后，一度觉神清气爽，遂继续游玩，途中渐觉身冷，恶风寒，并伴咳嗽、咳黄黏痰、口干、口渴等症，体温也随之升高，故前来就诊。就诊时见：发热，恶寒，咳嗽，咳少量黄黏痰，微汗出，乏力，全身酸楚，恶心，口苦，前额痛，咽干，咽痛，咽部充血，纳眠尚可，小便色黄，大便正常；舌质红，苔稍黄腻，脉浮滑稍数。

中医诊断：感冒；西医诊断：急性上呼吸道感染。

辨证：风寒袭表，里热渐盛。

治法：疏风散寒，兼清里热。

处方：荆防败毒散加味，荆芥穗 8g，防风 10g，柴胡 15g，杏仁 10g，黄芩

12g，蝉蜕 4g，僵蚕 10g，赤芍 12g，枳壳 10g，前胡 10g，玄参 12g，桔梗 10g，甘草 6g。水煎服，日 1 剂，3 剂。

1992 年 12 月 27 日二诊： 服上方 3 剂，发热、恶寒症状基本消失，稍有轻微咳嗽，故继续以前方 3 剂，巩固疗效；后随访之，患者诉症状已完全消失。

按语： 风寒外袭，伤人肌表，毛窍闭塞，肺气不宣，卫气不得外达，营气涩而不畅，故可见发热、恶寒诸症；若毛窍闭塞过甚或患者素体阳盛，风寒之邪又可随之化热，热邪伤津，故患者可出现口苦、咽干、咳痰色黄、小便色黄等内热之象；于此，刘老认为应当以疏风散寒、兼清里热之法治疗之，如此可使肺气宣，毛窍开，营卫通畅，里热清利也。方中荆芥穗、防风疏风散邪；柴胡辛散解肌；黄芩、赤芍清泄里热；蝉蜕、僵蚕既可散风又可清热；杏仁、枳壳、前胡理气止咳；玄参、桔梗、甘草滋养阴津。

感冒（风寒束表）

简某，男，29 岁，1992 年 12 月 28 日初诊。
主诉： 发热、恶寒，伴头痛 3 天。
病史： 3 天前，患者不慎受凉，遂出现发热、恶风寒、鼻塞、头痛，以右侧明显，无咳嗽，服用药物后，反而觉症状有所加重，故前来就诊。就诊时见：发热，恶风寒，鼻塞，头痛，以右侧明显，鼻流清涕，无咳嗽，颈项发紧，纳寐尚可，二便调；舌质稍暗，苔薄白微黄，脉沉细。
中医诊断： 感冒；**西医诊断：** 急性上呼吸道感染。
辨证： 风寒束表。
治法： 疏风散寒。
处方： 川芎茶调散加减。葛根 10g，芍药 10g，桑叶 6g，苍术 8g，川芎 6g，荆芥 6g，防风 8g，白芷 8g，蝉蜕 4g，桔梗 8g，甘草 6g。水煎服，日 1 剂，3 剂。

1992 年 12 月 31 日二诊： 服上方 3 剂，自觉鼻塞、头痛明显好转，故续以前方 5 剂，巩固疗效；后随访之，患者诉症状已完全消失。

按语：《伤寒论·辨太阳病脉证并治》云："太阳病，项背强，反汗出恶风者，桂枝加葛根汤主之。"本案患者感寒而发，颈项发紧，颇合证意，故刘老依《伤寒论》之意，并合"头痛"一症，以川芎茶调散加葛根加减；方中葛根性平，功善祛风；芍药通行荣卫；甘草之甘以通脾胃之津；桑叶疏散风热，清肺润燥；苍术祛风散寒；蝉蜕外散风邪；白芷治阳明头痛，川芎治少阳头痛，防风治风祛湿，皆能解表散寒，头痛必用风药者，以颠顶之上，惟风可到也；荆芥消散风热，清利头目，同诸药上行，以升清阳而散邪；加甘草者以缓中；诸药相合，以散风寒之邪。

感冒（风寒袭表，痰饮束肺）

高某，女，48岁，1993年12月22日初诊。
主诉： 发热、恶寒，伴咳喘5天。
病史： 5天前，患者不慎当风受寒，遂出现发热、恶寒之象，伴鼻塞、咳嗽，服用感冒药物，发热减轻，但咳嗽、气喘之象逐渐加重，伴胸满、小便不利。经西药静脉滴注治疗，症状有所缓解，但疗效不能持续，故前来就诊。就诊时见：发热，恶寒，鼻塞，流清涕，咳嗽，咳痰色白质稀，气喘，胸满，下肢轻度水肿，纳寐尚可，小便不利，大便正常；舌尖稍红，苔白腻，脉浮细数。患者既往有支气管扩张病史。
中医诊断： 感冒；西医诊断：支气管扩张合并感染。
辨证： 风寒袭表，痰饮束肺。
治法： 疏风散寒，温肺化痰。
处方： 厚朴麻黄汤加减，厚朴8g，炙麻黄8g，杏仁10g，生石膏20g，半夏10g，五味子6g，细辛3g，蝉蜕4g，僵蚕10g，前胡10g，干姜3g，大枣10g。水煎服，日1剂，3剂。

1993年12月25日二诊： 服上方3剂后，症状缓解，稍有咳嗽，痰量少；舌苔稍黄，脉沉。故原方加麦冬12g以养肺阴，再进5剂。

1993年12月30日三诊： 服上方5剂后，仍觉胸闷、气短、干咳，但症状轻微。近日出现夜间潮热、汗出等症状，饮食、二便正常；舌暗，苔薄白，脉沉缓。此乃阴虚内热之象，刘老治以滋阴清热为法，处方如下：桑叶8g，杏仁10g，象贝母10g，紫菀10g，款冬花10g，百部10g，知母10g，黄芩15g，桑白皮10g，瓜蒌18g，薤白10g，前胡10g，桔梗10g。水煎服，日1剂，4剂。

1周后随访，患者诉症状已完全消失。

按语：《金匮要略·肺痿肺痈咳嗽上气病脉证治》有载，"咳而脉浮者，厚朴麻黄汤主之"；《古方选注》云："厚朴麻黄汤，大、小青龙之变方也。咳而上气作声，脉浮者，是属外邪鼓动下焦之水气上逆，与桂枝、芍药、甘草和营卫无涉。故加厚朴以降胃气上逆，麻、杏、石膏仍从肺经泄热存阴，细辛、半夏深入阴分，祛散水寒，干姜、五味摄太阳而监制其逆，一举而泄热下气，散邪固本之功皆备，则肺经清肃之令自行，何患咳逆上气作声而有不宁谧者耶？"本案患者以发热、恶寒、咳嗽为甚，此肺气不利，引胃气上逆之故也；而胃气上逆者，多由痰饮所致，故刘老治以疏风散寒、温肺化痰，厚朴麻黄汤加减主之。其中厚朴者，李时珍述其能治"中风伤寒，头痛寒热"，并善"温中益气，消痰下气"；麻黄者，宣肺散寒；杏仁下气除满；生石膏寒以清利痰热；半夏燥湿以化痰浊；细辛者，温肺化痰；蝉蜕、僵蚕疏风散邪于外；干姜、大枣者，辛甘合化为阳，调和营卫。

感冒（风寒袭表，痰热郁肺）

张某，男，41岁，1992年12月24日初诊。

主诉： 发热、恶寒4天。

病史： 患者4天前，外出劳作，不慎受寒，遂出现发热、恶寒之象。服用西药后，虽汗出，但热不解，并出现咳嗽、咳黄黏痰、口干、口渴等症，故前来就诊。就诊时见：发热，恶寒，微汗出，咳嗽，咳痰色黄质黏，咽干，口干渴，饮食一般，眠可，小便色黄，大便正常；舌质偏红，苔薄黄，脉浮滑。

中医诊断： 感冒；**西医诊断：** 急性上呼吸道感染。

辨证： 风寒袭表，痰热郁肺。

治法： 宣肺散寒，清热化痰。

处方： 柴胡15g，黄芩12g，金银花15g，荆芥穗6g，象贝母10g，玄参15g，赤芍12g，天花粉12g，枳壳10g，桔梗8g，甘草8g。水煎服，日1剂，3剂。

1992年12月27日二诊： 服上方3剂，发热、恶寒症状基本消失，故续以前方2剂，巩固疗效；后随访之，患者诉症状已完全消失。

按语： 本案患者发热、恶寒、微汗出者，外寒不解，入里化热也；痰黄质黏、咽干、口渴者，痰热蕴内也，故刘老以宣肺散寒、清热化痰之法治之。方中柴胡味苦微寒，辛散解肌，升阳达表；金银花甘寒入肺，散热解毒；荆芥辛苦，芳香而散，其性升浮能发汗，散风湿，清头目，利咽喉；黄芩苦寒，清泄痰热；痰黏者，热伤津液所致，而象贝母润心肺、化黏痰；玄参苦微寒，专入肾经，能壮水以制火；赤芍苦微寒，善泄肝火，三药合黄芩以清热滋阴化痰也；天花粉生津止渴；桔梗利咽清热；枳壳行气畅中；甘草凉以清热，甘以和中也。

感冒（风寒束表，肺气郁闭）

王某，女，34岁，1992年1月29日初诊。

主诉： 发热、恶寒，伴咳嗽、胸闷3天。

病史： 3天前，患者随朋友外出聚餐，至深夜方回，及至家中，感头部稍热，微汗出，口干，少量饮水后入睡。次日渐觉身体沉重，身热，汗出，恶寒渐重，偶有咳嗽，请假回家休养。至夜间突感胸闷，呼吸气粗，咳引胸痛，身热，汗出，心中有恐惧感，彻夜未眠，白天前来就诊。望其舌尖红、苔薄黄，诊其脉滑数。

中医诊断： 感冒；西医诊断：急性上呼吸道感染。

辨证： 风寒束表，肺气郁闭。

治法： 疏风散寒，宣肺化痰。

处方： 柴胡疏肝散合桑杏汤加减，柴胡10g，枳壳10g，白芍10g，黄芩12g，桑叶8g，杏仁10g，象贝母10g，紫菀10g，百部10g，前胡10g，桔梗8g，甘草6g。水煎服，日1剂，3剂。

服上方3剂，觉胸闷好转，呼吸渐缓，发热、恶寒减轻，咳嗽消失，汗出减少，此乃肺气渐开之象，故续以前方5剂，巩固疗效。后随访之，患者诉症状已完全消失。

按语： "咳引胸痛，汗出，身热"者，刘老认为此乃肝胆之气为邪所遏之象，故主张以疏肝理气之"柴胡疏肝散"治之。方中柴胡既可疏肝理气，又可疏风散邪，一药二用；枳壳理气，白芍柔肝，黄芩清热，如此则可使肝气畅达于内，又可使风邪宣散于外。合"桑杏汤"者，桑叶清散在表之邪，杏仁、前胡调畅肺气，如此，则肺卫亦可实；此外，刘老尚认为此证"咳嗽"，虽以肝气不舒为因，然又以肺气不降为由，故加紫菀、百部之类以降肺气；象贝母、桔梗、甘草，滋阴润肺，以利症愈。

感冒（风寒束表，热结肠腑）

李某，女，22岁，1992年12月24日初诊。

主诉： 发热、恶寒，伴头痛4天。

病史： 4天前，患者因受寒，出现发热、恶寒等症状，用青霉素治疗，虽身热渐退，但仍感恶寒，伴头痛、四肢酸楚、乏力、大便秘结诸症，故前来就诊。就诊时见：发热，恶寒，头痛，鼻塞，鼻流清涕，微汗出，四肢酸楚，口苦，咽干，纳呆，眠可，小便色黄，大便秘结；舌质红，苔黄腻，脉弦滑。双侧扁桃体Ⅱ度肿大，局部充血。

中医诊断：感冒；西医诊断：急性上呼吸道感染。

辨证：风寒束表，热结肠腑。

治法：疏风散寒，泄热通腑。

处方：荆芥连翘汤合大柴胡汤加减。荆芥穗6g，连翘10g，蝉蜕4g，桔梗8g，僵蚕8g，柴胡15g，酒大黄6g，黄芩10g，玄参12g，象贝母10g，姜黄6g，甘草6g。水煎服，日1剂，3剂。

1992年12月27日二诊：服上方3剂，觉诸症好转，虽昨天因再次感寒出现发热、流清涕、头晕等症状，但症状轻微；舌质正常，舌苔薄白。处方如下：炙麻黄5g，荆芥穗6g，杏仁10g，连翘10g，蝉蜕4g，黄芩10g，前胡10g，桔梗8g，生甘草5g。水煎服，每日1剂，3剂。

共服药6剂，症状完全消失，疾病痊愈。

按语：《灵枢·本输》曰"肺合大肠"，故肺经风寒郁表，常易化热入里，结于肠腑，以致肠腑不通，刘老认为此时宜泄热通腑、表里同治。考虑"口苦，咽干"乃病在少阳之象，"恶寒，身热，头痛，鼻塞"乃表证未解，"纳呆，小便色黄，大便秘结"者，里证兼实，故方以荆芥连翘汤合大柴胡汤加减治之。方中重用柴胡，配以黄芩，和解清热，以除少阳之邪；并轻用大黄以泻阳明热结，与柴、芩相配，解表清里；荆芥、连翘、蝉蜕、僵蚕外散风邪，以利解表之功；桔梗、玄参、象贝母滋养阴液，且助大黄泄热通腑。二方相合，故仅二诊即愈。

感冒（风寒束表，肺气郁滞）

张某，女，70岁，1992年12月25日初诊。

主诉：发热、恶寒1周，伴上腹疼痛3天。

病史：1周前，患者夜间入厕时不慎受寒，遂出现发热、恶寒诸症，服用感冒清热颗粒，症状有所缓解。3天前，患者突感上腹部胀痛，咳嗽时加重，伴大便质稀，加之感冒尚未痊愈，故前来就诊。就诊时见：发热，恶寒，咳嗽，咳少量白黏痰，鼻塞，流清涕，头痛，身微热，上腹胀痛，咳嗽时加重，恶心，纳差，睡眠一般，小便色微黄，大便质稀；舌质淡红，苔黄腻，脉浮紧。

中医诊断：感冒；**西医诊断：**急性上呼吸道感染。
辨证：风寒束表，肺气郁滞。
治法：疏风散寒，宣肺理气。
处方：苏子降气汤合柴胡疏肝散加减。紫苏叶6g，前胡10g，法半夏10g，杏仁6g，柴胡10g，枳壳8g，陈皮6g，香附8g，泽兰10g，延胡索10g，当归尾8g，苏木10g，甘草6g。水煎服，日1剂，4剂。

1992年12月29日二诊：服上方4剂，发热、恶寒基本消失，咳嗽、腹痛明显改善，故续以前方3剂，巩固疗效。后随访之，患者诉症状已完全消失，未及复发。

按语：清·张秉成云："夫风邪外来，必先犯肺，于是肺中之气壅而不行，肺中之津液郁而为痰，故喘嗽不宁。"观本案患者，咳嗽与腹部胀痛同见，并伴鼻塞、头痛诸症，刘老认为，此乃肺气郁滞之象。肺开窍于鼻，肺气郁滞，则肺窍不利；肺居上焦，司气机之升降，肺气不利，则气阻于内，故见腹部胀痛不适；咳嗽者，亦因肺气上逆；津液不行，凝聚痰成，故咳痰白黏。刘老治以疏风散寒、宣肺理气之法，方用苏子降气汤合柴胡疏肝散加减。方中以紫苏叶易紫苏子，乃加强散表之力；柴胡、前胡，一升一降，配枳壳以行肺中壅塞之气，又可外散风寒之气；半夏燥湿，陈皮理气，以消痰浊；香附行气，延胡索定痛，泽兰、当归尾、苏木活血，以消腹胀之痛也。

感冒（风热袭肺，气阴两虚）

张某，男，40岁，1992年2月2日初诊。
主诉：低热、恶风，伴咳嗽5天。
病史：5天前，患者深夜工作，不慎受寒，至清晨觉头昏沉不适、全身酸困，自认为乃熬夜所致，故未重视。次日，仍觉困乏，并伴身热、汗出、咳嗽诸症，测体温37.8℃，考虑感冒，服用解热镇痛药物，症状稍有缓解，虽无鼻塞、流涕等症，但低热持续不退，渐觉口干、咽干、疲乏无力、咳痰不爽，虽服止咳化痰药物，然效果不佳，患者心中不安，故前来就诊。察其舌质淡红、苔薄白微黄，切其脉浮稍数。既往有乙肝病史2年。
中医诊断：感冒；**西医诊断：**急性上呼吸道感染。
辨证：风热袭肺，气阴两虚。
治法：祛风清热，益气养阴。

处方： 桑杏汤合竹叶石膏汤加减。桑叶 8g，杏仁 10g，象贝母 10g，沙参 10g，竹叶 6g，石膏 20g，麦冬 10g，半夏 10g，黄芩 15g，前胡 10g，紫菀 10g，百部 10g。水煎服，日 1 剂，5 剂。

1992 年 2 月 7 日二诊： 服上方 5 剂，觉症状好转，低热时间缩短，历时 1 小时左右，偶有咳嗽，咽部充血，故处方如下：桑叶 6g，连翘 10g，沙参 10g，象贝母 10g，竹叶 6g，石膏 20g，麦冬 10g，半夏 10g，黄芩 10g，玄参 12g，桔梗 8g，炙杷叶 10g，甘草 6g。水煎服，日 1 剂，5 剂。

1992 年 2 月 12 日三诊： 服上方 5 剂，患者口干明显，偶觉肝区胀痛，表面抗原阳性，谷丙转氨酶 45U，余无明显不适，舌质红，苔黄腻，脉弦滑，故处方如下：柴胡 12g，半夏 10g，黄芩 10g，生甘草 6g，连翘 10g，栀子 10g，茵陈 10g，蒲公英 12g，郁金 10g，沙参 12g，麦冬 15g，象贝母 10g，玄参 12g。水煎服，日 1 剂，7 剂。

1992 年 2 月 20 日四诊： 服上方 7 剂，咳嗽基本消失，近期偶觉气短，饮食不佳，无食欲，余无明显不适，故上方加土茯苓 15g，7 剂，以巩固疗效。

后随访之，患者诉近期无气短症状，饮食如常，肝区未有不适感。

按语： 本案患者感冒初起便见肢体酸困，后觉疲乏无力，刘老认为此乃气虚之故也；口干、咽干乃阴液不足也；低热者，气虚阳微，虽风热袭肺，但热象难起也；因此刘老认为本案当属风热袭肺、气阴两虚之证，并以祛风清热、益气养阴之法治之。方中桑叶者，箕星之精，善搜风，其叶轻扬，其纹像络，其味辛苦而平，故能轻解上焦脉络之邪；杏仁苦辛温润，外解风寒，内降肺气；象贝母润燥化痰；沙参养阴清肺；竹叶清热除烦；石膏、黄芩除身热；麦冬生津养阴以润肺胃；半夏降逆止呕；前胡、紫菀、百部降气止咳；诸药相合，共奏祛风清热、益气养阴之功。

纵观全方，其制方之妙有二，一是方中以半夏降逆、蠲饮，而用麦冬与之相伍，防温燥太过；二是竹叶之用，既利石膏清热，又可引邪热随小便下行。

感冒，泄泻（风热袭表，肝脾不和）

王某，男，19 岁，1990 年 2 月 5 日初诊。
主诉： 发热、恶寒，伴泄泻 1 天。
病史： 患者发热、恶寒 1 天，伴咳嗽；今晨出现胃脘部隐痛，并伴腹泻，泻后觉腹痛减轻，故前来就诊。就诊时见：发热，恶寒，咳嗽，无明显咳痰，鼻塞,流涕,头痛,口苦,恶心,胃脘部隐痛,纳差,眠可,小便尚可,大便稀溏,日行2次;舌尖红,苔薄白微黄,脉弦数。

中医诊断: 感冒,泄泻;西医诊断:急性上呼吸道感染,急性胃肠炎。

辨证: 风热袭表,肝脾不和。

治法: 疏风清热,泻肝补脾。

处方: 小柴胡汤,痛泻要方合葛根芩连汤加减。柴胡12g,黄芩10g,半夏10g,苍术10g,白芍10g,防风10g,葛根10g,黄连6g,枳壳10g,木香4g,神曲15g,甘草6g。水煎服,3剂,日1剂。

服上方3剂,发热、恶寒消失,腹痛减轻,大便成形,故再以上方3剂,巩固疗效。

按语: 本案患者症见发热、恶寒、鼻塞、流涕、脉数等,应属外感风热无疑,然其又兼腹泻一症,故与一般外感风热之症不同。观此人腹泻兼伴腹痛、泻后痛减、其脉弦数等症,刘老认为此乃肝脾不和之故。因弦脉属肝,而肝属木,脾属土,木克土,故腹痛、腹泻;腹泻之后,肝木得舒,克土之力缓,故痛有所减。因此刘老用小柴胡汤、痛泻要方及葛根芩连汤三方加减治疗之。方中柴胡、葛根解肌发表、透热外出;配以防风,又能祛风胜湿止泻;黄芩、黄连祛表之热;半夏、苍术燥肠之湿;枳壳、木香疏肝之气;芍药缓急止痛;神曲健脾安中;甘草调和诸药,共奏疏风清热、泻肝补脾之能。

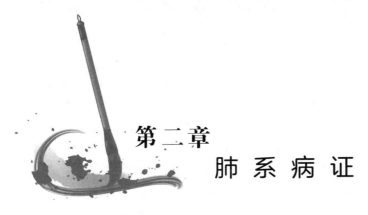

第二章 肺系病证

咳嗽（痰湿夹热）

谢某，女，53岁，1984年10月25日初诊。

主诉：咳嗽反复发作10余年，加重1月。

病史：10余年来，患者咳嗽反复发作，今年9月因感冒而咳嗽复发，发热恶寒，痰量较多，曾在某医院治疗，体温有所下降，仍有发热，咳嗽不除，体温常在37.6~38.2℃之间。服多种西药效果不佳，遂来我院治疗。就诊时见：咳嗽较甚，喉中痰鸣，体温37.8℃，头晕，胸闷不饥，口干饮水不多，大便不成形，解之不爽；舌质淡红，苔薄黄略腻，脉弦细滑。

中医诊断：咳嗽；西医诊断：慢性支气管炎（慢性迁延期）。

辨证：痰湿夹热。

治法：清热化痰，宣肺畅中。

处方：麻杏石甘汤、清气化痰丸合三子养亲汤加减。麻黄6g，杏仁9g，生石膏18g，瓜蒌15g，橘红9g，黄芩9g，半夏9g，紫苏子9g，紫苏叶9g，白芥子6g，莱菔子9g，川朴12g，苇茎24g，薏苡仁15g，甘草6g。水煎服，每日1剂，5剂。

1984年10月30日二诊：服药5剂，咳嗽减轻，喉中痰鸣亦减。宗前法增减，服药20剂，体温恢复正常，咳嗽遂除。

按语：本例患者属于外感湿热之邪导致咳嗽。刘老认为湿热壅肺致咳，在历代医家的著作中有所论述，但是详论者较少。根据临床观察，外感湿热之邪袭肺，或外感之湿与内蕴之热相合，或脾胃之热上犯于肺，或因肺脏本身病变而导致停湿蕴热，都可以形成湿热蕴肺之咳。湿热之邪往往留恋不去。肺失治节则不能通调水道、下输膀胱，从而湿热蕴阻；脾失传输则聚湿酿热生痰；肾阴虚生热，熏灼津液，可因虚而致实，继发湿热痰浊之证。而咳嗽虽不独在肺，但又不离乎肺，故病虽久，对于上焦湿热，仍不可忽视。因此对于久病咳嗽，不仅要注意正气虚，还要注意有无湿热之邪存在，不可不查虚实，一见病久，便概投补益之剂，而犯"实实"之戒。

清化上焦湿热，宣通肺气是治疗本证的重要法则，刘老临床习惯用麻杏石甘汤合千金苇茎汤加减，酌加白茅根、黄芩、川贝、瓜蒌等。苇茎甘寒，可清可利；生薏苡仁甘淡微寒，利湿健脾，以杜绝湿热之源；黄芩苦寒，苦能燥湿，寒可清热，为治疗上焦湿热之要药。而湿热两感之病，又必须先通利气机，使气水两畅，则湿从水化，热从气化，湿热无所凝结。因此用清热祛湿法时，用药组方应重视升降匹配，宣畅肺气。如常用药物中的麻黄、杏仁、紫苏子、紫苏叶、前胡、川朴等均具有宣降理气的作用。气机调畅则水湿得去，湿去热孤，咳嗽自得缓解。

咳嗽（痰热阻肺）

黄某，女，60岁，1973年3月11日初诊。

主诉： 咳嗽反复发作20年，伴发热5天。

病史： 患者20余年来每逢冬、春季节则咳嗽频繁发作，5天前不慎受凉后出现形寒发热、头涨痛，且咳嗽加重，咳痰黏稠色黄，胸闷气急，饮食减少，大便干燥。就诊时见：咳嗽，咳痰黏稠色黄，咯之不出，胸闷气急，头涨痛，发热，纳差，眠可，小便可，大便干燥；舌质红，苔黄腻，脉弦细数。体温39℃，双下肺少量湿啰音。理化检查：白细胞14×10^9/L，中性粒细胞百分比89%，淋巴细胞百分比11%；胸片示两肺纹理增粗。

中医诊断： 咳嗽；西医诊断：慢性支气管炎合并感染。

辨证： 痰热阻肺。

治法： 清化痰热，宣肺止咳。

处方： 千金苇茎汤加减。苇茎18g，杏仁12g，鱼腥草18g，蒲公英18g，前胡9g，黄芩9g，紫苏叶6g。水煎服，日1剂，3剂。

1973年3月14日二诊： 服上方3剂，体温降为37℃，偶有咳嗽，痰清稀，饮食亦增；理化检查：白细胞4.2×10^9/L，中性粒细胞百分比73%，淋巴细胞百分比26%，故守原方再进5剂。后随访之，患者诉坚持服用上方，咳嗽一症逐渐平稳，现已基本消失。

按语： 本案患者痰饮宿疾因风寒诱发，又因风寒郁闭腠理化热而变，故见身热、痰黏稠、脉数等痰热阻肺之征象，刘老依其多年临床经验认为，若此时单纯止咳，则咳亦难复；若单纯清热，则咳亦难平，治疗应以清热化痰、宣肺止咳为主，方以千金苇茎汤加减。方中之紫苏叶、前胡既能疏散外邪，又能肃降肺气；杏仁化痰止咳；苇茎、鱼腥草长于清化痰热；黄芩、蒲公英清热泻火；诸药相合，痰热得清，肺气得畅，咳嗽乃止。

咳嗽（热毒蕴结，痰浊阻肺）

周某，男，22 岁，1973 年 6 月 3 日初诊。

主诉： 咳嗽伴发热 7 天。

病史： 患者 7 天前起病，当时感觉恶寒、发热、剧烈咳嗽，痰多色黄，两胸胁疼痛，曾注射链霉素并服用中药，但症状未见好转，故前来就诊。就诊时见：咳嗽，痰多黏稠色黄，难以咳出，胸闷痛，口干渴，失眠，纳差，小便可；大便偏干；舌质红，苔黄腻，脉滑数。体温 38.3℃，两肺呼吸音粗糙。理化检查：白细胞 14.7×10^9/L，中性粒细胞百分比 84%，淋巴细胞百分比 13%；胸片示两下肺纹理增深。

中医诊断： 咳嗽；西医诊断：急性支气管炎。

辨证： 热毒蕴结，痰浊阻肺。

治法： 清热解毒，润肺化痰。

处方： 二母宁嗽汤合桔梗散加减。知母 12g，浙贝母 9g，黄芩 12g，鱼腥草 24g，麦冬 12g，桔梗 9g，茯苓 9g，栀子 12g，甘草 6g。水煎服，日 1 剂，5 剂。

1973 年 6 月 8 日二诊： 服上方 5 剂，觉诸症减轻，体温降至 36.8℃，右侧胸痛；理化检查：白细胞 8.9×10^9/L，中性粒细胞百分比 68%，淋巴细胞百分比 18%；故守原方 5 剂继续治疗。

1973 年 6 月 13 日三诊： 服前方 5 剂，觉胸痛、咳嗽明显减轻，咳声短促，体温正常，舌边尖红，脉细数；考虑患者目前邪气渐除，阴虚之象渐显，故治疗当以养阴润肺、止咳化痰为主，处方：沙参麦冬汤加减，沙参 12g，麦冬 12g，桑白皮 9g，桔梗 9g，百合 9g，浙贝母 6g，五味子 3g。水煎服，每日 1 剂，5 剂。1 周后，诸症消失，疾病告愈。

按语： 本案患者，起病急骤，病即高热，剧烈咳嗽，咳吐黄痰，苔黄腻，脉滑数。刘老见此，果断辨其为热毒灼肺、痰浊蕴结、肺失宣降之属；又因其标实为甚,故治以重剂清热解毒、祛痰肃肺。方中黄芩、栀子、知母清热解毒;鱼腥草清热解毒兼以排痰;贝母、桔梗清肺化痰止咳;茯苓健脾化湿;麦冬、甘草滋阴清热。疾病后期,热去阴伤,故治疗以润肺为主,用沙参麦冬汤甘寒养阴、润肺生津;加浙贝母化痰;桑白皮泻火;五味子敛肺止咳,而疾病告愈。

咳嗽（痰湿蕴肺）

林某,女,35岁,1992年9月28日初诊。

主诉: 反复咳嗽6年,加重10天。

病史: 患者6年前因感冒后出现咳嗽、咳痰,未经正规医治,此后受凉则反复发作。本次因10天前着凉,咳嗽加重,痰黏不易咳出,伴有畏寒发热,经抗生素治疗,体温逐渐恢复正常,但咳嗽经久不愈,故前来就诊。就诊时见:咳嗽,痰多质黏不易咳出,胸闷,发热,面红,口干而不欲饮,纳可,眠差,小便如常,大便不成形;舌质淡红,苔薄黄微腻,脉弦细滑。

中医诊断: 咳嗽;**西医诊断:** 慢性支气管炎。

辨证: 痰湿蕴肺。

治法: 燥湿化痰,降气止咳。

处方: 苍朴二陈汤合贝母瓜蒌散加减,苍术12g,龙胆草9g,陈皮9g,半夏9g,川贝6g,瓜蒌15g,紫苏子9g,杏仁9g,沙参15g,苇茎24g,甘草6g。水煎服,日1剂,5剂。

1992年10月3日二诊: 服上方5剂,咳嗽明显好转,故继续以前方5剂治疗,以固疗效。后随访之,患者长期坚持服用上方,咳嗽症状逐渐消失。

按语: 刘老根据肺为娇脏、外合皮毛、开窍于鼻之理论,认为风、寒、暑、湿、燥、火六淫邪气各随其时,或从皮毛而入,或从口鼻而入,皆首先犯肺,壅遏肺气,肺气不得外扬下达,呼吸升降出入之机受阻,咳嗽遂作,表现为咳嗽气逆、胸闷等。此外,刘老认为痰者,本属湿邪,湿性黏滞,若痰、湿交结,则患者往往出现咳痰不爽又兼渴而不欲饮水、大便不成形等症状。虽然如此,然刘老断其病变仍以肺脏为主,故治当以清化上焦痰湿为要。方中苍术、龙胆草、半夏燥湿化痰;陈皮、瓜蒌理气化痰;紫苏子、杏仁降气止咳,四药相配,调畅肺之气机,气机畅则咳嗽自止;川贝、沙参、苇茎润肺化痰,以消湿痰之黏腻;甘草调和药性。如此相伍,6年之久咳竟至消失矣。

第二章 肺系病证

咳嗽（痰湿壅肺，里热渐盛）

周某，女，57岁，1990年10月20日初诊。

主诉： 反复咳嗽10年，加重1月。

病史： 患者近10年来反复咳嗽、咳痰，早晚为甚，受凉加重；1月前因感冒，咳嗽频发，伴恶寒发热，体温39℃，咳痰黏稠，不易咳出。曾于湖南某医院就诊，诊断为：慢性支气管炎急性发作，经抗生素及退热药物治疗，体温恢复正常，但咳嗽不除，气粗，咳吐黄脓痰，量多无臭味，伴咽喉痛痒，声音嘶哑，胁肋胀痛，头晕，胸闷，食欲减退，口干欲饮，大便干，小便黄。就诊时见：咳嗽，气粗，喉中痰鸣，痰黄量多无臭味，咽喉痛痒，充血，声音嘶哑，头晕，精神欠佳，胸闷，胁肋胀痛，口干欲饮，食欲减退，大便干，小便黄；舌质淡红，苔薄白微腻，脉弦细滑。两肺呼吸音增粗。

中医诊断： 咳嗽；**西医诊断：** 慢性支气管炎急性发作。

辨证： 痰湿壅肺，里热渐盛。

治法： 燥湿化痰，止咳清热。

处方： 苍朴二陈汤合桑白皮汤加减。苍术18g，薏苡仁18g，川朴12g，橘红9g，半夏9g，桑白皮12g，栀子12g，黄芩9g，知母6g，紫苏子9g，杏仁9g，沙参15g，桔梗9g，甘草6g。水煎服，日1剂，5剂。

1990年10月25日二诊： 服上方5剂，咳嗽明显好转，故续以前方5剂治疗，以固疗效。后随访之，患者诉长期服用上方，咳嗽一症渐消。

按语： 本案患者痰浊壅阻肺气，肺失清肃，故咳嗽气粗；湿浊交结于内，则咳痰黏稠，咳吐不爽；痰热郁蒸，热伤肺络，故胸胁胀痛；肺热内郁，津液被伤，则见发热、口干；肺与大肠相表里，肺中有热，大肠津液亦被灼伤，故大便干结；因此，刘老于此立燥湿化痰、止咳清热一法。方中苍术、半夏燥湿化痰；薏苡仁利湿排痰；川朴、橘红理气健脾祛痰；桑白皮、栀子、黄芩、知母清泄肺热，其中桑白皮汤者，《景岳全书》谓其善治肺气不降，痰火作喘也；紫苏子、杏仁降气止咳；沙参、桔梗、甘草滋养肺阴；诸药相合，则湿去，热去，痰去，咳嗽乃止也。

咳嗽（痰浊壅肺，里热渐盛）

周某，女，60岁，1996年4月22日初诊。

主诉：咳嗽伴气喘26年，加重1月。

病史：患者自20世纪70年代起反复咳嗽、咳痰，冬春时节频发，感冒后加重，发作严重时需住院治疗，病情缓解时，仍常伴轻微咳嗽、咳痰、气短；本次因外出淋雨后出现发热，咳嗽，咳少许白痰，气喘不能平卧，夜间尤甚，伴口干，就诊于当地医院，经抗生素消炎，氨茶碱解痉平喘治疗后，体温基本恢复正常，但咳嗽、气喘无明显缓解，故前来就诊。就诊时见：咳嗽，气逆息粗，咳痰色白质黏，难于咳出，夜间尤甚，气喘不能平卧，精神差，胸闷，气短，咽充血，口微干，喜饮水，纳可，眠差，小便色微黄，大便偏干；舌质稍红，苔薄微黄，脉弦滑。

中医诊断：咳嗽；**西医诊断：**慢性支气管炎。

辨证：痰浊壅肺，里热渐盛。

治法：清热宣肺，化痰平喘。

处方：麻杏石甘汤合苏子降气汤加减。川贝3g，麻黄6g，杏仁9g，石膏15g，紫苏子9g，紫苏叶9g，半夏9g，橘红9g，前胡9g，黄芩9g，瓜蒌9g，白芍9g，沙参12g。水煎服，日1剂，5剂。

1996年4月27日二诊：服上方5剂，咳嗽、气喘诸症明显好转，故续以前方5剂治疗，以巩固疗效。后随访之，患者诉长期服用上方，症状一直平稳。

按语：咳喘与肺肾关系最为密切，在肺者多由风寒束肺或痰浊阻肺，肺失肃降而喘；在肾者多为下元不足，肾不纳气，气不归根，气逆于上而发喘息，故叶桂有"在肺为实，在肾为虚"之说。本案老年慢性咳喘，依其脉症，刘老认为其应属肺肾本虚、风寒引发而成之本虚标实之证，同时认为其治疗当分期而治：发作期当以祛邪为主，缓解期当以滋补为要。本案为咳喘发作期，故以清热宣肺、化痰平喘之剂急治其标，取麻杏石甘汤合苏子降气汤加味，果取捷效。此时，若因老人咳喘，虑其肾、肺气虚，而投补剂，必有敛邪之弊；或攻邪力薄，则难以取效，而延误病机。但在外邪已去，咳喘已平，则宜补肾益肺以治本。

咳嗽（风寒袭表，寒痰阻肺）

佘某，男，57岁，1993年2月15日初诊。

主诉： 咳嗽2天，伴畏寒。

病史： 患者2天前淋雨受寒，始发咳嗽，自服感冒及止咳药物，效果不明显。近2天来，症状呈进行性加重，以晚间为甚，偶伴阵发性心悸，故前来就诊。就诊时见：咳嗽，咳痰色白质稀量多，畏寒，无发热，鼻塞流少量清涕，头微痛，无汗，口唇略红，纳可，眠欠佳，小便色微黄，大便正常；舌质红，苔薄白微黄，脉浮紧。

中医诊断： 咳嗽；西医诊断：急性上呼吸道感染。

辨证： 风寒袭表，寒痰阻肺。

治法： 疏风散邪，化痰平喘。

处方： 荆防败毒散加减。荆芥穗6g，柴胡8g，前胡6g，川贝9g，杏仁7g，半夏6g，黄芩6g，紫苏叶6g，沙参9g，苇茎24g，瓜蒌6g，甘草5g。水煎服，日1剂，7剂。

1993年2月22日二诊： 服上方7剂，咳嗽基本消失，痰液减少，无鼻塞，故嘱患者续服上方3剂，以巩固疗效。后随访之，患者诉症状已完全消失。

按语： 风寒之邪外袭肌表，内郁肺气，肺气失宣，气逆于上，乃发咳嗽；肺气不利，津液运化失司，感寒则凝而为痰，故刘老以疏风散邪、化痰平喘之法治之。方中荆芥、柴胡外散风寒，取穗用之，乃合穗者轻浮走表之意；前胡、杏仁下气平喘；半夏燥湿化痰；此虽为寒痰，然寒邪郁表，未及发散，郁而化热，故少佐川贝、黄芩以清热化痰；紫苏叶走表，散邪以平喘咳；沙参补益肺阴；苇茎清热生津；瓜蒌宽胸理气；甘草调和诸药，合而奏功。

咳嗽（风寒郁表，痰热壅肺）

康某，男，43岁，1992年2月28日初诊。

主诉： 咳嗽，自觉发热20余天，伴咽喉肿痛。

病史： 20余天前，患者外出不慎受凉，回家后渐感身热、恶寒、汗出，测体温略高，自服感冒退热药物，恶寒症状消退，但始终感觉身热，然测体温正常，并伴间断性咳嗽,咳痰,痰色逐渐转黄,痰量也随之转多,静脉滴注抗生素及口服牛黄上清丸等,效果不佳。近期咽喉也渐觉肿痛,伴口干,食欲渐退,故来刘老处就诊。察其舌质暗红,苔黄厚腻,切其脉弦滑。患者既往十二指肠球部溃疡。

中医诊断: 咳嗽;西医诊断:急性支气管炎。

辨证: 风寒郁表,痰热壅肺。

治法: 宣肺解表,清热化痰。

处方: 麻杏石甘汤合升降散加减。麻黄10g,石膏30g,细辛3g,金银花15g,连翘12g,防风8g,蝉蜕5g,栀子10g,豆豉15g,黄芩10g,黄连5g,僵蚕10g,姜黄10g,酒大黄8g。水煎服,日1剂,3剂。

服上方3剂,觉咳嗽较前明显减轻,咳痰减少,颜色渐淡,身热感觉消退,近期偶有牙痛,故于上方酌加桔梗10g、白芷10g,再进5剂,以巩固疗效。后随访之,患者诉症状已完全消失。

按语:《伤寒论·辨太阳病脉证并治中》载:"发汗后,不可更行桂枝汤。汗出而喘,无大热者,可与麻黄杏仁甘草石膏汤。"《伤寒贯珠集》论曰:"发汗后,汗出而喘,无大热者,其邪不在肌腠而入肺中。缘邪气外闭之时,肺中已自发热,发汗之后,其邪不从汗出之表者,必从内而并于肺耳。"《名医方论》也认为:"此治寒深入肺,发为喘热也。汗既出矣而喘,是寒邪未尽,若身无大热,则是热壅于肺。"由此可知"麻杏石甘汤"证为外邪化热入里,邪热壅肺之类也;银翘散者,《温病条辨·上焦篇》云:"本方谨遵《内经》'风淫于内,治以辛凉,佐以苦甘,热淫于内,治以咸寒,佐以甘苦'之训……此方之妙,预护其虚,纯然清肃上焦,不犯中下……有轻以去实之能,用之得法,自然奏效。"方中金银花、连翘既有辛凉透邪清热之效,又有芳香辟秽解毒之功;配以防风、蝉蜕疏风,栀子、黄芩、黄连清热,酒大黄一味,一则可通肠腑以泻热,一则借其酒性而助药性上达也。刘老以二方巧妙配合,取效显著。

咳嗽(风热犯肺)

杨某,男,30岁,1992年12月22日初诊。

主诉: 咳嗽3个月,伴鼻塞、咽干2周。

病史: 患者于3个月前,无明显诱因出现咳嗽、咳痰,虽痰量较少,但颜色逐渐加深,自服止咳药物控制,病情尚属稳定。2周前,因受寒感冒,出现发热、鼻塞等症，服用感冒药物，但症状无明显好转迹象，并逐渐出现咽干、咽痛、恶心、耳鸣等症，故前来就诊。就诊时见：咳嗽，咳痰色黄质黏量少，发热，鼻塞，咽干，咽痛，口渴，头痛，时有耳鸣，纳差，小便色黄，大便偏干；舌质红，苔薄白微黄，脉浮滑稍数。患者既往有中耳炎，鼓膜穿孔病史。

中医诊断：咳嗽；西医诊断：慢性支气管炎合并感染。

辨证：风热犯肺。

治法：疏风清热，肃肺化痰。

处方：麻杏石甘汤合连翘散加减。麻黄10g，杏仁10g，石膏30g，射干10g，连翘10g，薄荷6g，蝉蜕5g，黄芩10g，栀子10g，僵蚕8g，玄参12g，象贝母10g，桔梗10g，酒大黄5g，甘草6g。水煎服，日1剂，5剂。

1992年12月29日二诊：服上药5剂后，鼻塞、头痛解除，仍有轻微咳嗽，咳白沫痰，小便色黄；舌尖红，苔薄黄。此乃热象渐显，故应加强清热之力，处方如下：连翘10g，薄荷6g，蝉蜕5g，僵蚕10g，射干10g，黄芩10g，栀子10g，象贝母10g，百部4g，玄参15g，桔梗10g，甘草4g。水煎服，日1剂，5剂。

1993年1月7日三诊：服上方5剂，咳嗽已明显好转，两天前因受凉咳嗽稍有加重，咳痰色微黄，伴失眠、咽痛；舌质红，苔薄白微黄。故前方加荆芥穗5g以疏风散邪，再进3剂。

1993年1月14日四诊：服上方3剂，咳嗽基本消失，无痰；舌尖稍红，苔薄白；故续服上方3剂，巩固疗效。

按语：刘老认为咳嗽之类，外感久则化热，内伤久则火炎，治宜清金降火，开郁润燥。对本案患者而言，刘老以石膏之甘寒，配以连翘、黄芩、栀子之苦寒清金降火；麻黄、薄荷、蝉蜕之辛散以疏风，开肺窍而解郁，此乃"火郁发之"之意；又以玄参、象贝母、桔梗之凉滋阴濡润肺窍；且少佐大黄，意在通肠腑以泻火于下也。

咳嗽（痰热蕴肺）

范某，女，52岁，1992年12月22日初诊。

主诉：咳嗽，伴咽痛1周。

病史：1周前，患者无明显诱因出现咳嗽、咳痰、咽痛等症状，未予重视；然症状逐渐加重，以致出现吞咽困难之象，自服利咽止咳药物，但效果不佳，故前来就诊。就诊时见：咳嗽，咳痰色黄质黏，难以咳出，咽干痛，吞咽困

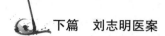

难,口渴,易汗出,纳差,睡眠一般,小便色黄,大便尚可;舌质红,苔薄白,脉弦滑。

中医诊断:咳嗽;西医诊断:急性咽炎。

辨证:痰热蕴肺。

治法:清热化痰,宣肺止咳。

处方:麻杏石甘汤加减。麻黄8g,杏仁10g,石膏20g,细辛3g,半夏10g,黄芩15g,前胡10g,生姜3片,甘草6g。水煎服,日1剂,3剂。

1992年12月25日二诊:服上方3剂,觉咽痛、咳嗽症状明显好转,汗出基本消失,故续以前方5剂,巩固疗效。

按语:本案之咳,实非寒咳,然用细辛之类,刘老谓其曰"通肺窍矣",《神农本草经》云"细辛,主咳逆,利九窍"。咳嗽之起,多因气逆,故肺窍通,气息乃畅,咳逆消;虽然如此,但细辛性偏热,故少佐之;况石膏大寒,黄芩苦寒,皆应以温制之。使用杏仁,一则配细辛降逆,一则制麻黄宣上,况有止咳平喘之性;配以前胡乃宣畅气机之意,合麻黄,一上一下也;咳嗽多易引胃气上逆,故以半夏、生姜降逆和胃,况半夏又兼化痰之性。

咳嗽(痰热蕴肺,肺失宣降)

刘某,女,39岁,1992年10月22日初诊。

主诉:咳嗽、咳痰1周,加重伴胸闷3天。

病史:患者1周前感冒,开始出现咳嗽、咳痰,3天前症状加重,并伴咽干、咽痒、胸闷,经治无缓解,故前来就诊。就诊时见:咳嗽,咳痰,痰色黄质黏量少,难以咳出,咽干,头晕,身热,口干,口不苦,胸闷,上腹胀,月经色暗,纳差,二便正常;舌质红,苔黄腻,脉浮滑。

中医诊断:咳嗽;西医诊断:急性支气管炎。

辨证:痰热蕴肺,肺气失宣。

治法:清热化痰,宽胸理气。

处方:桑杏汤加味。桑叶8g,杏仁10g,象贝母9g,栀子6g,半夏10g,黄芩12g,黄连5g,生石膏20g,瓜蒌15g,紫苏叶6g,前胡10g,款冬花9g,桔梗8g。水煎服,日1剂,7剂。

1992年10月29日二诊:服上方7剂,咳嗽明显好转,咳痰减少,咽干症状消失,故续以前方5剂,巩固疗效。

按语:《成方便读》云：燥邪伤上，肺之津液素亏，辛苦温散之法，不可用矣；止宜轻扬解外，凉润清金耳。方中桑叶轻扬，辛苦而平，善轻解上焦脉络之邪，杏仁苦辛温润，外解风寒，内降肺气，虽用量不大，然实为君药，吴鞠通云"轻药不得重用，重用必过病所"；象贝母清化痰热，助杏仁止咳化痰，用以为臣；栀子入上焦，清泄肺热；重用石膏以清热，本案虽一派痰火内蕴之象，然此属表象，实为燥邪犯肺之过也，故治当凉以润燥，因此石膏虽重但非君药；黄芩善入上焦，黄连游走中府，以清痰火；半夏化痰，瓜蒌，《本草纲目》载"润肺燥、降火、治咳嗽、涤痰结"；紫苏叶、前胡，一上一下，一散一收，调气机以平咳喘也；款冬花润肺下气，化痰止咳，桔梗利咽宣肺。

咳嗽（肺气郁滞，痰热壅肺）

张某，女，44岁，1992年12月23日初诊。
主诉：咳嗽，伴咽痛、胸痛3天。
病史：患者感冒后出现咳嗽、咽痛、胸痛诸症已3天，自服螺旋霉素效不佳，故前来就诊。就诊时见：咳嗽，以干咳为主，偶有咳痰，痰色微黄质黏，鼻塞，流清涕，身热不甚，咽干，咽痛，口渴，胸胁疼痛，咳唾引痛，纳可，眠可，小便色黄，大便尚可；舌质红，苔薄白微黄，脉弦滑。
中医诊断：咳嗽；西医诊断：急性支气管炎。
辨证：肺气郁滞，痰热壅肺。
治法：宣肺理气，清热化痰。
处方：四逆散合杏苏散加减。柴胡10g，赤芍10g，枳壳10g，防风6g，香附8g，紫苏叶8g，杏仁10g，象贝母10g，前胡10g，蝉蜕4g，僵蚕10g，瓜蒌皮12g，桔梗8g，甘草6g。水煎服，日1剂，3剂。

1992年12月26日二诊：服上方3剂，诸症明显缓解，稍有流涕，咳嗽、胸痛减轻；舌质稍红偏暗，苔薄白，脉弦滑。故守前方，稍加减以治之，处方如下：柴胡10g，赤芍10g，枳壳10g，杏仁10g，连翘10g，黄芩10g，象贝母10g，夏枯草10g，前胡10g，百部10g，桔梗8g，生甘草6g。水煎服，日1剂，7剂。

后随访之，患者咳嗽、胸痛等症状完全消失。

按语：刘老论及痰热壅肺咳嗽之因，认为不外如下几种情况：或真阴不足，劳伤火动；或肺脾素燥，不慎辛热炙煿；或思虑恼怒忧愁动火，此三者皆能损伤肺金而成咳嗽。本案痰热壅肺，以致肺气郁滞，而咳嗽不止，刘老首先宣肺理气,方中柴胡虽为肝经用药,然其气味较轻,升而不降,故可发肺气于上,况肝气疏则肺气利也;赤芍虽用以散血中之滞,于此案有柔肝理气之意,况女性血气多有瘀滞;枳壳、防风、香附、紫苏叶理气疏风;杏仁、前胡降气止咳;象贝母、瓜蒌皮润肺清火;蝉蜕、僵蚕散痰火于外;桔梗润肺利咽,甘草生用既可清热,又可调和诸药。二方合用,加减化裁,而取效显著。

咳嗽(寒痰蕴肺,里热渐盛)

彭某,男,30岁,1992年12月28日初诊。

主诉: 咳嗽3周,伴咽干1周。

病史: 3周前,患者与同事聚餐时,贪食生冷,遂出现咳嗽、咳白色稀痰,服用头孢氨苄、麦迪霉素等药物,但效果不佳。近1周来,患者感咽喉干燥明显,并伴口干、低热等象,加之咳嗽频频,故前来就诊。就诊时见:咳嗽,咳痰色白微黄,质稀量多,身微热,微汗出,口干,咽干,纳可,眠可,小便微黄,大便尚调;舌质暗红,苔黄白相间,脉弦紧。

中医诊断: 咳嗽;西医诊断:支气管炎。

辨证: 寒痰蕴肺,里热渐盛。

治法: 温肺化痰;兼清里热。

处方: 小青龙汤合麻杏石甘汤加味,炙麻黄8g,桂枝8g,细辛3g,半夏10g,五味子6g,杏仁10g,干姜6g,石膏20g,黄芩15g,白芍8g,前胡10g,甘草6g。水煎服,日1剂,5剂。

1993年1月3日二诊: 服上方5剂,咳痰减少,身热已退,故续以前方5剂,巩固疗效。

按语: 素有水饮之人,复感外邪,每致表寒引动内饮,《灵枢·邪气脏腑病形》曰"形寒寒饮则伤肺",水寒相搏,内外相引,饮动不居,水寒射肺,肺失宣降,故有此证。对此,徒治其饮,则表邪难解;专散表邪,则水饮不除,故刘老以解表与化饮配合,表里同治之。方中麻黄、桂枝为君,发汗散寒以解表邪,况麻黄亦能宣肺气而平喘咳,桂枝化气行水以利内饮之化;干姜、细辛为臣,温肺化饮,且助麻、桂解表祛邪;然素有痰饮之体,脾肺本虚,若纯用辛温发散,恐耗伤肺气,故佐以五味子敛肺止咳、芍药和营养血,二药与辛散之品相配,一散一收,既可增强止咳平喘之功,又可制约诸药辛散温燥太过之弊;杏仁、前胡降气止咳平喘;半夏燥湿化痰,和胃降逆;石膏、黄芩兼清里热,亦为佐药；甘草兼为佐使之药，既可益气和中，又能调和辛散、酸收之品；实乃"治水祛邪，潜隐于波涛之内耳"。

咳嗽（痰饮束肺，里热渐盛）

莫某，男，40岁，1993年12月8日初诊。

主诉： 咳嗽20余年，加重伴胸闷1周。

病史： 患者咳嗽、咳痰20余年，长期服用止咳化痰药物治疗，症状较为平稳。1周前，患者外出受寒，回家后出现发热，伴汗出，咳嗽略加重，自服感冒止咳类药物；次日日间，渐感胸闷，咳嗽逐渐加重，咳黄白色黏痰，伴咽痛、胸痛，偶有气喘之象，汗出明显，服药后效果不佳，故前来就诊。察其舌质稍红，苔白腻，根部略黄，切其脉滑数。

中医诊断： 咳嗽；西医诊断：慢性支气管炎并感染。

辨证： 痰饮束肺，里热渐盛。

治法： 宣肺化痰，兼清里热。

处方： 厚朴麻黄汤加味，厚朴10g，炙麻黄10g，石膏30g，杏仁10g，半夏10g，五味子6g，干姜5g，细辛3g，蝉蜕5g，浮小麦9g，前胡10g。水煎服，日1剂，5剂。

服上方5剂，觉气喘、胸闷明显改善，发热症状消失，仍伴咳嗽，但症状轻微，痰黏不多，出汗减少，故续以前方4剂，巩固疗效；后随访之，患者自诉症状平稳，未有胸闷、气憋之象。

按语：《医门法律》云："若咳而其脉亦浮，则外邪居多，全以外散为主，用法即于小青龙汤中去桂枝、芍药、甘草，加厚朴、石膏、小麦，仍从肺病起见。"于此案，刘老认为此咳而上气作声，脉浮者，是属外邪鼓动下焦之水气上逆而成，与桂枝、芍药、甘草和营卫无涉。故加厚朴以降胃气之逆上；加小麦以降心气之来乘；麻、杏、石膏仍从肺经以泄热存阴；细辛配半夏深入阴分，祛散水寒；干姜合五味摄太阳而监制其逆；一举而泄热下气，散邪固本，肺经清肃之令自行也。

此案所用之"厚朴麻黄汤"，上章高某之"感冒（风寒袭表，痰饮束肺）"案中亦曾用到，分析两则病案，我们可以发现，两案所书处方几乎完全一样，唯一区别在于前案用僵蚕，而本案用浮小麦也，此乃与病因不同有关。前案病属外感，故以僵蚕散风；而本案属内伤，故用浮小麦降心气也。

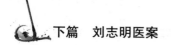

咳嗽(阴虚内燥)

王某,男,57岁,1995年2月3日初诊。

主诉: 咳嗽1月余。

病史: 患者于1994年12月31日因工作劳累后出现流清涕,并有咳嗽,咳少许泡沫痰,服感冒清等药物后症状得以控制,但仍有咳嗽,呈阵发性,并进行性加重。曾就诊于湖南某医科大学附属医院,胸片示肺部感染,经静脉滴注抗生素治疗5天后,咳嗽症状明显好转,但从此需长期服用西药消炎,咳嗽才能控制,为了摆脱长期服用药物之痛苦,故前来就诊。就诊时见:干咳,少痰,痰黏难咳,皮肤干燥,鼻燥咽干,喑哑,咳甚则略感胸痛,口苦,纳差,睡眠一般,小便色黄,大便偏干;舌质红,苔薄黄,脉弦细。

中医诊断: 咳嗽;西医诊断:肺炎。

辨证: 阴虚内燥。

治法: 滋阴润燥,化痰止咳。

处方: 沙参麦冬汤合杏苏散加减,北沙参15g,麦冬9g,荆芥穗12g,防风9g,款冬花12g,川贝母6g,炙麻黄6g,紫苏子9g,半夏9g,桔梗9g,黄芩9g,杏仁6g,瓜蒌12g,甘草6g。水煎服,日1剂,8剂。

1995年2月13日二诊: 服药8剂后,咳嗽好转。再次就诊于湖南某医科大学附属医院,复查胸片,诊断为陈旧性肺结核,经口服异烟肼等药物治疗半个月,现患者晨起咳嗽,痰量不多,口干,无口苦,无五心烦热,面色红润,两肺均可闻及少许吸气末细湿啰音,以右侧中下肺为多;舌苔薄黄,脉弦细。故前方加黄芪益气养阴;加百部及板蓝根清热解毒、润肺止咳。处方:北沙参15g,川贝母6g,百部9g,桔梗9g,板蓝根12g,紫苏子9g,紫苏叶9g,黄芩9g,生黄芪12g,杏仁9g,瓜蒌12g,芦茎24g,10剂。

患者坚持服药1个月后,咳嗽、咳痰症状已完全消失。

按语: 本案患者因咳嗽前来就诊,观其诸症,刘老认为其乃素体阴虚,肺窍失于濡养,肺气不利所致。人之四肢、百骸、诸窍,皆赖阴精濡养;若其素体阴虚,在肺则可见咳痰、痰质黏腻、咳出不爽等;在表则可见肌肤干燥等;在五官则可见鼻燥、口干、咽干等;在下则可见小便色黄、大便干燥等。对于此类患者,刘老喜以滋阴润燥之法治之,以固其根本;而对于本案患者,因其尚兼咳嗽一症,单纯滋阴难以取效,故刘老加以化痰止咳之法也。方用沙参麦冬汤合杏苏散加减。方中沙参、麦冬、川贝母、款冬花、桔梗滋肺阴、润肺燥、化燥痰；紫苏子、杏仁调肺气、止咳嗽；麻黄、荆芥穗、防风开腠理、通肺气、调畅气机；半夏降逆；黄芩清热；瓜蒌畅中；甘草合药。诸药相合，咳嗽乃除。

小儿哮病（痰浊蕴阻，肺失肃降）

尹某，男，11岁，1989年12月21日初诊。

主诉： 哮吼喘咳反复发作8年，加重3月。

病史： 患儿3岁始有哮喘，兼伴咳嗽，8年来频繁发病，每至冬季必大发作，几乎从不间断。发作时张口抬肩，咳嗽阵作，动则尤甚，痰鸣如拽锯，大汗淋漓，不能仰卧，屡经抢救，缓解后仍喘促气急，短气不足以吸，喉中痰鸣如鸣笛，呼吸困难，胸闷。近3个月来，上述诸症加剧，不能平卧，时伴畏寒发热，饮食俱废，痛苦莫名，经中西药物多方治疗无效，故前来就诊。就诊时见：喘咳，时张口抬肩，鼻翼煽动，咳痰色白质黏，难以咳出，口唇发绀，时有大汗淋漓，喉中痰鸣如笛，精神萎靡，营养不良，发育差，纳差，眠差，小便色黄，大便偏干；舌质红，苔薄白，脉细滑。

中医诊断： 小儿哮病；**西医诊断：** 慢性支气管哮喘。

辨证： 痰浊蕴阻，肺失肃降。

治法： 降逆化痰，止咳平喘。

处方： 苏子降气汤合厚朴麻黄汤加减，紫苏子9g，紫苏叶9g，半夏9g，橘红9g，前胡9g，厚朴9g，麻黄6g，杏仁9g，茯苓6g，沙参15g，苇茎24g，甘草6g。水煎服，日1剂，10剂。

服上方30余剂，虽时值隆冬，哮喘亦明显减轻，能做室内活动。服用60剂，病情基本控制，若不做剧烈活动，几如常人。至100剂，能登楼至3层，无不适，已恢复正常学习。

按语： 清·马冠群《医悟》曰："肺体属金，肺形象钟。钟凭高而中空，最易感邪。有扣之则声作，风寒暑湿燥火六淫之邪，自外击之则鸣；劳欲情志饮食炙煿之火，自内攻之则鸣。欲其不鸣，必先去其所以扣钟者，使徒取其钟磨之、涤之，其扣之者自若也，久之则声转嘶、钟转损矣。"本例患者起病早、病程长、体质弱，临床用药尤难入手。刘老以前人理论为基础，以"急则治其标，缓则治其本"为原则，结合自己数十年的临床经验，认为应当"标本兼顾，祛邪不能伤正"。方中苏子降气汤除寒温中、降逆定喘、消痰润肠，为治咳喘良方；

厚朴麻黄汤,黄竹斋谓其曰"治表邪不除,而水寒射肺,乃表里寒水双解之剂也"。两方合用,有行有补有润,治上不遗下,标本兼顾,豁痰降气,平喘理嗽,利咽快膈,纳气归元。方中去掉姜、辛、桂、味、石膏等寒热敛散之品,去其偏颇之弊;加苇茎、沙参之清润,正合肺脏柔润之性。本案既考虑小儿稚嫩的体质,又顾及肺脏之娇嫩,用药意在轻巧灵动,不使寒、热、燥、腻太过,故疗效巩固而稳定。

小儿哮病(寒痰阻肺)

霍某,男,9岁,1990年1月14日初诊。

主诉: 哮吼喘咳反复发作6年。

病史: 反复哮吼喘咳6年,频繁发作,每年冬季必大发作,几不间断,发病时张口抬肩,痰鸣如拽锯,不能仰卧,大汗淋漓,面唇暗紫,饮食俱废,痛苦莫名。每月因急性发作而进医院抢救二至三次,缓解时犹喘促气堵,喉中痰鸣如笛,呼吸困难,胸腹翕张,气短声微,稍动则胸闷憋气,汗出涔涔。平素易患感冒,常发热,以致形瘦体弱,影响发育,常因病辍学。就诊时见:面色晦暗,形寒怕冷,头身疼痛,呼吸急促,喉中哮鸣有声,胸膈满闷如塞,咳痰白而黏,口不渴,喜热饮,二便调;舌质暗,苔薄白,脉细。

中医诊断: 小儿哮病;西医诊断:支气管哮喘。

辨证: 寒痰阻肺。

治法: 温肺散寒,化痰平喘。

处方: 苏子降气汤合厚朴麻黄汤化裁。紫苏子9g,紫苏叶9g,杏仁9g,半夏9g,橘红9g,茯苓6g,厚朴9g,麻黄9g,沙参15g,前胡9g,苇茎24g,甘草6g。水煎服,日1剂,15剂。

1990年2月16日二诊: 服药30剂,咳喘明显减轻,配伍七味都气丸,服药90剂,症状基本消失,仅偶有心悸。

按语: 哮喘一病,医家视为顽疾,临证颇感棘手,本案病程六年,且小儿为稚阴稚阳之体,故选方用药尤难入手。案中苏子降气汤,诚为化痰降气良方;而厚朴麻黄汤,黄竹斋谓其:"治表邪不除,而水寒射肺,乃表里寒水两解之剂也。《素问·咳论》云:'此皆聚于肺,关于胃。'盖土能治水,地道壅塞则水不行,故君厚朴以疏敦阜之水,俾脾气健运而水自下泄也。"两方合用,取效甚著。其中厚朴于哮喘确为要药,黄氏所论可谓真知灼见,所以去姜、辛、桂、味、石膏等寒热敛散之品，是纠其偏颇之性。综观本案，刘老用药意在轻巧灵动，不使寒、热、燥、腻太过，既考虑小儿稚阴稚阳之体，又顾及肺为娇脏。故服药九十余剂，哮喘之证稳步好转，沉疴之疾完全控制。

小儿哮病（痰热壅肺）

王某，男，8岁，1994年7月21日初诊。

主诉： 哮鸣咳喘5年，加重3天。

病史： 患者自3岁起有咳嗽病史，以冬春时节较严重，发作时每次需要入院治疗，疗效时好时坏。3天前，患者因受凉再次咳嗽，咳痰少许，伴气喘，以夜间为甚，甚者不能入睡，呈阵发性加剧，加重时呈痉挛性咳嗽，无发热，须其家属抱着成半卧状，气喘才稍好转，经当地西医医院常规治疗无效，故前来就诊。就诊时见：阵发性咳嗽，痰色微黄质黏，难以咯出，气急喘促，偶有张口抬肩之状，胸闷，喉中略有痰鸣音，语音低沉，懒言，无食欲，眠差，小便色黄，大便偏干；舌质红，苔薄黄，脉细弦。

中医诊断： 小儿哮病；**西医诊断：** 慢性喘息性支气管炎并感染。

辨证： 痰热壅肺。

治法： 降气平喘，清热化痰。

处方： 苏子降气汤加减，紫苏子9g，紫苏叶9g，半夏5g，橘红6g，黄芩6g，川贝母5g，麻黄3g，杏仁6g，沙参9g，苇茎18g，甘草6g。水煎服，日1剂，3剂。

1994年7月24日二诊： 服药1剂后，咳嗽症状基本消失，偶有几声咳嗽；服药2剂后，咳嗽症状全部消除，建议原方再服2剂，以巩固疗效。后随访之，患者诉症状已完全消失。

按语： 宋·钱乙云"治嗽大法，盛即下之，久即补之"，况"急则治标，缓则治本"，故本案治以降气平喘为主，辅以化痰，方中紫苏子下气消痰、止咳平喘，紫苏叶开皮毛肺窍，调畅气机，两药同用，上下同调，内外兼顾；半夏燥湿，橘红理气，黄芩清热，三药相伍为用，痰消而气畅；川贝既能清泄痰热，又能润肺止咳，配麻黄开窍，杏仁下气，此乃止咳之利器；久咳伤及肺阴，故加沙参以补肺阴，少佐苇茎、甘草以清热生津。诸药相合，清热化痰，降气平喘之法乃成。

哮病（痰湿蕴肺）

李某，女，18岁，1991年3月21日初诊。

主诉： 哮鸣喘咳反复发作15年，加重半月。

病史： 哮喘15年，每于夏季发作；近年来病势加重，其他季节亦有小发作。发则咳嗽，喘促，稍动则加剧，至夜尤甚，不得睡卧，喉中痰声辘辘，痰多而黏稠，色黄白相间，咳吐不爽，胸闷气短，口干时欲饮。经外院诊断为"支气管哮喘"，屡进中西药，无明显效果而来就诊。就诊时见：喘而气粗息涌，喉中痰鸣如吼，胸高胁胀，呛咳阵作，咳痰黄稠胶黏，咳吐不利，烦闷不安，汗出面赤，口渴喜饮，纳食尚可，小便色黄，大便调；舌质红，苔薄黄，脉弦稍滑。

中医诊断： 哮病；西医诊断：支气管哮喘。

辨证： 痰湿蕴肺。

治法： 化痰平喘，兼清里热。

处方： 定喘汤加减，白果12g，款冬花12g，杏仁9g，厚朴12g，橘红9g，麻黄9g，北沙参18g，紫苏子12g，紫苏叶12g，半夏9g，前胡9g，黄芩9g，甘草6g。水煎服，日1剂，7剂。

1991年3月28日二诊： 服药7剂后，咳嗽减轻，胸闷渐舒。遂于原方加生黄芪18g，配北沙参以气阴双补。再进药7剂，咳嗽几除。后以上方增减，再服药十余剂，以巩固疗效。随访年余，未见再发。

按语： 哮证素有宿根，多由外因诱发。初感寒证居多，久病则痰浊内蕴每易化热，而致寒热错杂之证。《摄生众妙方》制定喘汤，方中白果敛肺祛痰平喘，麻黄宣肺散寒定喘，二药一收一散，既可加强平喘之功，又可防麻黄耗散肺气之性；黄芩清泻肺热；杏仁、半夏、款冬花、紫苏子、紫苏叶止咳祛痰，降气平喘；配厚朴、橘红理气调中；前胡引气下行；沙参滋养肺阴，以防久咳伤阴；甘草化痰止咳，调和诸药，生用可以清痰热。本方原为外寒客肺之咳喘而设，刘老认为临证不必拘泥有无外寒，凡寒热错杂之证，均可投之，屡试屡验，多年顽疾，如用之得宜，拔除宿根，亦非罕见。

哮病（痰热阻肺）

王某，女，58岁，1967年10月4日初诊。

主诉： 哮鸣喘咳20余年，加重1年。

病史：患者自年轻时患哮喘病，反复发作已二十余年，以每年冬季发作常见。近1年多来，阵发性气喘不能平卧，咳痰甚多，痰色黄质黏。发作剧烈时，常伴有发热、口干、口渴等症状。口服氨茶碱、麻黄碱及注射肾上腺素治疗。就诊时见：哮喘不能平卧，喉中有如水鸡声，胸中窒闷，咳痰甚多，色白而稠，呼吸困难，纳食减少，眠差，二便尚可；舌质红，苔黄腻，脉滑数。听诊呼吸音粗糙，两肺满布哮鸣音，肝肋下2指半，质软无压痛。理化检查：白细胞6.8×10^9/L，中性粒细胞百分比63%，淋巴细胞百分比37%。

中医诊断：哮病；西医诊断：支气管哮喘。

辨证：痰热阻肺。

治法：清热化痰，降气平喘。

处方：导痰汤合三子养亲汤加减，陈皮12g，半夏9g，茯苓9g，胆南星6g，黄芩9g，竹茹9g，紫苏子9g，白芥子9g，莱菔子9g，甘草6g。水煎服，日1剂，3剂。

1967年10月7日二诊：服上药3剂，咳喘减轻，喘息阵作，感觉气不得续，舌淡苔白，脉沉细，故治疗当以补益肺、脾、肾三脏元气为主，以达降气平喘之目的，处方如下：紫苏子9g，黄芪9g，炙款冬花9g，炙紫菀9g，杏仁9g，白术9g，五味子3g，甘草3g。水煎服，冲服参蛤散3g，日1剂，3剂。

1967年10月10日三诊：服上方3剂，哮喘减轻，能够平卧，故继续以前方5剂治疗。随访3个月，患者病情平稳。

按语：本案根据哮喘发作时咳痰量多色黄，苔黄腻、脉滑数等症状，以及入冬发作的特点，辨证当属痰热壅肺、阻塞气道，然而病已二十余年，久病正气必虚，故本病为本虚标实。急则治其标，初诊以清热化痰、降逆平喘为主；二诊缓则治其本，患者肺脾肾俱虚，运化失职，受纳无权，以致痰浊阻肺，治拟健脾胃以化痰饮。脉沉细，虚象也，脾虚则痰湿内生，肺肾不足则气失摄纳，选用黄芪、白术、甘草、参蛤散（人参、蛤蚧）健运脾胃，补益肺肾；五味子收敛肺气；紫苏子、杏仁降气平喘；虚实明、寒热分，处方用药，方能见效。

哮病（肺气逆上，本虚不固）

郭某，女，34岁，1991年12月31日初诊。

主诉：哮鸣喘咳25年，加重5年。

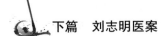

病史： 患者自幼反复出现气喘、咳嗽，感寒则加重，夜间尤甚，呼吸困难，喘息不得平卧，喉中痰鸣，辘辘有声。曾多次住院治疗，诊断为：支气管哮喘，经抗生素、西药解痉止咳及中药治疗，病情略有缓解，但疗效不能巩固。近5年来，病情呈现进行性加重，容易感冒，此次乃感受风寒，喘咳频发，昼夜无法入睡，咳吐白色痰液，畏寒，乏力，经常规治疗效果不明显，故前来治疗。就诊时见：喘咳频发，喉中喘鸣，如水鸡声，痰色白质稀，精神差，面色白而无华，口唇发绀，畏寒，无发热，乏力，自汗，声音低沉，食欲减退，昼夜无法入睡，小便清长，大便少；舌质淡，苔薄白，脉沉细濡。可见三凹征，满肺哮鸣音及少许小水泡音。

中医诊断： 哮病；**西医诊断：** 支气管哮喘。

辨证： 肺气逆上，本虚不固。

治法： 降气平喘，补肺益气。

处方： 定喘汤合补肺汤加减，白果12g，款冬花9g，杏仁9g，厚朴12g，人参9g，黄芪9g，白术9g，茯苓12g，紫苏叶12g，射干12g，当归9g，沙参15g，前胡9g，甘草6g。水煎服，日1剂，5剂。

1992年1月6日二诊： 服上药5剂后，咳喘大减，夜寐安静，自汗减轻，原方加瓜蒌，继续服用10剂，咳喘平，自汗除，精神、体力恢复正常，食纳正常，二便调，脉象转为弦细。为巩固疗效，病人常服本方，从未复发，并能坚持工作和家务劳动。

按语： 本病患者咳喘反复发作，正气已虚，故见咳痰色白质稀、精神不佳、面色白而无华诸象；正气虚弱，则腠理不实，外邪容易侵袭机体，故易随气候变化而发；肺气虚损，则肺摄纳无权，气机逆乱，故咳喘难止；对于此种证候，刘老认为若非补肺益气之法，则将难于根治。本案患者，喘咳为甚，其"标"甚急，本着"标本兼顾，急则治标"的原则，刘老又合以降气平喘之法也。方中白果、款冬花、杏仁、前胡降气平喘；人参、黄芪、白术、茯苓补肺益气；紫苏叶散邪；射干祛痰；当归、沙参滋肺阴固本；甘草调和药性。诸药相合，共奏降气平喘、补肺益气之功。

对于哮病的治疗，刘老认为其多夙有宿根，外因实为诱发因素，初期属于寒证的居多，病久不愈则容易入里化热，当此之时，往往寒热错杂，单纯寒证或热证者少见，故治疗当寒温并用，寒者清其热，温者化其痰。

哮病（痰浊内蕴，兼有里热）

程某，女，17岁，1990年9月10日初诊。

主诉：喘咳15年，加重1月。

病史：患者自幼气喘咳嗽，一年四季均有发作，尤以夏季频繁，每次皆因感受外邪而致，屡次住院，诊断为"支气管哮喘"；近两年病情加重，本次因受凉，咳嗽，咳痰，气喘症状加重，入夜尤甚，不得睡卧，经常规治疗无效，故前来就诊。就诊时见：喘咳，呼吸急促，动则加重，喉中辘辘有声，痰多质黏，黄白相间，咳吐不爽，精神欠佳，胸闷，气短，唇稍发绀，口干欲饮，食欲欠佳，眠差，小便黄，大便可；舌质红，苔薄黄，脉细数滑。

中医诊断：哮病；西医诊断：支气管哮喘。

辨证：痰浊内蕴，兼有里热。

治法：化痰清热，宣肺定喘。

处方：定喘汤合苏子降气汤加减，白果12g，麻黄9g，款冬花12g，半夏9g，厚朴12g，橘红9g，紫苏子12g，紫苏叶12g，杏仁9g，前胡9g，黄芩9g，沙参18g，甘草6g。水煎服，日1剂，7剂。

1990年9月17日二诊：服药7剂，喘咳、胸闷减轻，原方加生黄芪18g，助沙参补益肺气，再进药7剂，咳喘消除。以上方增减，又服用10剂，巩固疗效。随访2年，未见复发。

按语：患者咳喘日久，由肺及肾，由上及下，肺肾之气两伤，肺不呼气，肾不纳气，权衡失司而致咳喘。受凉以后风寒邪气外伤皮毛，内阻肺气，肺失宣降而导致咳喘加重；况六气皆能化火，寒邪不解，郁而化火，亦可成肺热之喘。故始为风寒，终则为热，此乃邪之所变，不可不知。在辨证论治时，要注意各种症候并不孤立，治疗咳喘不离乎肺，也不限于肺，治疗实喘必须顾及虚证，治疗虚喘必须顾及实证，实喘治肺，虚喘治肾。

本案刘老以定喘汤、苏子降气汤合用，方中有麻黄之辛温，又有黄芩之苦寒相互制约，辛开苦降，相得益彰，避免偏寒偏热之弊；既有麻黄宣肺定喘，又有白果甘涩敛肺定喘，互制其短，各扬其长；半夏、紫苏子、款冬花、杏仁化痰祛饮止咳；沙参、甘草补气固本，全方合参标本兼顾。

小儿咳喘（寒痰阻肺）

娄某,女,4岁,1992年12月22日初诊。

主诉: 咳嗽,伴气喘1月。

病史: 1个月前,入浴后受寒,开始出现咳嗽一症,症状较轻,服用止咳化痰药物治疗,但症状未改善,并呈进行性加重,伴气喘之象,夜间尤甚。近日患者又感明显畏寒,四肢不温,小便清长,大便稀溏,故前来就诊。就诊时见:咳嗽,咳痰,痰色白质稀量多,气喘,微汗出,畏寒,身凉,四肢欠温,口唇色淡,纳差,眠差,小便清长,大便稀溏;舌质淡润,边有齿痕,苔薄白,脉浮紧偏滑。

中医诊断: 咳嗽。

辨证: 寒痰阻肺。

治法: 温肺化痰,止咳平喘。

处方: 小青龙汤加减,麻黄5g,桂枝5g,细辛2g,法半夏6g,干姜3g,白术6g,茯苓8g,五味子4g,射干5g,甘草5g,紫菀6g,款冬花6g。水煎服,日1剂,3剂。

1992年12月25日二诊: 服上方3剂,咳痰明显减少,畏寒、身凉症状减轻,气喘之象基本消失,便质转干,故续以前方5剂治疗。后随访之,患者诉症状完全消失,未复发。

按语: 刘老每治疗小儿疾患,往往考虑其体质柔弱,脾胃稚嫩,素体多有积滞(或痰,或饮,或食,或乳)之性,故多认为小儿外感寒邪,每多引动内饮,故致咳嗽连连,因此主张以温肺化痰、止咳平喘之法治之。方中麻黄苦温散寒解表,宣肺平喘,桂枝辛温解表散寒,化气行水,两者用以为君;干姜、细辛温肺化饮;佐以五味子、紫菀、款冬花敛肺止咳,白术、茯苓健脾、化痰、祛湿;半夏燥湿化痰;甘草和中,又可调和辛散、酸收之品,不至耗散肺气。诸药相合,而收显效。

小儿咳喘（寒痰阻肺,热结肠腑）

崔某,女,3岁,1992年12月25日初诊。

主诉: 发热、恶寒伴气喘、咳嗽2天。

病史：患儿2天前，于体检时受寒，遂出现发热、恶寒、咳嗽等症，经多方治疗，虽身热减退，但咳嗽仍甚，气喘痼疾也较前明显加重，故前来就诊。就诊时见：发热，恶寒，气喘，咳嗽，咳少量白黏痰，口渴，咽红肿，无汗，纳可，眠可，小便色黄，大便秘结；舌边尖红，苔薄白微黄，食指络脉色暗红易见，显于风关之内。患儿既往有支气管哮喘病史，遇寒必加重。

中医诊断：感冒，小儿咳喘；**西医诊断**：急性上呼吸道感染，支气管哮喘。

辨证：寒痰阻肺，热结肠腑。

治法：温肺化痰，泄热通腑。

处方：厚朴麻黄汤合大柴胡汤加减，厚朴6g，麻黄5g，杏仁6g，防风6g，射干6g，蝉蜕4g，僵蚕6g，柴胡6g，枳实6g，黄芩8g，赤芍6g，甘草5g。水煎服，日1剂，3剂。

1992年12月28日二诊：服上方3剂，发热、恶寒症状基本消失，故继续以前方2剂，巩固疗效。后随访之，患儿症状已完全消失。

按语：本案患儿咳嗽气喘、咳痰色白、无汗者，寒痰阻肺也；小便色黄、大便秘结者，热结肠腑也；故刘老以温肺化痰、泄热通腑之法治之，方选厚朴麻黄汤合大柴胡汤加减。《沈注金匮要略》云："此以脉之浮沉而分肺之营卫受病也。咳而脉浮，风邪在卫，即肺胀之类，其病尚浅，当使邪从表出。故以厚朴、杏仁下泄胸中气实，麻黄开腠驱邪，石膏以清风化之热，辛、半、干姜兼驱客寒而涤痰饮，五味收肺之热，小麦以调脾胃也。"方中虽无石膏，然清热之力不减，以其有黄芩、蝉蜕、僵蚕、赤芍之故也；石膏之不用，乃因重坠有碍小儿脾胃也；射干者，苦寒以清热解毒，利咽喉也。

小儿咳喘（痰热蕴肺）

金某，女，3岁，1992年12月22日初诊。

主诉：咳嗽，气喘5天。

病史：患儿5天前外出玩耍，当日夜间，体温开始升高，但患儿父母未予重视。第2天，患儿出现咳嗽、咳痰之象，但症状较轻，患儿父母以止咳糖浆喂食，然症状却未改善，并开始出现呼吸气急之症，伴口唇色暗，于当地医院就诊，诊断为"小儿急性肺炎"，经静脉滴注治疗，但效果欠佳，故前来就诊。就诊时见：咳嗽，咳痰色黄质黏，难以咳出，气喘，呼吸气急，口唇微紫，身热，微汗出，哭闹不安，纳差，眠差，小便色黄量少，大便干结；舌质红，苔黄腻，食指络脉色红易见,显于气关之内。

中医诊断:咳嗽;西医诊断:肺炎。

辨证:痰热蕴肺。

治法:清热化痰,降气平喘。

处方:射干麻黄汤合麻杏石甘汤加减,射干6g,麻黄5g,紫菀6g,款冬花6g,杏仁6g,石膏20g,蝉蜕4g,僵蚕6g,黄芩6g,象贝母6g,前胡6g,乌梅1枚,甘草5g。水煎服,日1剂,3剂。

1992年12月25日二诊:服上方3剂,患者咳嗽、气喘症状明显缓解,咳痰减少,身热减退,然伴口唇干燥,咽喉红肿。此乃痰热伤津所致,故以滋阴清热为法,处方如下:竹叶6g,石膏15g,麦冬6g,桑叶5g,杏仁6g,象贝母6g,沙参6g,紫菀6g,款冬花6g,天花粉6g,枇杷叶6g,芦根8g,甘草5g。水煎服,日1剂,5剂。

1个月后,患儿家属电话告知:患儿诸症消失,病情未复发。

按语:刘老以为新咳有痰者,多属外感,应以解散治之为主;然肺有伏火邪毒,腠理不闭,感寒频发者,实当以清火治之。对本案患者,刘老以麻黄、蝉蜕、僵蚕之类解表散寒;以射干、石膏、黄芩清火降逆;然痰火壅盛,引气上逆,故以紫菀、款冬花之类降之;况紫菀甘润苦泄,性温而不热,质润而不燥,长于润肺下气,开肺郁、化痰浊而止咳;象贝母滋阴润燥;前胡下气平喘;小儿喜酸,故少佐乌梅,况乌梅酸敛,以降肺气也。二诊之方,实乃调阴固护之法,仲景于伤寒后期立"竹叶石膏汤"一法,《医宗金鉴》评曰"以大寒之剂,易为清补之方",汪昂论云"去热而不损其真,导逆而能益其气也"。小儿咳喘后期,多属气阴两伤,此实与小儿纯阳之体有关,故应重视。

小儿咳喘(痰热蕴肺,脾胃不和)

宋某,男,4岁,1982年12月29日初诊。

主诉:气喘反复发作2年,加重伴咳嗽3天。

病史:患儿既往支气管哮喘病史2年,长期服药控制,症状尚稳定。3天前因天气寒冷,患儿不慎感寒,气喘复发,并伴胸闷、咳嗽、咳痰诸症,经积极治疗,症状虽得缓解,但仍有胸闷、咳嗽等症,且食量减少。患儿父母希望病症能得根治,经多方打听,现前来求诊。就诊时见:咳喘,偶有张口抬肩之象,口唇微紫,咳痰色黄白相间,咳出不爽,胸闷,纳差,无食欲,食少胃胀,睡眠不实,易醒,小便色微黄,大便质稀;舌质稍红,苔黄稍腻,脉浮滑。

中医诊断: 小儿咳喘;西医诊断:支气管哮喘急性发作。

辨证: 痰热蕴肺,脾胃不和。

治法: 清热化痰,健脾和胃。

处方: 半夏厚朴汤加味,半夏 6g,厚朴 5g,茯苓 6g,杏仁 6g,桑叶 5g,山药 6g,莱菔子 6g,鸡内金 5g,山楂 8g,木瓜 5g,甘草 5g。水煎服,日 1 剂,5 剂。

服上方 5 剂,觉胸闷、咳痰症状明显缓解,食欲渐增,但仍有微喘之象,伴口干,故上方酌加紫苏 6g、玄参 12g,续服 5 剂,巩固疗效。后随访之,患儿父母诉再次服药 5 剂,胸闷、咳痰诸症消失,无气喘之象,故以上方为基础,略事加减,长期服用,患儿哮喘之症逐渐消失。

按语:《金匮要略·妇人杂病脉证并治》曰"妇人咽中如有炙脔,半夏厚朴汤主之",此方乃行气散结,降逆化痰之方;《医宗金鉴》载:"咽中如有炙脔,谓咽中有痰涎,如同炙肉,咯之不出,咽之不下者,即今之梅核气病也。此病得于七情郁气,凝涎而生。故用半夏、厚朴、生姜,辛以散结,苦以降逆;茯苓佐半夏,以利饮行涎……此证男子亦有,不独妇人也。"

刘老认为本案虽以喘咳为主,实为痰涎作祟,故"异病同治"矣。方中半夏辛温入肺胃、化痰散结、降逆和胃,为君药。厚朴苦辛性温、下气除满,助半夏散结降逆,为臣药。茯苓甘淡渗湿健脾,以助半夏化痰;辛苦合用,辛以行气散结,苦以燥湿降逆,使郁气得疏,痰涎得化。况配以山药、莱菔子、鸡内金、山楂等健脾消食之药,脾气得健、食滞得消,则既可开食欲,又可消痰生之源也。

喘证(表寒里热夹虚)

陈某,女,60 岁,1991 年 3 月 20 日初诊。

主诉: 喘咳 40 余年,加重 4 日。

病史: 患者 40 余年前开始反复出现咳喘,时重时轻,曾经多次住院治疗,经抗炎、解痉平喘等治疗后,症状可暂时缓解,但每当受累、着凉后病情加重。本次于 4 日前感受风寒,喘咳发作,夜间尤甚,难以平卧,咳痰质黏,不易咳出,气逆息粗,口干欲饮,用西药抗生素消炎及氨茶碱、泼尼松等药物治疗,效果不佳,故前来就诊。就诊时见:喘逆上气,胸部胀痛,息粗,鼻煽,咳而不爽,吐痰黏稠,伴形寒、身热、口渴、汗出、疲乏、饮食不佳、眠差、小便色黄,大便调；舌质红，苔薄微黄，脉弦滑。

中医诊断：喘证；西医诊断：慢性支气管炎（急性发作期）。

辨证：表寒里热夹虚。

治法：宣肺泄热，兼补肺气。

处方：麻杏石甘汤合苏子降气汤加减，麻黄6g，石膏15g，杏仁9g，黄芩9g，紫苏叶9g，紫苏子9g，瓜蒌9g，半夏9g，橘红9g，前胡9g，生黄芪15g，沙参12g，甘草6g。水煎服，日1剂，5剂。

服5剂咳喘减，再服5剂咳喘平。

按语：本案喘咳40年，肺气久遏，素蕴里热，故应以宣肺泄热为主；然老年患者，肺肾气虚，又当兼补肺肾，故方用麻杏石甘汤合苏子降气汤加减。方中麻黄宣肺解表，石膏清泄肺热，两药相伍，宣肺而不助热，清肺而不留邪；杏仁、紫苏子、紫苏叶、前胡宣肺降逆，助麻黄宣降肺气平喘；黄芩、瓜蒌清肺泄热化痰；半夏燥湿，橘红理气，相伍以化痰湿；黄芪补气，沙参养阴，气阴双补；甘草甘以缓急，又可调和诸药，相伍为用，咳喘得平。

喘证（痰饮留肺，肺失肃降）

张某，男，51岁，1975年11月25日初诊。

主诉：喘咳反复发作8年，加重10天。

病史：喘咳8年，反复发作，咳吐白黏痰，喘息发作时，夜寐不能平卧，容易出汗。近日因受寒导致疾病复发10余天，经治疗效果不佳，故前来就诊。就诊时见：喘咳，张口抬肩，胸中窒闷，痰多而黏，咳出不爽，纳少神疲，易汗出，夜寐不能平卧，二便调；舌质淡青，苔薄白，脉细滑。

中医诊断：喘证；西医诊断：慢性喘息性支气管炎。

辨证：痰饮留肺，肺失肃降。

治法：温肺化饮。

处方：桂枝加厚朴杏子汤加味，桂枝9g，芍药6g，厚朴9g，杏仁9g，紫苏子9g，紫菀12g，陈皮6g，前胡6g，桔梗9g，甘草6g。水煎服，日1剂，5剂。

1975年12月1日二诊：服上药5剂，咳喘减轻，但痰仍黏，咳出不爽，出汗减轻，已能平卧，食欲增加；舌质淡红，脉细。故仍用前方加减，处方如下：桂枝6g，芍药6g，厚朴9g，紫菀9g，款冬花6g，陈皮6g，紫苏子9g，杏仁9g，甘草6g。水煎服，日1剂，5剂。

随访3个月，患者症状消失，病情平稳，未见复发。

按语：《伤寒论·辨太阳病脉证并治上》曰："喘家作，桂枝汤加厚朴、杏子佳。"刘老指出，仲景立此法以治疗气喘之人受凉而兼表证者也。本例患者素有咳喘，此次因受寒引发，患者咳喘汗多，痰白，舌淡苔薄白，故以桂枝加厚朴杏子汤加减治之。方中桂枝辛温解表，以解卫分之邪；桂芍合用，共奏调和营卫之功；甘草扶正调中，调补营卫生化之源；厚朴辛温，下肺气、消痰涎而平咳喘；杏仁苦温，苦泄降气、止咳平喘；紫苏子、厚朴降气；前胡、桔梗、陈皮化痰而兼调理气机；紫菀、款冬花止咳平喘，病遂得愈。

喘证（痰热壅肺）

张某，男，42岁，1980年12月28日初诊。

主诉：喘咳10余年，加重1周。

病史：患者喘咳时发时止，已10余年，每逢秋冬较甚。1周前因淋雨受寒，导致病情加重，咳少量黏痰，咳则气急，不能平卧，呼吸急促，张口抬肩，周身酸痛，纳食减少，常规治疗效果不明显，故前来就诊。就诊时见：喘咳，气急，张口抬肩，胸闷，痰黏，咳出不爽，口干，周身酸痛，纳食减少，眠差，二便调；舌质红，苔薄黄，脉滑数。

中医诊断：喘证；西医诊断：慢性支气管炎急性发作。

辨证：痰热壅肺。

治法：宣肺散寒，清肺化痰。

处方：定喘汤加减。白果12g，款冬花9g，半夏6g，紫苏子9g，炙麻黄10g，杏仁9g，前胡9g，桑白皮12g，紫菀9g，黄芩6g，陈皮9g，甘草6g。水煎服，日1剂，3剂。

1980年12月31日二诊：服上方3剂，咳嗽减少，喘息渐止，但仍感痰少，不易咳出，周身酸痛，舌尖红，苔薄黄腻，脉滑数。辨证属肺中邪气未除，卫气不和，故前方加贝母9g，服法同前，续服3剂。

1981年1月3日三诊：服上方3剂，咳嗽减少，咳声减轻，痰少色白，喘息渐平，周身酸痛已减，口不干，舌尖不红，苔薄白，脉滑。考虑患者邪气渐除，故处方如下：前胡12g，桑白皮12g，紫菀9g，百部9g，杏仁6g，陈皮6g，瓜蒌9g，炙甘草6g。水煎服，日1剂，再进5剂。

后随访之，患者诉症状已完全消失。

按语： 根据患者咳嗽时发时止 10 余年、舌红、口干等症状，刘老断其当属肺热痰阻之证。患者素以肺热为患，加之痰阻肺络，复感寒邪，受凉引起咳嗽发作，于是形成"外寒内热"之证，肺之宣发肃降失常。刘老认为本案治疗原则：一方面要宣肺，散在表之寒邪；另一方面要清化在里之痰热。宣肺散寒平喘选用麻黄、杏仁、白果，加紫菀降气肃肺；用黄芩、紫苏子、桑白皮等清肺化痰。

喘证（痰热壅肺）

王某，男，41 岁，1992 年 12 月 23 日初诊。

主诉： 喘咳多年，加重 4 天。

病史： 患者喘咳多年，每遇寒凉及冬季必加重，长期服用药物控制，症状尚属稳定。4 天前，患者不慎受寒，喘咳症状较前明显加重，伴发热、息粗声高，经治疗无效，故前来就诊。就诊时见：喘咳，息粗声高，咳痰，痰色黄质黏，难以咳出，身微热，微汗出，咽干，胸闷，纳可，睡眠一般，小便色黄，大便尚调；舌质红，苔薄黄，脉浮数。

中医诊断： 喘证；**西医诊断：** 喘息型支气管炎。

辨证： 痰热壅肺。

治法： 清热化痰，降气平喘。

处方： 款冬花散加味，款冬花 10g，紫菀 10g，杏仁 10g，桑叶 8g，生石膏 20g，百部 10g，防风 8g，蝉蜕 4g，黄芩 12g，厚朴 5g，乌梅 2 枚，甘草 6g。水煎服，日 1 剂，3 剂。

1992 年 12 月 26 日二诊： 服上方 3 剂，喘咳症状明显好转，咽痒症状消失，故续以前方 3 剂，巩固疗效。后随访之，患者诉症状已完全消失，未再发。

按语：《素问·至真要大论》云"诸逆冲上，皆属于火"，病火热则气盛而息粗也；况肺居五脏之上，升降往来，无过不及，或六淫七情之所伤，或食饱碍气之为病，由是呼吸之气不得宣畅而逆上致喘也。治当清热降火与宣肺理气同行，方中款冬花、紫菀、杏仁降气平喘，桑叶、防风、蝉蜕宣肺开郁，如此则升降如常，气机调畅；石膏大寒，黄芩苦寒，用以清利痰热；百部、乌梅之用，乃久咳肺气皆伤，敛之以缓；厚朴少用以取其调畅中焦气机之性；甘草调和升降之药，又可凉以清金，诸药配合，而喘证若失。

喘证（风寒袭表，肺气不利，肺阴亏虚）

蔡某，男，72岁，1994年1月10日初诊。

主诉： 咳嗽，咳痰，伴气喘10余年，加重2周。

病史： 患者10余年来反复咳嗽，咳痰量较多，伴气喘，活动及受凉后加重。曾多次住院，诊断为"支气管哮喘，肺气肿，肺心病"，服中西药物治疗，症状不能完全消失，近几年出现全身水肿，小便减少。2周前，因感冒，又引起咳嗽，气喘剧烈，咳痰较多，不能平卧，时有痰中带血，无明显发热，经中西药物治疗症状无明显改善，故前来就诊。就诊时见：咳嗽，呼吸急促，喘息有声，咳痰，痰色微黄质黏，口唇发绀，纳差，眠差，小便少，色黄，大便偏干；舌质红，苔腻，黄白相间，脉细数。桶状胸，肋间隙增宽，双下肢凹陷性水肿；两肺呼吸音增粗，有哮鸣音及湿啰音；心音稍低钝，P2亢进。

中医诊断： 咳嗽，喘证，水饮；**西医诊断：** 慢性支气管炎（喘息型），肺气肿，肺心病，肺部感染，心功能Ⅲ级。

辨证： 风寒袭表，肺气不利，肺阴亏虚。

治法： 祛风散寒，降气平喘，养阴祛痰。

处方： 定喘汤合苏子降气汤加减，白果9g，炙麻黄3g，款冬花9g，杏仁9g，紫苏子6g，紫苏叶6g，半夏9g，前胡6g，桔梗6g，葶苈子9g，厚朴6g，川贝母6g，沙参15g，苇茎18g，甘草6g。水煎服，日1剂，5剂。

1994年1月15日二诊： 服上方5剂，咳嗽、气喘诸症好转，故自此长期用上方临证加减治疗。后随访之，患者诉症状一直较为平稳。

按语： 本案咳嗽以风寒郁表、肺气不宣始发；以日久咳嗽伤及肺阴，肺失濡养，肃降无权，肺气逆走于上所致；况肺阴亏虚，虚火始成，气被火劫，更易逆走于上。故本案刘老以祛风散寒、降气平喘、养阴祛痰为法，以定喘汤合苏子降气汤加减，方中炙麻黄、紫苏叶疏风散寒；白果、杏仁、紫苏子、前胡降气平喘；厚朴宽胸理气；款冬花、川贝母、沙参、桔梗、苇茎滋养肺阴，化痰止咳；半夏、葶苈子祛痰浊于外；诸药相合，虽10年咳喘，亦能消除矣。

喘证（肝郁气滞，痰浊阻肺）

石某，女，67岁，1992年12月31日初诊。

主诉： 喘促15年，加重伴咳嗽3天。

病史：患者喘促15年，长期于家中调养，症状平稳。3天前，因家中意外，引发喘咳，较前明显加重，伴身热、汗出，虽经常规治疗，然效果不佳；与先前相比，患者觉此次虽气喘不甚，但咳吐无力，少气懒言，虽伴口干、咽痛，但不喜饮水，偶觉胸闷及胃脘部、两胁部胀满不适，患者心中不安，故前来就诊。察其舌质淡红，苔薄白，切其脉弦滑。

中医诊断：喘证；西医诊断：慢性支气管炎急性发作。

辨证：肝郁气滞，痰浊阻肺。

治法：疏肝理气，宣肺化痰。

处方：香苏散合桑杏汤加减，香附8g，紫苏叶6g，陈皮8g，桑叶8g，杏仁10g，象贝母10g，栀子10g，太子参12g，瓜蒌12g，黄芩10g，甘草6g。水煎服，4剂，日1剂。

患者未复诊，后随访之，患者诉服药4剂，气喘、咳嗽诸症皆消，无明显不适。

按语：本案患者症见气喘伴两胁部胀满不适，脉弦滑。两胁者，肝经所过之处；脉弦者，肝脉也，滑者，痰湿也。综合分析，刘老断为属肝郁气滞、痰浊阻肺之证，治宜疏肝理气、宣肺化痰，方用香苏散合桑杏汤加减治之。方中紫苏叶辛温，归肺、脾二经，发表散寒，理气宽中，为君药。香附辛苦甘平，行气解郁，为臣药，紫苏叶得香附之助，则调畅气机之功益著；香附借紫苏叶之升散，则能上行外达以祛邪。此即李时珍所谓：香附生用则上行胸膈，外达皮肤，得紫苏、葱白则能解散邪气。况胸脘痞闷，虽缘于气郁，亦与湿滞有关，故佐用理气燥湿之陈皮，一则协君臣行气滞以畅气机，二则化湿浊以行津液。甘草健脾和中，与香附、陈皮相配，使行气而不致耗气，并调和药性，是佐药兼使药之用。再配以润肺化痰止咳之桑杏汤，喘咳之症可消。

悬饮（痰热互结，胸阳不振）

陆某，女，48岁，1978年7月12日初诊。

主诉：低热3月，胸痛3周。

病史：患者3个月前出现发热、畏寒、干咳少痰、纳食欠佳、口干喜冷饮等症状，自服抗生素和退热药物后，体温呈低热，下午3点左右明显，近3周来气急加重，低热起伏不定，逐渐消瘦，现身热起伏，干咳少痰，胸膺作痛,口干喜饮,气急,纳食不振,精神萎靡,舌边尖红,苔黄腻,脉滑数。体温37.4℃,呼吸24次/min。左胸呼吸运动减弱,语颤明显降低,叩诊浊音,呼吸音近乎消失,心浊音界右移,右胸未见异常体征。血红蛋白110g/L,红细胞$3.52×10^{12}$/L,白细胞$5.7×10^9$/L;胸片显示左侧大量积液,液面位于第3肋水平,心脏纵隔右移。

中医诊断:悬饮;**西医诊断:**胸膜炎。

辨证:痰热互结,胸阳不振。

治则:清热化痰,通阳散结。

处方:瓜蒌薤白半夏汤合小陷胸汤加味。瓜蒌12g,薤白9g,半夏9g,黄连3g,枳壳3g,茯苓9g,泽泻6g,贝母6g,杏仁6g。水煎服,日1剂,5剂。

1978年7月17日二诊:上方连服5剂,气急、胸痛、胸闷明显好转。脉滑,苔薄黄。原方服10剂后,体温恢复正常,气急、胸痛胸闷等症已基本消失,脉搏74次/min,呼吸19次/min,经胸透复查,胸腔积液继续吸收好转,液面在第6肋水平。后以原方加减2月余,胸腔积液全部吸收,随访多年未复发。

按语:胸膜炎依据其症状可归为"悬饮""胸痹""结胸"等病范畴,刘老于临床,对悬饮而兼体质壮实者,常选用十枣汤治疗;而胸痹证者,常用瓜蒌薤白半夏汤治疗;小结胸证则喜用小陷胸汤(黄连、半夏、瓜蒌实)治疗。本案刘老采用瓜蒌薤白半夏汤合小陷胸汤治疗,认为其病因病机为痰热蕴结胸中,以致气机不利、胸阳不展,因而出现身热、胸痛、咳嗽、气急等症。方用黄连、半夏、瓜蒌、贝母、杏仁等清化痰热;枳壳行气;瓜蒌、薤白合用通阳散结;茯苓、泽泻利水,行气与利水同行,如开闸与通渠并用,痰滞借此二者亦除,病遂得愈。

肺胀(风热蕴肺,痰热阻肺)

刘某,女,82岁,1988年5月5日初诊。

主诉:喘咳20余年,加重伴发热2天。

病史:患者咳喘20余年,长期服药,症状稳定。2天前无明显诱因出现咳喘加重,动则加剧,伴发热、无汗,体温38.1℃,咳吐黏稠黄痰量多,纳差,经西医多方治疗,无明显效果,故前来就诊。就诊时见:咳喘,气急,动则加剧,咳痰色黄,质黏量多,发热,纳差,眠差,小便色黄,大便偏干;舌质红绛,苔黄腻,脉弦滑。

中医诊断: 肺胀;西医诊断:慢性支气管炎合并感染;肺气肿。

辨证: 风热蕴肺,痰热阻肺。

治法: 表里双解,兼清痰热。

处方: 白虎汤合贝母瓜蒌散加减,生石膏12g,知母9g,荆芥穗9g,金银花12g,栀子9g,黄芩12g,杏仁9g,川贝母6g,瓜蒌15g,半夏9g,橘红9g,枳壳6g,生薏苡仁12g,苇茎15g,桔梗6g,甘草6g。水煎服,日1剂,3剂。

1988年5月9日二诊: 服药3剂后已不发热,咳喘亦减,痰少,纳增,大便正常。续进3剂,诸症皆平。

按语: 此案患者,外感风热之邪,表证明显,风热之邪引动痰热,故见发热咳喘,表里俱重,加之年高体弱,已成危候。予表里双解、清肺化痰之法,收立竿见影之效。发热病人,无论感受何种邪气,初起病位均在表,当用汗法,否则不能达祛邪之目的。但汗之一法,具体运用很多,总以病邪由汗解为目标,所以,一般多用辛温药物,此乃"发表不远热"之理。但在治疗温热病初起之发热时,因其病因为温热之邪,与寒邪伤人不同,所以温病学家创立辛凉发汗一法,若仍用辛温发汗,则无疑抱薪救火,反助热势,伤津耗液。但于临床,辛凉之品虽可散热,但发汗力量不足,以辛温辛凉两者合用,治疗急性热病之表证,辛凉以解肌退热,辛温以发汗祛邪,使辛温无助热之弊,辛凉无凉遏之憾。

刘老临床常选用辛温之荆芥穗、防风,配合辛凉之薄荷、蝉蜕,共奏发表祛邪清热之功;而不用辛温燥烈之麻、桂。此类药物,貌似平淡无奇,但运用得当,可收"轻可去实"之效。需要指出的是,对急性热病初期施用表里双解之法,应当谨守辨证施治之原则,不可妄投。遣方用药,需适合法度。且要仔细辨明表里之轻重,寒热之多少,灵活掌握表里双解的原则,方可取得预期的疗效。

肺痈(风温时邪,蕴结于肺)

赵某,女,17岁,1976年2月15日初诊。

主诉: 咳嗽半年,伴发热、胸痛4天。

病史: 患者6个多月来经常咳嗽,痰白色或略带青色;4天前,无明显诱因突然出现发热,痰色转黄,伴右侧胸痛,咳嗽及呼吸时加重,遂就诊于当地医院。查:体温39.5℃;右胸上部叩诊浊音,语颤增强,湿啰音明显,左肺亦有散在湿啰音；理化检查：白细胞 16.7×10^9/L，中性粒细胞百分比 87%；胸片：右上、中肺大片浸润阴影，内有鸽子蛋大空洞并有液平线存在；痰浓缩找结核杆菌：未见结核杆菌。以"肺脓肿"治疗，但疗效不佳，故前来就诊。就诊时见：咳嗽，咳吐脓黄色黏痰量多，胸闷，右侧胸痛，咳嗽及呼吸时加重，面红目赤，汗出，饮食不振，眠差，小便短赤，大便干结；舌质红绛，苔薄黄，脉细数。

中医诊断：肺痈；西医诊断：肺脓肿。

辨证：风温时邪，蕴结于肺。

治法：清热解毒，化痰排脓。

处方：千金苇茎汤加减，苇茎 24g，生薏苡仁 24g，冬瓜子 24g，桑叶 9g，金银花 12g，赤芍 9g，瓜蒌 12g，贝母 9g，杏仁 9g，桔梗 6g。水煎服，日 1 剂，3 剂。

1976 年 2 月 18 日二诊：服药 3 剂后，身热渐退，今晨体温 37℃，仍咳嗽、胸痛，咳痰腥臭，午后低热，口干欲饮，小便色赤；舌根黄腻，脉象滑数。守前法出入，处方如下：金银花 12g，冬瓜子 24g，生薏苡仁 24g，黄芩 9g，鱼腥草 12g，桔梗 12g，芦根 24g，贝母 9g，杏仁 9g，生甘草 9g。水煎服，日 1 剂，10 剂。

1976 年 2 月 27 日三诊：服上方 10 剂后，午后低热亦退，咳嗽、咳痰、胸痛诸症均见减轻，痰量大减，已无腥臭，纳食已香，体重增加；苔薄黄，脉细数；胸透见空腔已变小，炎症在吸收中。此为余邪未尽，正气不足，处方如下：生黄芪 9g，白术 9g，生薏苡仁 12g，冬瓜子 12g，沙参 9g，麦冬 9g，桔梗 3g，杏仁 9g，甘草 3g。水煎服，日 1 剂，5 剂。

按语：肺脓肿属于中医"肺痈"范畴，主要症状为咳吐腥臭脓痰。中医学对肺痈的描述，首见《金匮要略·肺痿肺痈咳嗽上气病脉证治》："风伤皮毛，热伤血脉，风舍于肺，其人则咳，口干喘满，咽燥不渴，时唾浊沫，时时振寒。热之所过，血为之凝滞，蓄结痈脓，吐如米粥。始萌可救，脓成则死。"明确指出了肺痈之发生、发展、临床表现、预后转归等。

《备急千金要方·肺痈》提出用苇茎汤治疗肺痈，刘老认为此方能清化痰热、活血排脓，是治疗肺痈的有效方剂；本例即采用苇茎汤，并在此方基础上加化痰排脓的桔梗、贝母等，特别加重清热解毒的药物如鱼腥草、黄芩；热退之后，则同时注重扶正，用黄芪、白术、沙参、麦冬等益气健脾养阴，意在培土生金。本案分期论治，有攻有守，邪正兼顾，故能速愈。

肺痈（痰热郁肺，肺气壅滞）

方某，女，37岁，1988年2月9日初诊。

主诉： 发热、咳嗽、咳吐脓痰伴胸闷3日。

病史： 3日前，患者午后突觉身热、微汗出，无明显恶寒，测体温37.2℃，未引起患者重视。及至夜间，开始出现咳嗽、咳黄脓痰、胸闷等症，身热明显，患者自服止咳化痰药物后入睡。次日觉疲乏无力，头部昏沉，咳引胸痛，黄脓痰增多，故就诊于当地医院，诊断为：大叶性肺炎，静脉滴注青霉素等药物治疗，病情无好转，故前来就诊。察其舌质红，苔薄黄，切其脉滑数。

中医诊断： 肺痈；**西医诊断：** 大叶性肺炎。

辨证： 痰热郁肺，肺气壅滞。

治法： 清热化痰，宣肺排脓。

处方： 射干麻黄汤合千金苇茎汤加减，射干10g，炙麻黄8g，生石膏30g，杏仁10g，黄芩15g，芦根12g，薏苡仁15g，冬瓜仁12g，紫菀10g，款冬花10g，象贝母10g，生甘草6g。水煎服，2剂，日1剂。

服上方2剂，脓痰基本消失，身热、胸闷明显减轻，但仍伴咳嗽、咽干，此为痰热渐清、阴液亏虚渐显之象，故前方酌加沙参12g、麦冬12g，以滋肺阴，5剂，巩固疗效。

按语：《金匮要略·肺痿肺痈咳嗽上气病脉证治》曰："咳而胸满，振寒，脉数，咽干不渴，时出浊唾腥臭，久久吐脓如米粥者，为肺痈。"可见肺痈者，临床以咳嗽、胸痛、发热和吐痰腥臭，甚则咳吐脓血为特征，证见发热阵寒、咳嗽、胸痛、气急，甚则咳喘不得平卧、吐出腥臭脓性黏痰，或咳吐脓血等。本案患者虽无咳吐脓血，但其咳嗽、胸痛、发热等症并见，故刘老以"肺痈"之症治之也。本案患者以咳嗽、吐黄脓痰、胸痛、发热为主症。发热、咳黄脓痰者，痰热郁肺也；咳引胸痛者，肺气壅滞也，故本案当以清热化痰、宣肺排脓为法，方用射干麻黄汤合《千金》苇茎汤加减。方中麻黄宣通肺气，调畅气机，利脓痰排出；射干开结消痰；石膏、黄芩清解肺热，以截肺痈之源；杏仁、紫菀、款冬花温润除痰、下气止咳；芦根清肺热以利窍，冬瓜仁清热化痰、利湿排脓，两者配合，清肺宣壅，涤痰排脓也；薏苡仁上清肺热而排脓，下利肠胃而渗湿；三药合用，共奏清热、排脓、逐瘀之功，为治肺痈成脓之常法。

肺痈、悬饮（风寒束表，痰浊壅肺）

高某，女，59岁，1991年12月29日初诊。

主诉： 反复发热，伴咳嗽、呕吐1月余。

病史： 1个月前，患者外出爬山，汗出当风，至家中始觉身热，测体温37.8℃，伴汗出，自觉无大碍，未治疗。次日傍晚，突觉胸闷、憋气、身大热，测体温38.5℃，微恶风寒，自汗出，咳嗽、咳痰、咳引胸痛，故就诊于当地医院。经静脉滴注青霉素治疗1周后，体温有所下降，停药病情反复；虽多次入院静脉点滴抗菌药，口服中西药，但效果始终不佳，体温持续不降。今患者又因高热入院10余天，经积极治疗，疗效不佳，故来请刘老会诊。察其舌质红，苔白腻微黄，切其脉弦滑稍数。体温39.0℃；白细胞 $19.6 \times 10^9/L$；胸片：左上肺实变，双侧少量胸腔积液。

中医诊断： 肺痈，悬饮；西医诊断：肺炎，胸腔积液。

辨证： 风寒束表，痰浊壅肺。

治法： 疏风散寒，泻肺平喘。

处方： 小柴胡汤合葶苈大枣泻肺汤加减，柴胡12g，桑叶8g，半夏10g，黄芩10g，葶苈子8g，鱼腥草15g，党参10g，杏仁10g，前胡10g，桔梗8g，生姜3g，大枣12g，甘草6g。水煎服，日1剂，3剂。

服上方3剂，体温下降至38.2℃，胸闷、胸痛、气喘基本消失，仍伴轻微咳嗽、咳痰，故续以前方7剂，巩固疗效。1周后患者来复诊，诉再服药7剂后，体温可维持于37.2℃左右，未再升高，故自行再服原方5剂，后症状完全消失，未再发。

按语：《金匮要略·肺痿肺痈咳嗽上气病脉证治》云："肺痈，喘不得卧，葶苈大枣泻肺汤主之。"《金匮要略浅注补正》评曰："此言肺痈始萌，在将成未成之时，邪气尽壅于肺，喘不得卧，以葶苈大枣泻肺汤主之，乘其未集而击之也。"本案患者咳而胸满，振寒脉数，咽干，乃肺痈尚未成脓，故刘老以葶苈之苦寒滑利开泻肺气、泻水逐痰，并认为其是治疗肺痈上气咳嗽、止喘促、除胸中痰饮之上品；又以大枣补中益气、和阴阳、调营卫、润心肺，兼能止嗽；佐葶苈之峻猛，兼以安中调理脾胃以固后天之本，一攻一补，相配协调。又以和解表里之"小柴胡"配伍，以防祛邪中空，外邪乘势入里之弊。

肺痿（余邪未清，耗伤肺津）

李某，女，44岁，1972年10月9日初诊。

主诉： 反复咳嗽，伴咳吐浊唾涎沫2个月。

病史： 患者于2个月前患肺痈（肺脓肿）后，迁延难愈，咳嗽频频，痰黄有腥味，继而出现咳吐浊唾涎沫，气不得续。检查胸片：左侧位片有明显肺不张存在，诊断为"肺不张"，经用青霉素、链霉素等治疗，出现皮疹等反应而停药。目前体温略减，但胸痛咳嗽等症未除，咳声不扬，痰不多，质黏稠；舌红，苔黄，脉滑数。

中医诊断： 肺痿；西医诊断：肺不张。

辨证： 余邪未清，耗伤肺津。

治法： 清热润肺生津。

处方： 清燥救肺汤加减，太子参9g，麦冬12g，甘草6g，石膏18g，竹叶9g，阿胶9g（烊化），沙参9g，贝母6g，杏仁6g，枇杷叶9g。水煎服，日1剂，7剂。

1972年10月16日二诊： 服上方7剂，咳嗽渐减，但胸痛未除。复查胸片：肺部阴影有吸收好转，但肺不张未变。原方加黄芪9g、川芎3g，续服7剂。

1972年10月23日三诊： 咳嗽等症消失，除疲乏耳鸣外无不适。复查胸片：肺部炎症已大部消散，肺不张亦逐渐恢复。治以补肺益气，处方：人参9g，白术9g，黄芪9g，麦冬9g，五味子6g，桔梗3g，陈皮3g，桑白皮6g，甘草6g。水煎服，日1剂，再进7剂。

1972年10月30日四诊： 诸症悉除，胸片显示肺部炎症完全吸收，肺不张亦全部恢复，以党参片煎服，善后。

按语： 肺痈之为病，中医学认为是痰热恋肺、壅塞肺络，因此痰黄有腥味，并见胸痛甚剧。刘老认为其治疗原则应为清肺化痰、排脓解毒，如此，则邪能迅速外达而不致腐肉成脓；但如果失治、误治，则正气逐渐虚弱，邪气不除，留于上焦，熏灼肺阴，长久则成肺痿一症。

就本案而言，肺痿已成，故刘老治以清热滋阴、润肺生津为主；而在痰热渐退，咳嗽等症减轻之时，可加入益气健脾之药，增强机体正气，兼顾整体，提高疗效。本案中用黄芪、党参、白术、甘草等培土生津，乃为此意。

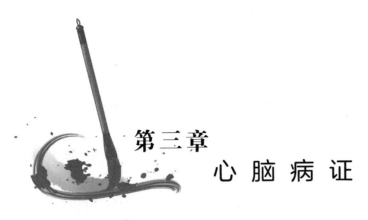

第三章 心脑病证

心悸（心气不足，心血亏虚）

杨某，女，34岁，1985年11月23日初诊。

主诉： 阵发性心慌5年，加重1周。

病史： 患者自1980年起，每于劳累或情绪不稳定时出现阵发性心慌，每次历时短暂，随即迅速缓解，近1周来因工作劳累紧张，心慌频发，以夜间为甚，且每次发作历时较前次延长，最长历时10分钟才缓解，心慌过后感胸闷。就诊时见：一般情况可，面色发白；舌质偏白，苔薄白，脉弦细。心率80次/min，律齐，心音正常，各瓣膜听诊区未闻及杂音；听诊双肺（-）。心电图未发现异常。

中医诊断： 心悸；**西医诊断：** 心脏神经官能症。

辨证： 心气不足，心血亏虚。

治法： 益心气，养心血。

处方： 柏子养心丸合四君子汤加减，柏子仁12g，麦冬12g，当归9g，生地黄9g，茯苓6g，菖蒲9g，枸杞9g，玄参9g，人参6g，白术9g，甘草6g。水煎服，日1剂，5剂。

1985年11月29日二诊： 服上方5剂后，患者心慌发作次数有所减少，心慌发作过后仍有胸闷。遂在原方基础上去菖蒲、玄参，加瓜蒌、薤白、陈皮以宽胸理气；加阿胶珠以加强养血和血之力。处方：柏子仁12g，麦冬12g，当归9g，生地黄9g，茯苓6g，瓜蒌15g，薤白12g，枸杞9g，人参6g，白术9g，陈皮6g，阿胶珠9g（烊化），甘草6g。水煎服，日1剂，7剂。

1985年12月7日三诊： 患者又服药7剂后，心悸、胸闷减轻，面色好转，共服药30多剂，直至心悸、胸闷症状消失。嘱患者注意休息，不宜操劳，尤其

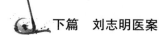

不能熬夜。随访1年，未见疾病复发。

按语： 本例患者为年轻女性，心悸的发生常与精神刺激、过度劳累等因素有关，且每次历时较短。查体未见阳性体征，心电图检查亦未见异常，故本病为非器质性心脏病，病变部位在心，与肝、脾、肾等脏皆有密切关系。肝藏血而润心，脾生血而养心，肾之真阴上行济心以制心火。故治疗当以心为主，兼顾肝、脾、肾三脏。以柏子仁、麦冬滋养心阴；以生地黄、玄参填补肾阴；以四君子健脾益气生血；陈皮、瓜蒌、薤白宽胸理气，以除胸闷；阿胶味甘平，功能滋阴补血。方证合拍，故取效迅速。

心悸（心阴亏虚）

赵某，女，40岁，1993年6月10日初诊。

主诉： 阵发性心慌5年，加重1月。

病史： 患者5年前因心情抑郁，突然出现心慌，经休息服药后病情好转；后又反复发作。多次查心电图示为窦性心动过速，查T_3、T_4正常，长期间断服用普萘洛尔，病情无明显好转，每遇情绪抑郁时病情加重；近1月由于工作遭受挫折，心悸频发，伴头晕失眠，四肢麻木，劳累后加重。起病以来口干，腰酸腿软，食欲不佳，大便干，小便正常；月经量少，周期正常。诊查：慢性病容，精神欠佳，面色稍黑，形体偏瘦，气急；舌质暗红，舌苔少，脉细弦数。甲状腺未见肿大，无突眼征，无血管杂音，心率120次/min，期前收缩2~3次/min，心音正常，双肺听诊阴性。辅助检查：心电图示窦性心动过速，偶发室性期前收缩。

中医诊断： 心悸；西医诊断：窦性心动过速，偶发室性期前收缩。

辨证： 心阴亏虚。

治法： 滋阴清火，宁心安神。

处方： 天王补心丹加减，党参9g，茯苓9g，生地黄9g，当归9g，丹参9g，酸枣仁9g，柏子仁9g，远志9g，天冬9g，麦冬9g，五味子6g，玄参9g，桔梗9g。水煎服，日1剂，7剂。

1993年6月18日二诊： 患者服用7剂后，心悸、头晕明显好转，继续服用上方10剂后，患者不适症状悉除，查心电图为窦性心律，心率80次/min，未见期前收缩。

按语： 本案属心阴不足，心失所养，故心悸易惊；心阴亏虚，心火内生，扰乱心神，故心烦失眠，虚火耗津而口干口渴；舌红少苔，脉细或弦数，为阴虚有热之象。《景岳全书》曰"阳统乎阴，心本乎肾，所以上不宁者，未有不由乎下，心气虚者，未有不因乎精"，明确指出本病与肾关系密切。本案患者除了有心阴虚的表现外，还可见腰膝酸软、大便干燥等肾阴虚之表现。治疗当用天王补心丹加减以滋阴清火，宁心安神，兼补肾阴。用天冬、麦冬、生地黄、玄参滋养心阴，兼补肾阴；当归、丹参补血养心；党参、茯苓、五味子补益心气；远志、酸枣仁、柏子仁宁心安神；桔梗一味，乃舟楫之药，载药入胸，正如明代医家洪基在《摄生总要·摄生秘剖》中言："以桔梗为使者，欲载诸药入心，不使之速下也。"

刘老指出柏子养心丸和天王补心丹同治阴血亏虚之心悸，然使用有别：前者柏子仁配枸杞，滋阴清热力弱，适用内热较轻者；后者玄参、二冬、生地黄合用，滋阴清热力强，适用阴亏内热者，临床使用不可不辨。

心悸（心阴亏虚，脾虚湿盛）

赵某，男，11岁，1992年4月15日初诊。

主诉： 反复发热伴心动过速2年，加重2个月。

病史： 患者近2年来反复感冒，发热，伴心动过速。曾在当地医院就诊，诊断为"心肌炎"。近2个月来，因上述症状加重，在当地多方治疗无效，半月前在某大学附属医院儿科住院治疗，用青霉素等抗生素半月，体温恢复正常，但自觉心悸、乏力、手麻。安静时心率100次/min，稍活动（上下1~2层楼梯）则心率升至140次/min。诊查：患儿发育良好，营养中等，体型稍偏胖，面色白，行动缓慢。咽部充血，双侧扁桃体Ⅱ度肿大；舌质淡，舌尖略红，舌苔白腻，脉细弱而数。心电图示：二度Ⅰ型房室传导阻滞。

中医诊断： 心悸；**西医诊断：** 心肌炎，心律失常，窦性心动过速。

辨证： 心阴亏虚，脾虚湿盛。

治法： 滋阴清热，健脾化湿。

处方： 生地黄12g，北沙参15g，麦冬9g，山豆根9g，玄参12g，蚤休12g，牡丹皮12g，金银花18g，蒲公英12g，黄芩12g，生薏苡仁18g，云苓12g，苏梗12g，甘草6g。水煎服，日1剂，7剂。

1992年4月21日二诊： 服药7剂后，心率较前减慢，活动后心率在100次/min左右，稍感心悸，舌质淡，苔白腻，舌下青筋缕缕，脉细略数。继服原方6剂。

1992年4月28日三诊：服上方7剂后，心悸消失，心率一般在80次/min左右，活动后未觉明显不适，心电图示：窦性心律不齐，继续服用原方10剂。2个月后，其父来告知，患儿目前一切正常，能坚持学习并参加学校活动，自从服中药以来，未再感冒、发热。

按语：望患儿面色白，行动缓慢，舌质淡，舌苔白腻，加之动则心悸，乏力，心电图示：房室传导阻滞，似为心脾气虚。但仔细察之，患儿虽面白，但口唇红且干，舌质虽淡而舌尖红、舌下青筋缕缕。盖小儿阳常有余，阴常不足，反复发热耗伤阴液，阴液不足致使湿热不退，故应当辨证为"心阴虚并脾虚湿滞"，从西医辨病则为病毒性心肌炎。以增液承气汤之生地黄、玄参、麦冬、沙参滋阴清热；山豆根、蚤休、金银花、蒲公英、黄芩清热解毒利咽；云苓、苏梗清热健脾化湿；妙在使用生薏苡仁，与牡丹皮合用能清热消瘀，与沙参合用能滋阴清热。该患儿既往使用镇惊安神之中药未见疗效。而本方全然未用此类药物，谨守滋阴清热之法，不但很快控制了心率，而且心电图转为正常，患儿体质亦有很大改善。

刘老指出：西医治病讲究辨病治疗，中医治病讲究辨证论治。本案患者有反复感冒发热病史，明确诊断为心肌炎所致心悸。为何患者心悸经久不愈？乃邪热稽留，耗伤心阴，故治当清热养阴，而不宜重镇安神。

心悸（阳虚血瘀）

张某，男，56岁，1978年3月12日初诊。

主诉：心慌胸闷10余年，加重1天。

病史：患者10年来反复发作心慌，每因劳累后复发或加重，伴有头晕。经北京某医院检查诊断为"病态窦房结综合征"，曾服用阿托品治疗，效果不明显。今天因心慌胸闷加重而导致晕厥1次，晕厥大约持续3分钟，由家人送入医院。现患者感心慌胸闷，伴有头晕，疲乏无力，少气懒言，畏寒肢冷，胸背冷痛。诊查：面色苍白，微发黄色，表情淡漠；舌质淡暗，有瘀斑，舌苔薄白，脉沉迟无力。血压120/75mmHg；心率42次/min，心尖部可闻及3/6级收缩期杂音。心电图：窦性心动过缓（心率45次/min）；阿托品试验：静脉注射阿托品前心率42次/min，注射阿托品后30分钟内，心率最快为68次/min，阿托品试验(+)。

中医诊断：心悸；**西医诊断**：病态窦房结综合征。

辨证：阳虚血瘀。

治法：益气温阳活血。

处方：保元汤合麻黄附子细辛汤加减，炙黄芪 30g，红参 10g（另煎），熟附子 6g（先煎），桂枝 9g，生麻黄 3g，细辛 3g，丹参 24g，三七 6g，炙甘草 9g。水煎服，日 1 剂，6 剂。

1978 年 3 月 17 日二诊：患者服药 6 剂后心慌胸闷减轻，未再发生晕厥。心率较前增快，为 58 次/min。但仍感疲乏无力，畏寒肢冷。舌质淡暗，有瘀斑，舌苔薄白，脉沉迟无力。上方改生麻黄 6g，熟附子 9g（先煎），继续服用 14 剂。

1978 年 4 月 6 日三诊：服用上方后心率逐渐增快，测心率大约在 65 次/min。胸背疼痛消失，心慌胸闷、头晕乏力症状明显减轻。复查心电图：窦性心律，心率 67 次/min。效不更方，继续服用前方治疗。

1978 年 4 月 26 日四诊：间断服药 14 剂后，心慌胸闷、疲乏无力、畏寒症状消失。复查阿托品试验：静脉注射阿托品 15 分钟后，心率达 91 次/min，阿托品试验（−）。

按语：病态窦房结综合征是临床常见的疑难病，西药疗效欠佳。刘老经过长期的临床观察，总结出此病常见的中医证型是阳虚血瘀。常表现为持久而严重的窦性心动过缓、胸闷、心悸、畏寒肢冷、头晕乏力、甚者晕厥等症。"有诸内必形诸外"，其病机为心肾阳虚。明代医家张景岳曰"天之大宝只此一丸红日，人之大宝只此一息真阳"，真阳之重要可见一斑。心阳不足，气血鼓动无力；肾阳亏虚，脏腑功能低下，心跳缓慢。血行缓慢则成瘀，于舌象可见淡暗，有瘀斑。

法随证立，治疗采用益气温阳活血；方从法出，刘老选用保元汤合麻黄附子细辛汤加活血之丹参、三七。方中炙黄芪、红参、炙甘草益气；熟附子壮肾阳，兼有强心之功；桂枝、细辛温通心阳，宣痹止痛；麻黄辛温宣散，调畅气机，大气一转，心阳无碍，血脉充实；丹参、三七合用活血而不伤血，血行则瘀去。

心悸（气阴两虚）

刘某，女，57 岁，干部，1993 年 7 月 18 日初诊。

主诉：阵发性胸闷、心慌 3 年。

病史： 患者因长期工作紧张劳累，于1990年突然出现胸闷、阵发性心悸而至湖南某医科大学附属医院就诊，查心电图：心房颤动，24小时动态心电图（Holter）：慢快综合征，最慢心率29次/min，当时诊断为"冠心病，病态窦房结综合征（慢快综合征型）"，并同时安装起搏器至今，目前仍服用地高辛、地尔硫䓬（长效）。近日因心悸发作频繁而来阜外医院检查，诊断同前，仍有房颤、房性心动过速；并更换了起搏器，将起搏器心率调整为70次/min，自主窦性心律仅占1/3。更换起搏器后患者胸闷、阵发性心悸未见减轻，并出现呃逆、胸闷、进食极少。起病以来口干、二便可、乏力。诊查：慢性病容，精神较差，表情痛苦；舌质暗红，舌苔薄黄，干燥，脉结代。

中医诊断： 心悸；西医诊断：病态窦房结综合征（慢快综合征型）。

辨证： 气阴两虚，胸阳不展。

治法： 益气通阳，养阴安神。

处方： 西洋参3g（研末冲服），茯苓9g，陈皮6g，酸枣仁9g，远志6g，党参9g，瓜蒌9g，薤白9g，半夏6g，甘草6g，生姜3片。水煎服，日1剂，10剂。

1993年7月28日二诊： 进服10剂后，患者胸闷好转，仍感心悸。刘老分析认为该患者胸阳已通，心之阴血尚有不足，故改用归脾汤加减治疗。患者服用15剂后，心悸明显好转，查动态心电图，心房纤颤发作减少，每次持续时间缩短，自主窦性心律占70%以上。

按语： 病态窦房结综合征可归为中医"心悸""怔忡"范畴，主要是由于窦房结功能低下或窦房结周围组织病变而导致心动过缓，主要表现为心悸、胸闷，可伴头晕等症。目前，西药治疗以提高心率为主，阿托品、异丙肾上腺素、氨茶碱治疗病态窦房结综合征有一定疗效，但不能持久，不良反应较多。安装人工心脏起搏器是目前较为有效的治疗方法。对于病态窦房结综合征（慢快综合征型）西医治疗乏效，而中医药治疗能发挥整体调节作用，不良反应少，能改善患者生活质量，有利于患者长期服用。

本案患者主要表现为心悸、胸闷，伴舌暗红、苔黄燥。心阴不足，心失所养，故心悸；胸阳不展，郁于胸中，故胸闷不适。刘老治疗以益气通阳，养心安神，可谓独具匠心。方中茯苓、酸枣仁养心安神；茯苓配半夏、党参健脾和胃；生姜和胃降逆止呃；瓜蒌、薤白、半夏、陈皮通阳散结、理气祛痰；西洋参、党参补心气、滋心阴而安心神。

第三章 心脑病证

心悸（肝气不疏，脾胃气滞）

范某，女，60岁，1992年9月18日初诊。

主诉： 心悸气短2年，加重伴呃逆2月。

病史： 患者近2年来屡有心悸气短，未予重视，近2月来心悸频繁发作，伴呃逆声响有力，声短而频，不能自已，进餐、饮水后明显加重，腹胀，矢气频频，纳呆，气短乏力，面色无华；舌淡红，苔白腻，边有齿痕，脉弦细。听诊可闻及期前收缩，呈二联律，各瓣膜听诊区未闻及病理性杂音。查心电图：频发房性期前收缩，二联律。既往因"心悸、气短"在某医院以"冠心病，心律失常"住院治疗，住院期间出现呃逆症状，日渐加重，疗效不佳，要求出院。遂求诊于刘老。

中医诊断： 心悸；西医诊断：心律失常，频发房性期前收缩。

辨证： 肾阳不温，肝脾气滞。

治法： 温阳疏肝，健脾行气。

处方： 甘松10g，淫羊藿10g，柴胡10g，白芍10g，半夏10g，茯神15g，白术15g，丹参15g，当归15g，生山楂15g，陈皮6g，桂枝6g，炙黄芪30g，炒杜仲30g，甘草6g。水煎服，日1剂，14剂。

治疗期间患者症状日减，心律齐，呃逆除。10月18日查心电图：大致正常，随访半年未再发心悸，呃逆。

按语： 频发房性期前收缩通常是严重房性心律失常出现的先兆，因此如患者伴有不适症状，应给予积极治疗。患者素有肾阳不温，肝气不疏，脾胃不和；木失条达，疏泄无权，故心悸不安。治宜温肾疏肝、健脾行气为法；兼以温补心阳，安神定悸。

本方选用甘松、淫羊藿为主药，具有补阳、行气、定悸之效。甘松芳香辛温，具有行气畅中之功；淫羊藿温肾壮阳、益气、强志。两药相配，温心阳、行气血，使心阳振、悸动安、心律齐。配合健脾补肾疏肝之品而达定悸之效。刘老指出本案虽病位在心，然与肝、脾、肾关系密切；故当以"五脏相关"理论论治，不治心而心病自愈。

心悸（心肾阴虚，气阴两虚）

熊某，男，60岁，1993年9月15日初诊。

主诉： 阵发性心慌4年。

病史： 4年前开始阵发心慌，每次心慌发作与工作紧张、劳累有关，服硝苯地平、阿替洛尔、地尔硫䓬等药，症状可控制，但易复发。曾在西医院行心电图检查，诊断为陈旧性心肌梗死、阵发性房颤。起病以来精神饮食可，大小便正常，睡眠欠佳。诊查：精神尚可，面色正常，舌质稍红，偏暗，脉弦细，有时呈结代脉。

中医诊断： 心悸；**西医诊断：** 冠心病，陈旧性心肌梗死，阵发性心房颤动。

辨证： 心肾阴虚，气阴两虚。

治法： 滋补心肾，益气养阴。

处方： 生脉散合四物汤加减，西洋参6g（研末冲服），麦冬9g，五味子9g，白芍9g，生黄芪15g，丹参9g，当归9g，生地黄15g，川牛膝12g，何首乌9g，桑寄生9g，酸枣仁9g。水煎服，日1剂，10剂。

1993年10月9日二诊： 服药近1个月，心慌减少，精神明显好转，睡眠体力亦好转。继续服用上方30剂。

1993年11月底三诊： 病人自我感觉良好，心慌完全控制，虽工作劳累，精神紧张，亦未再发生心慌。复查心电图：窦性心律。诊查：精神佳，面色红润，舌质稍暗红，脉弦细。原方加冬虫夏草3g（研末冲服）。水煎服，日1剂，10剂。

按语：《素问·平人气象论》曰："乳之下其动应衣，宗气泄也。"这是现存有关心悸"因虚而作"的最早描述。心悸病位在心，关联五脏，主要表现为心慌、脉结代，常伴有头晕、胸闷、气短等症状。《伤寒论》创炙甘草汤，开治疗心悸之先河。本案患者因工作紧张、劳累后心悸发作，刘老认为其病机为心气不足、心阴亏虚，加之瘀血阻滞而致心悸；其病为本虚标实，以本虚最为关键。其中心肾阴虚、宗气不足为病之本，瘀血、痰热为病之标。常以生脉散合四物汤加减治疗。

刘老指出：生脉散原为张元素所创，用于治疗肺热不清，久之气阴耗损之证；但临床使用不限于此，不论何种疾患，只要辨证为"气阴两虚"者，均可加减用之。方中西洋参、冬虫夏草、麦冬、五味子、生黄芪益气养阴，补宗气之不足;丹参、当归、生地黄、川牛膝养血活血;何首乌、桑寄生滋补肾阴;酸枣仁一味养心安神。

心悸(胆胃不和,痰扰心神)

张某,男,39岁,1995年9月6日初诊。

主诉: 阵发性心慌、胸闷伴上腹胀半年。

病史: 患者近半年来经常出现心慌、胸闷、头晕,伴有失眠、乏力、上腹部饱胀感,进食后饱胀感加重。一直在北京各大医院就诊,查24小时动态心电图有频发室性期前收缩;心脏超声正常;胃镜显示有慢性浅表性胃炎;血生化提示肝、肾功能正常。诊断为:心律失常,频发室性期前收缩,慢性胃炎,自主神经功能紊乱;进服中西药无数,仅上腹胀略有好转。患者甚是痛苦,万般无奈之下,求诊于中医。诊查:精神紧张,面色晦暗,触事易惊,饮食无味,心悸烦闷,坐卧不安;舌质稍暗,舌苔薄黄腻,脉弦细滑。

中医诊断: 心悸;西医诊断:心律失常,频发室性期前收缩,慢性胃炎,自主神经功能紊乱。

辨证: 胆胃不和,痰扰心神。

治法: 清胆和胃,化痰宁心。

处方: 温胆汤加减,云苓12g,半夏9g,黄芩9g,菖蒲9g,远志6g,酸枣仁12g,竹茹12g,炒三仙18g,枳实9g,胆南星5g,西洋参6g(研末冲服),甘草6g。水煎服,日1剂,7剂。

1995年9月15日二诊: 患者服药7剂后,心悸、头晕好转,胸闷、腹胀减轻,仍感乏力,睡眠好转,纳食不佳;舌质淡红,舌苔薄白,脉弦细。处方:温胆汤合四君子汤加减,西洋参5g(研末冲服),白术12g,茯苓12g,生薏苡仁24g,木香6g,砂仁6g,炒三仙27g,陈皮6g,半夏9g,竹茹9g,枳壳9g,丹参9g,白芍9g,赤芍9g,生黄芪12g,党参12g,甘草6g。水煎服,日1剂,20剂。

1995年11月18日三诊: 患者服上方后诸症改善,偶有心悸,胸闷,失眠,乏力,胃脘部不适,纳食不佳;面色红润,舌质稍红,舌苔薄白,脉弦细滑。处方:生脉散合瓜蒌薤白汤加减,党参15g,麦冬9g,五味子6g,桂枝6g,炙甘草9g,酸枣仁9g,阿胶9g(烊化),丹参9g,瓜蒌12g,薤白9g,生地黄15g,西洋参6g(研末冲服),生黄芪12g,大枣4枚。水煎服,日1剂,10剂。

1995年12月1日四诊: 服上方后,诸症进一步好转,体力恢复,食欲增加，腹胀缓解，睡眠好转；面色红润，舌苔黄白相间，脉弦细。处方：党参15g，菖蒲9g，远志12g，生龙骨15g（先煎），生牡蛎15g（先煎），麦冬9g，五味子6g，阿胶9g（烊化），生黄芪18g，何首乌12g，炙甘草9g，瓜蒌12g，薤白12g，酸枣仁12g，丹参9g，桂枝6g。水煎服，日1剂，10剂。

1995年12月12日五诊：患者服药后心悸、胸闷、头晕好转，但因近日过度劳累，自觉乏力，容易疲劳，口干。纳食、睡眠尚正常。劳者气耗，口干乃是阴液匮乏之表现，故在原方基础上加大益气养阴的力量。处方：党参15g，麦冬9g，五味子6g，桂枝6g，柏子仁12g，炙甘草9g，酸枣仁9g，阿胶9g（烊化），丹参9g，茯苓12g，瓜蒌12g，薤白9g，生薏苡仁30g，生黄芪12g，生地黄15g，大枣4枚。另服单方：西洋参6g（研末冲服），冬虫夏草3g（研末冲服）。水煎服，日1剂，各30剂，交替服用。

1996年2月23日六诊：上两方交替服用2个月，疗效较好，精神、食欲、体力正常，面色好转；每次能散步1小时。处方：吴茱萸9g，白芍18g，半夏9g，黄芩9g，甘草12g，砂仁9g，藿香梗12g，厚朴9g，黄连3g，太子参15g，生姜3片，大枣3枚。水煎服，日1剂，8剂。

1996年3月2日七诊：上腹烧灼感，腹胀2个月，进食后加重，伴呃逆、恶心，不吐酸。同时感全身乏力、头涨、失眠。舌质暗，舌苔薄腻，黄白相间，脉弦细滑。处方：太子参15g，茯苓12g，甘草12g，白芍15g，吴茱萸9g，半夏10g，黄连5g，藿香梗12g，炒三仙30g，枳壳9g，厚朴9g，砂仁9g，生姜3片，大枣3枚。水煎服，日1剂，10剂。

1996年5月12日八诊：上腹烧灼感、腹胀明显减轻；睡眠欠佳，头晕，头涨，有时心悸，但历时较短，近2天又感四肢无力，双下肢稍肿，小便多，大便成形。查体：一般情况可，面色红润有光泽，肝脾（－），血压：115/73mmHg；舌质稍暗，舌苔薄白，脉弦滑。处方：党参15g，白术12g，茯苓15g，白芍12g，赤芍12g，厚朴6g，干姜6g，酸枣仁12g，砂仁6g，生薏苡仁30g，炒三仙30g，甘草6g，大枣6枚。水煎服，日1剂，7剂。

1996年6月4日九诊：患者无心悸、胸闷、头晕，无上腹饱胀感，偶有乏力，睡眠正常。在外院查胃镜显示无异常。查24小时动态心电图为窦性心律，偶发室性期前收缩。为巩固疗效，再次来复诊。舌质淡红，舌苔薄白，脉细。处方：生黄芪18g，当归12g，茯苓12g，党参15g，白术9g，甘草9g，陈皮9g，五味子10g，酸枣仁9g，生地黄15g，熟地黄15g，山萸肉12g，西洋参3g（研末冲服）。

按语: 本例患者为中年男性,主诉纷繁,自觉症状较多;辅助检查提示有室性期前收缩,浅表性胃炎;患者就诊时精神紧张,情志因素对本病起到推波助澜作用。患者半年来一直在各大医院就诊,但是疗效不佳;最后求诊于刘老。

刘老根据病人的临床表现,认为本病之心悸不离于心,亦不止于心。治疗当以心为主,兼顾他脏。病人心悸烦闷,坐卧不安,饮食无味,此乃胆胃不和证。胆胃不和,酿热生痰,痰热扰心,则心神不宁。治疗当清胆和胃,化痰宁心。初诊以温胆汤加减,方中竹茹甘而微寒,归肺、胃、胆经,意在清热化痰、除烦和胃;黄芩苦寒,入心、三焦、大肠经,功用泻火除烦。《本草思辨录》卷四谓:"黄芩为少阳脏热之药,竹茹为少阳腑热之药,古方疗胆热多用竹茹,而后人无知其为胆药者。"患者服药7剂后,胆热渐清,心脾气虚渐显;故二诊以益气健脾、清胆和胃为法,以温胆汤合四君子汤加减,服药20剂后,患者心悸好转;但舌稍红,脉弦细滑,提示气阴不足,以生脉散合瓜蒌薤白汤加减,调治半年,疾病得以痊愈。

心悸(心肝阴虚,内热上扰,心神失养)

徐某,男,52岁,2006年9月14日初诊。

主诉: 心慌间断发作4年,加重1周。

病史: 患者4年前出现心慌,未予治疗;近2年来心慌发作频繁,伴胸闷、头晕、动辄出汗。近1周来心慌,心烦,入寐困难,多梦,神疲口干。舌边尖红,中有裂纹,苔薄,脉弦细弱结代。患者2005年10月在外院行冠状动脉造影术,结果显示:前降支40%狭窄。查心电图:频发室性期前收缩,呈三联律、四联律。前医叠投益气养心安神之品,药效惘然。

中医诊断: 心悸;**西医诊断:** 心律失常,频发室性期前收缩。

辨证: 心肝阴虚,内热上扰,心神失养。

治法: 养阴清热,理血安神。

处方: 酸枣仁汤加减,炒酸枣仁12g,炒知母6g,川芎6g,云茯苓12g,炙甘草9g,麦冬12g,干地黄15g,熟地黄15g,菟丝子12g,五味子9g,白蒺藜12g,生蒲黄12g(包煎),龙骨24g(先煎),磁朱丸10g(包煎)。水煎服,日1剂,7剂。

2006年9月21日二诊： 服药7剂后，心慌明显减轻，出汗减少，胸闷减轻，精神较前好转，舌淡红，苔薄少，有裂纹，脉细，偶有结代，在原方基础上加佛手12g。水煎服，日1剂，7剂。

2006年9月29日三诊： 行走稍急仍有心慌，气促气短，舌脉如前，仍宗前法出入。处方：炒酸枣仁12g，云茯苓12g，炙甘草9g，麦冬12g，干地黄15g，熟地黄15g，五味子9g，赤芍10g，益母草20g，丹参15g，生黄芪15g，淮小麦30g，北沙参15g，磁朱丸10g（包煎）。水煎服，日1剂，7剂。

2006年10月8日四诊： 本周因外出游玩而感劳累，心慌加重，精神欠振，少气懒言，夜寐易醒，心烦，饮食、二便正常。舌偏红，有裂纹，苔薄，脉细结代。查心电图：频发室性期前收缩，四联律。仍用酸枣仁汤加味。处方：炒酸枣仁12g，肥知母6g，川芎6g，云茯苓15g，当归9g，炙甘草9g，生黄芪20g，麦冬12g，生地黄15g，熟地黄15g，赤芍10g，白芍10g，丹参15g，生龙齿30g（先煎）。水煎服，日1剂，7剂。

2006年10月15日五诊： 心慌明显减轻，精神好转，舌淡红，有裂纹，苔薄，脉细，未见结代脉象，前方加太子参15g。水煎服，日1剂，7剂。

随访3个月，患者心慌无发作。

按语： 本例患者为重症心律失常，曾反复投用炙甘草汤、天王补心丹等药均未见效。于纷繁复杂诸症中，刘老抓住主症虚烦不寐、舌红、脉虚弦而细，辨证为心肝阴虚、内热上扰、心神受损证，投用仲景酸枣仁汤，使得经年宿疾得以向愈。

刘老认为心系疾病，凡见动辄心悸怔忡、艰寐梦扰，甚则惊梦、惊惕、头晕倦怠，脉细或虚细而数者，皆因心神受损之故。治疗当以养心安神为主。然养心安神方法众多，如心阴不足者，刘老酌情选用甘麦大枣汤、酸枣仁汤、琥珀多寐丸、天王补心丹、朱砂安神丸；心火偏亢者选用黄连阿胶鸡子黄汤；心气亏虚者，轻证用归脾丸，重证用钱氏养心汤；倘若元阴元阳皆有亏虚者，炙甘草汤最宜。在辨证论治的基础上，酌情加用重镇安神之品。刘老常用灵磁石、珍珠母、龙骨、龙齿、磁朱丸等，同为重镇安神之品，但诸药性味各异，选用又当斟酌再三。刘老认为：磁石性寒下沉，脾虚便溏者当避之；龙骨具有收敛之性，痰湿内蕴者不宜用；牡蛎兼有通涩之性，唯气味浓烈，故纳呆者宜少用；磁朱丸为重镇安神之妙方，但其究属金石之品，难免伤胃之弊，故用量宜轻（吞服3~5g，包煎9~12g），且不宜久用。

心悸(心肾阳虚)

刘某,男,70岁,1995年4月11日初诊。

主诉: 心慌,伴自汗3天。

病史: 患者3天前因情绪激动后出现阵发性心慌,动则汗出,畏寒,腰膝酸软,时有胸闷;舌淡白,苔薄,结代脉。查心电图:频发室性期前收缩,10~15次/min,部分呈二联律、三联律;患者既往有冠心病病史数年。

中医诊断: 心悸;西医诊断:冠心病,心律失常,频发室性期前收缩。

辨证: 心肾阳虚。

治法: 温肾阳,通心阳。

处方: 四逆汤加减,红参10g(另煎),制附子10g(先煎),炙甘草10g,炮姜7g,焦白术10g。水煎服,日1剂,7剂。

1995年4月18日二诊: 服药7剂后自汗好转,腰膝酸软减轻,但心律失常无缓解,且出现口干、多饮,故更方如下。处方:炙甘草汤加减,炙甘草9g,麦冬9g,生地黄18g,酸枣仁9g,茯苓9g,葛根12g,丹参9g,阿胶12g(烊化),赤芍9g,瓜蒌15g,薤白9g,红参6g(另煎)。水煎服,日1剂,15剂。

患者服药10剂后,心慌明显好转,自汗除。复查动态心电图,偶发室性期前收缩。

按语: 纵观本案患者,初诊虽心慌明显,但动则汗出,畏寒,腰膝酸软,此乃一派阳虚之象。阳者,温煦也,人体气血津液,皆赖其推动;阳虚,气血运行无力,心失所主,故心慌不适。初诊以四逆汤加减以补肾阳、温脾阳、通心阳、除里寒。服药后患者自汗有好转,腰膝酸软减轻;但辛温燥烈之品,易耗伤阴液,而见口干欲饮。刘老果断易大热之剂为平补之方,以炙甘草汤加减治之,平补阴阳、益气养血,方才收到较好效果。

刘老指出"药贵平和",但是对于寒热分明、虚实迥异者,在辨证精准时,使用峻猛之剂,可收奇效,但是要谨防矫枉过正之弊。

心悸(肝肾不足,气虚血滞)

金某,男,62岁,1990年12月2日初诊。

主诉: 心悸不宁3月。

病史： 患者1990年9月初，突然出现急性后壁、下壁心肌梗死，经住院抢救好转出院。出院后出现频发室性期前收缩，并可见二度Ⅰ型房室传导阻滞和二度Ⅱ型房室传导阻滞交替出现，血压偏低。自觉心慌，伴有恐惧感，兼见胸闷隐痛、气短懒言、面色憔悴；活动受限，起立时感头晕漂浮、双腿无力，行走需要人搀扶；下午下肢肿甚，饮食尚可，睡眠欠佳。诊查：口唇发绀，舌质淡嫩，有紫癜，舌苔薄浮黄，脉细迟结代（45~50次/min）。患者既往有高血压、高脂血症10余年，未予重视。

中医诊断： 心悸；西医诊断：冠心病，陈旧性下壁、后壁心肌梗死，心律失常，二度房室传导阻滞，频发室性期前收缩。

辨证： 本病乃君主受损，神不守舍。病之本是肝肾先伤，风阳上扰，凌心犯肺；病之标乃心肺俱损，气虚血滞。

治法： 益气宁心，养血复脉。

处方： 生脉散合当归补血汤加味，麦冬30g，五味子5g，炙黄芪30g，当归10g，炙甘草6g，川芎6g，赤芍10g，降香10g，茯苓10g，炙远志10g，九节菖蒲10g，独活10g，大枣6枚，西洋参10g（先煎汁频饮，参渣再入药同煎）。水煎服，日1剂，5剂。每日早晚各吸氧1次，每次半小时至一小时。

1990年12月7日二诊： 服药5剂后自感舒适，心悸减轻，心慌恐惧感消失；查动态心电图：二度房室传导阻滞明显减少，期前收缩亦明显减少，胸痛减轻，在天气阴晦时有胸闷气短，睡眠亦好。药已见效，暂不必更改，原方出入，再参顾本。处方：原方去降香，减西洋参3g（研末冲服），加太子参15g、熟地黄10g，继续服药2周。

1990年12月22日三诊： 心悸较前减轻，已能熟寐，气力亦见增强，情绪舒畅，已能独自活动；上下午在院中散步，天气虽变寒冷，对病证尚无影响，亦未感冒，是顺利恢复之佳景。脉细，略带滑象，按之有力（脉搏增加至63次/min，歇止更少）；舌色稍红润，面有光华。大便无力，艰难不爽。处方：原方去川芎、赤芍，西洋参减至5g（研末冲服），加丹参15g、红花10g、麻子仁10g，继续服药2周。心悸症状进一步改善，日常生活无大碍，处方逐渐减轻麦冬、黄芪用量，去独活、麻子仁，加枸杞子，以党参代替西洋参和太子参，丹参、红花与川芎、赤芍交替使用。如此调理两个半月，自觉症状全部平复，行动自如，仅在活动量大时偶感气短。

按语： 刘老认为心悸一证，临床较为多见，处理时须注意以下几个问题。①首先应明辨病情的邪正虚实，此例心悸是由心脏损伤、神不守舍而致，属于脏病且元气大伤,是为虚证。不同于气火潜逆或痰火上凌,有实邪为患,因此不能重用重镇药物。无实邪若用重镇,则反遏抑心气,心动亦将更缓,病情亦更为险逆。②要分析药物与病情的相互关系。阴柔养血药、辛香温通药乃临床常用药物,但就本例心悸而言,心肺俱不足,阳微气虚,而阴柔药呆滞,不利于阳气的运行;辛香药走窜,亦易伤正气。用时不可大意,应谨慎选择。③筛选最佳治疗方案,分两步走:先治心肺,再固肝肾。君主为病,和肺、肾关系最为密切。心与肺同居上焦,心主营,肺主气,肺朝百脉,共司营卫之运行。未有心病而肺不病者。

本例心悸,以益气为主,方取生脉散合当归补血汤,兼顾心肺,辛甘和酸甘相参,和润平稳。其目的就是改善心肺功能,事实证明疗效卓著。但在益气养血的同时亦要顾及心痹络瘀、虚中有实。所以应当参以理气通络之品。如此则补泄通涩兼顾,更符合实际。

如兼见支气管病变,则邪正虚实更为复杂,而心肺同治更为紧要。得效以后,进一步治疗肝肾,如此则心肺相协、金水相生、水火既济、水能涵木,对于冠心病、心肌梗死、心肌病的治疗,若遵守此要领,则能获效。

心悸(气阴两虚)

焦某,女,47岁,1994年3月24日初诊。

主诉: 心悸反复发作5年。

病史: 5年前患心肌炎,给予西药短期治疗,未复查,以后反复出现心悸,在某医院诊断为心肌炎后遗症,心律失常,频发室性期前收缩,服药效果不佳。于1994年3月来京开会而求诊于中医,诊查:精神不振,口唇色淡,心悸气短,头晕乏力,动则加重,静则缓解,口干,失眠,二便正常,饮食尚可;月经调;舌质淡,舌苔薄黄,脉细结代。心率80次/min,可闻及期前收缩,10~15次/min,有时呈二联律、三联律;查心电图为频发多源室性期前收缩。

中医诊断: 心悸;西医诊断:心肌炎后遗症,心律失常,频发多源室性期前收缩。

辨证: 气阴两虚。

治法: 益气养阴。

处方: 四君子汤合生脉散加减,党参12g,茯苓9g,炙甘草6g,酸枣仁9g,丹参9g,当归9g,白芍9g,生地黄15g,麦冬9g,五味子6g,冬虫夏草2g(研末冲服），西洋参 5g（研末冲服）。水煎服，日 1 剂，50 剂。

1994 年 6 月 3 日二诊：病人服药 50 剂后，自觉心悸消失，精神睡眠好转，头晕明显减轻，复查心电图正常。诊查：一般情况可，口唇转红润，心率 72 次/min，律齐，无杂音，舌质淡红，舌苔薄黄，脉弦细。处方：原方做成丸药，继续服用半年以巩固疗效。

1995 年，随访 1 年，患者停服药物后，心悸未再发，一般情况良好。

按语：多种原因可以引起心悸，本例心悸主要是由于感受外邪，邪气杂至，内舍于心，耗气伤阴，发为心悸。外邪耗伤心气，心气不足，不能推动血液运行，可见脉细结代；清窍失养，则头晕乏力。心阴亏虚，津液不能上承，故口干少津；心神失养，故心悸失眠。气阴亏虚是本病病机，动则耗伤气津，故患者心悸加重。

刘老认为此病之病位在心，病性为虚，治疗当以补法为主。但是如果直接补心气滋心阴，则效果不佳，其上策乃采用间接补法，脾胃为气血生化之源，土为火之子，母病治其子；选用党参、西洋参、茯苓、炙甘草甘平补土以暖火。心阴亏虚，理当滋养心阴；而肾阴为全身阴液之根本，选用麦冬、五味子滋心阴；生地黄、白芍、冬虫夏草三药合用以补肾阴。刘老认为对于心悸无明显血瘀征象者，活血化瘀当慎重，活血药味宜少，用量宜小，否则于病无益。

怔忡（气阴两虚）

王某，男，40 岁，1995 年 2 月 10 日初诊。

主诉：胸闷，心慌 3 年余。

病史：患者 1992 年因过度劳累出现胸闷、心慌，伴口苦、口干。当时未予重视，1 个月后发作频繁且症状明显加重，前往某医院求诊，查心电图为心房颤动，遂住院治疗，诊断为特发性房颤，给予维拉帕米、普罗帕酮等抗心律失常药物治疗，病情无好转，故求治于中医。就诊时见：胸闷、心慌，伴口苦、口干，纳可，睡眠差，小便正常，大便不爽；舌质淡，舌苔薄白，脉结代沉细。听诊双肺呼吸音清，未闻及干湿性啰音，心音强弱不等，心律绝对不齐，各瓣膜听诊区未闻及病理性杂音。

中医诊断：怔忡；**西医诊断：**特发性心房颤动。

辨证：气阴两虚。

治法：益气养阴，心肾同调。

处方：生脉散加减，西洋参 6g（研末冲服），麦冬 9g，丹参 9g，当归 12g，生地黄 12g，赤芍 9g，何首乌 9g，生黄芪 15g，五味子 6g，瓜蒌 12g，薤白 12g，桑寄生 12g，酸枣仁 9g，牛膝 12g，甘草 6g。水煎服，日 1 剂，15 剂，嘱患者适当休息，避免熬夜。

1995 年 3 月 4 日二诊：服药 15 剂后，胸闷、心慌明显好转，房颤发作时间明显缩短，发作次数明显减少，且目前已经停服所有抗心律失常西药。但仍有口苦、口干，睡眠好转，大便不成形，色黑，晦臭。处方：党参 15g，麦冬 12g，茯苓 12g，白术 12g，五味子 9g，瓜蒌 12g，薤白 12g，丹参 9g，当归 12g，赤芍 12g，生地黄 12g，冬虫夏草 2g（研末冲服），西洋参 5g（研末冲服），酸枣仁 9g，甘草 6g。水煎服，日 1 剂，30 剂。

患者服药 30 剂后，胸闷、心慌消失，口干、口苦明显减轻，睡眠正常，大便成形，每天一次。复查心电图为窦性心律，随访半年，患者房颤未见发作，病告痊愈。

按语：本例患者发病之诱因乃是劳累过度，劳者伤气耗阴，气阴不足则心失濡养，故心之正常节律不能维持，而出现心动紊乱，临床表现为胸闷、心慌；阴液亏虚，津液不能上乘则可见口干，虚火上炎则可见口苦。《景岳全书·怔忡惊恐》曰："盖阴虚于下，则宗气无根，而气不归源，所以在上则浮撼于胸膺，在下则振动于脐旁。""凡治怔忡惊恐者，虽有心脾肝肾之分，然阳统乎阴，心本乎肾，所以上不宁者，未有不由乎下，心气虚者，未有不因乎精。"可见本病之根源在肾，治疗当益气养阴、心肾同调。生脉散为张元素所创，用于治疗肺热不清，久之气阴耗损之"脉气欲绝"。

刘老在使用本方时，因顾虑人参甘温之性，常以甘凉微苦之西洋参代之。方中西洋参、麦冬、五味子三药共用，意在益气生津养阴；瓜蒌、薤白宽胸通阳；生地黄、何首乌、桑寄生、牛膝补肾以治病之本；辅以丹参、当归、赤芍活血养血，静中有动，气血同调；酸枣仁宁心、安神、止惊悸、定怔忡，朱震亨曰："血不归脾而睡卧不宁者，宜用此（酸枣仁）大补心脾，则血归脾而五脏安和，睡卧自宁"。

怔忡（心脾两虚，痰湿遏阻）

李某，男，28 岁，1957 年 8 月 10 日初诊。
主诉：心慌气促 6 年。

下篇　刘志明医案

病史：患者自述1951年患心肌炎，1954年经医院多次检查，诊断为"风湿性心脏病，二尖瓣狭窄及闭锁不全"。近2年来常有心悸气短、胸闷、失眠等症状；近年来因工作过度劳累，心慌气促频繁发作。平日头晕、胸闷、心悸气促，善太息，夜卧不安，常自汗出，四肢乏力，食欲不佳，胃脘作胀，大便正常；舌苔薄白，脉弦而促。

中医诊断：怔忡；西医诊断：风湿性心脏病。

辨证：心脾两虚，痰湿遏阻。

治法：补益心脾，宽胸理气。

处方：炙甘草汤加减，台党参30g，桂枝尖9g，炙甘草15g，麦冬12g，酸枣仁18g，生地黄15g，阿胶12g（烊化），当归身15g，薏苡仁30g，全瓜蒌30g，薤白12g，姜半夏12g，茯苓12g，五味子9g，橘皮12g，枳实9g，生姜9g，大枣10枚。水煎服，日1剂，10剂。

1957年8月20日二诊：食欲增加，睡眠尚可，头晕胸闷、心悸气短亦有减轻。但大便微溏，脉弦促，舌白苔；故前方去薏苡仁加白术18g。水煎服，日1剂，10剂。

1957年8月31日三诊：再服药10剂后，诸恙稍平，脉仍弦促，舌苔薄腻，大便微溏。故再从原方加龙眼肉30g。水煎服，日1剂，10剂。

1957年9月10日四诊：患者胸闷不舒及心悸均转轻，脉仍弦促，舌苔薄白，大便尚溏，治当从本。处方：台党参30g，桂枝12g，炙甘草15g，黄芪30g，全瓜蒌30g，薤白12g，姜半夏15g，云苓30g，白术15g，陈皮12g，枳实9g，生姜9g。水煎服，日1剂，10剂。

1957年9月20日五诊：因不慎感受风寒，故服用疏风散寒解表方药3剂。具体用药不详。

1957年9月25日六诊：上周外感，投解表方3剂，表邪已尽。近10日来未发心悸，胸中稍畅，两脉细弦促，为防微杜渐，嘱其留意饮食起居外，仍从本治。处方：台党参60g，桂枝尖12g，炙甘草15g，云苓30g，白术18g，全瓜蒌30g，薤白12g，姜半夏15g，橘皮12g，枳实9g，生姜9g。水煎服，日1剂，10剂。

经六次门诊治疗，其中一次治疗感冒，共服中药50余剂。前后均以补益心脾、宽胸理气为治疗原则，使数年沉疴收到显著疗效。后患者来函称："病情一直稳定。"

按语：怔忡之发，多因心血不足所致。盖心主血，血濡心，心乃形之君，血充则心君自安。怔忡之诱因,多因汲汲富贵,戚戚贫贱,又思所爱,阴血暗耗,君主失辅而渐成之。观本案患者脉证当属心气内虚、心营不足、宗气外泄,而致心慌气促;又因痰湿阻遏,使清阳失运,浊阴凝集,导致胸脘痞闷、食欲不佳等证候。故治当补益心脾、宽胸理气。方中党参、炙甘草之甘以补养心脾,桂枝、薤白之辛以通心阳;阿胶、当归、酸枣仁以养心血;生地黄既可滋阴血,又可清虚热。

刘老指出怔忡一证,患者自觉心气怦怦上冲,有不能自主之势,似烦而非烦,似晕而非晕,乃心气亏虚之故。心气虚则肺反侮之,肺金宜养不宜制。故方中党参补养肺气;麦冬、瓜蒌滋肺阴、润肺燥;橘皮、枳实理肺气;五味子敛肺气;茯苓既可健脾肺,又可安心神。二诊便溏,故暂去薏苡仁,加白术以健脾实便;以后数诊,皆以补益心脾、宽胸理气之法治之,诸症乃愈。

胸痹(气阴两虚,痰瘀互阻)

郑某,男,48岁,1994年5月7日初诊。
主诉: 反复胸闷,伴心悸1年余。
病史: 患者于1年前出现胸前区憋闷反复发作,伴心悸,常在劳累或活动后发作,每次发作持续几分钟;休息、含服硝酸甘油片或速效救心丸可以缓解。诊查:心率80次/min,偶发期前收缩,心音可,A2＞P2;舌暗红,苔薄白,脉弦。24小时动态心电图(Holter)诊断:频发室性期前收缩;心脏B超:左室顺应性减退,动脉弹性减退;生化检查:胆固醇6.87mmol/L,低密度脂蛋白3.12mmol/L。
中医诊断: 胸痹;西医诊断:冠心病,心绞痛,心律失常,频发室性期前收缩,高脂血症。
辨证: 气阴两虚,痰瘀互阻。
治法: 益气养阴,化痰祛瘀。
处方: 瓜蒌薤白半夏汤、四君子汤合生脉散加减。瓜蒌15g,薤白12g,半夏9g,泽泻9g,党参9g,茯苓12g,酸枣仁9g,西洋参6g(研末冲服),生地黄15g,桑椹9g,冬虫夏草3g(研末冲服),麦冬9g,五味子6g,丹参9g,白芍9g,甘草6g。水煎服,日1剂,5剂。
1994年5月13日二诊: 服药5剂后,胸闷、心悸本已明显好转,近日因打球等活动量过大,出现病情反复,余无特殊。继续服用原方。

1994年5月20日三诊： 服药6剂后症状好转，但仍有疲乏感。诊查：血压120/86mmHg，心率70次/min，在原方的基础上加大益气化瘀之功。拟方如下：瓜蒌12g，薤白12g，党参12g，何首乌12g，茯苓9g，酸枣仁9g，西洋参6g（研末冲服），冬虫夏草3g（研末冲服），生地黄15g，桑椹9g，麦冬9g，五味子9g，丹参9g，白芍9g，生黄芪18g，三七粉2g（冲服）。水煎服，日1剂，15剂。

1994年6月22日四诊： 近日因工作劳累出现睡眠欠佳，偶有胸闷，但较前减轻，守原方继续服药30剂。心电图检查：大致正常心电图；心脏超声：心脏舒缩功能正常。为巩固疗效，原方研末，水泛为丸，嘱继续服丸药。

按语： 本案患者为冠心病心绞痛、室性心律失常、高脂血症。中年男性，平日工作压力大，反复发病，病情复杂。《素问·阴阳应象大论》曰"年四十而阴气自半"，刘老认为冠心病之基本病机乃本虚标实，治疗当标本同治。就本案而言，根据患者临床表现，刘老认为气阴两虚是本，痰瘀互阻是标。其病位主要在心，但与脾肾也有一定的关系。本病的治疗原则应先治其标、后治其本；必要时可根据标本虚实的主次，兼顾同治。祛邪治标常以活血化瘀、辛温通阳、泄浊豁痰为主；扶正固本常用温养补气、益气养血、滋阴益肾为法。方中瓜蒌开胸中痰结；半夏化痰降逆；薤白辛温通阳、豁痰下气；生地黄、麦冬养阴清热；西洋参、冬虫夏草益气养阴；茯苓、酸枣仁养心安神；五味子收敛耗散之心气；丹参、三七活血化瘀；生地黄、白芍养血滋阴。诸药合用，以达扶正祛邪、标本兼治之效。

胸痹（胸阳不展，痰瘀交阻）

陆某，男，50岁，1977年2月14日初诊。

主诉： 心前区憋闷、疼痛2年，加重1周。

病史： 近2年来反复出现胸闷、阵发性心前区疼痛，伴心悸、气急；经常于劳累、情绪紧张、受凉、饱食后诱发不适。经某医院诊断为"冠状动脉粥样硬化性心脏病"。1周前无明显诱因症状加重。患者既往有高血压病及慢性支气管炎病史10余年，现觉胸闷、气短、头晕、心悸、痰多、心前区阵发性疼痛；舌质暗红，苔薄白，脉弦滑。血压130/90mmHg，总胆固醇63mg%。

中医诊断： 胸痹；**西医诊断：** 冠心病，心绞痛。

辨证： 胸阳不展，痰瘀交阻。

治法： 通阳散结，化痰活血。

处方：枳实薤白桂枝汤加味，郁金 6g，丹参 9g，红花 6g，旋覆花 9g，桃仁 9g，瓜蒌 9g，薤白 9g，半夏 9g，桂枝 3g，陈皮 6g，枳实 9g，制香附 9g。水煎服，日 1 剂，7 剂。

1977 年 2 月 20 日二诊：服药后心悸、胸闷、气急、痰多、头晕、心前区疼痛诸症均见明显减轻。坚持服药月余，症状消失，自行停药。

按语：冠状动脉粥样硬性化心脏病、心绞痛，其临床表现与中医学之"胸痹"相似。胸痹首见于《金匮要略》一书，其曰："胸痹心中痞，留气结在胸，胸满，胁下逆抢心，枳实薤白桂枝汤主之。"本案诸症与上述描写颇为相似，其病因病机为胸中阳气不能流通畅达，导致痰浊壅塞，气结于心，血脉瘀阻。以枳实薤白桂枝汤加减治疗，方用桂枝、薤白通阳，半夏、瓜蒌化痰；香附、郁金、陈皮、枳实理气；丹参、桃仁、红花活血祛瘀。痰浊化去，气血自得畅流而疾病痊愈。

刘老认为瓜蒌、薤白、枳实、桂枝为方中要药。瓜蒌之长，在导痰下行，结胸胸痹非此不能治；薤白通阳散结，枳实消痞除满；桂枝一味，虽量小，绝非泛泛加之，因患者有气急一症，乃心气被阻，不得下交，故用桂枝以下气，导心火下交太阳，以成其气化斡旋之功用。此等用药岂不妙哉？

胸痹（胸阳不振，痰浊内阻）

杨某，女，62 岁，1996 年 9 月 2 日初诊。

主诉：心前区疼痛、憋闷 2 年，加重 2 月。

病史：患者于 2 年前，在一次劳动中突发心前区疼痛，并放射至左前臂，大汗淋漓，历时约 10 分钟，休息后方才缓解。随后去医院查心电图，当时心电图报告示：胸前 V5、V6 导联 ST 段水平下移 2mV，诊断为"冠心病，不稳定型心绞痛"；长期服硝酸甘油片等药，症状基本能控制，仅间断发作轻度胸闷。近 2 月以来，由于工作紧张，心前区闷痛经常发作，阵发性加重，休息及含服硝酸甘油片后症状不能完全控制，同时伴头晕、气短，腰膝酸软，睡眠欠佳，大便稍干，故求诊于刘老。诊查：精神欠佳，表情痛苦，无气促及水肿；舌质稍暗，舌苔薄黄腻，脉弦细。血压 125/90mmHg。

中医诊断：胸痹；**西医诊断**：冠心病，不稳定型心绞痛。

辨证：胸阳不振，痰浊内阻。

治法：通阳化浊。

处方：茯苓杏仁甘草汤合瓜蒌薤白半夏汤加减，茯苓12g，杏仁9g，瓜蒌15g，薤白12g，半夏9g，泽泻9g，枳壳9g，太子参9g，甘草4.5g，三七粉1g(冲服)。水煎服，日1剂，7剂。

1996年9月10日二诊：服上方7剂后，心绞痛发作次数明显减少，症状也明显减轻。于前方加桑椹、何首乌、桑寄生、当归等补益肝肾，继服百余剂，心绞痛未再发作，头晕、气短痊愈。复查心电图，基本恢复正常。

按语：本案病机为本虚标实，本虚为肝肾亏虚，而腰为肾之府，膝为筋之汇，故可见腰膝酸软；标实为痰浊所致，痰浊内生，胸阳痹阻，而见胸痛、憋闷。标实由本虚而生，急则治其标，取茯苓杏仁甘草汤合瓜蒌薤白半夏汤加减，以通阳化浊通痹。

此二方皆出自《金匮要略·胸痹心痛短气病脉证治》："胸痹不得卧，心痛彻背者，瓜蒌薤白半夏汤主之。""胸痹，胸中气塞，短气，茯苓杏仁甘草汤主之。"刘老将两方合用，治疗胸阳不振、痰浊内阻之胸痹，兼瘀血者，稍佐三七粉活血化瘀。待心绞痛症状减轻，则增何首乌、桑椹、桑寄生、当归益肾扶正，意在固本。唯如此标本分治，胸痹之症才能迅速缓解，且疗效巩固。若只治标，虽可缓解一时，难免复发；若只治本，非但难于取效，且有助邪之弊。

胸痹（肾阴亏虚，胸阳不振）

王某，男，53岁，1986年10月13日初诊。

主诉：阵发性心前区憋闷、疼痛1月余。

病史：近1月来心前区阵发性憋闷、疼痛，每次发作数分钟，休息可稍缓解。发作无规律，伴气短，易疲劳，手握物发抖，汗少，腰膝酸软无力，口干纳少，大便微干。诊查：舌质淡白，舌苔薄白，脉弦细，沉取无力。血压145/90mmHg。既往有高血压病史10年，糖尿病病史6年。

中医诊断：胸痹；西医诊断：冠心病，心绞痛，高血压。

辨证：肾阴亏虚，心阳瘀阻。

治法：滋肾通阳，宽胸理气，活血止痛。

处方：自拟方冠心爽合剂加减，全瓜蒌15g，薤白12g，何首乌12g，桑椹15g，桑寄生12g，当归9g，牛膝9g，枳实9g，太子参12g，赤芍9g，川芎4.5g。水煎服，日1剂，10剂。

1986年10月24日二诊：服药10剂后，胸闷、胸痛明显减轻，精神好转，测血压为125/83mmHg，查心电图未见异常。患者因服用汤剂不便，遂改为丸剂口服以巩固疗效。处方：西洋参30g，何首乌45g，桑椹45g，茯苓30g，生黄芪45g，瓜蒌45g，薤白30g，酸枣仁30g，桑寄生45g，牛膝45g，枳实30g，三七30g。二料，磨成粉末，炼蜜为丸，每丸10g，每日2丸。

共服丸药40天，服药期间，只发生过1次胸痛，且较轻微，无气短乏力症状，大便干燥好转。

按语：《金匮要略·胸痹心痛短气病脉证治》曰："夫脉当取太过不及，阳微阴弦，即胸痹而痛，所以然者，责其极虚也。今阳虚知在上焦，所以胸痹、心痛者，以其阴弦故也。"后世医家对于"阳微阴弦"之理解，见仁见智。其一指脉象，阳微，浮取而微；阴弦，沉取而弦。其二指诊脉部位，即关前之阳脉微，关后之阴脉弦。其三指胸痹之病机，正虚不及，故阳微；邪实太过，故阴弦。其四指左右手脉，即阳微，左手脉微；阴弦，右手脉弦。刘老认为第三种看法较妥。中老年人，肾阴亏虚，故见腰膝酸软；胸阳衰微，阳失布展，故见胸闷、胸痛；正气不足，浊邪内生，而成本虚标实之证。

刘老在前人治疗胸痹基础上，结合个人经验，创制冠心爽合剂，治疗肾阴亏虚、心阳瘀阻型胸痹，疗效显著。方中何首乌、桑椹、桑寄生填补肾精；瓜蒌宽胸降气、消痰开结，薤白味辛苦性温而滑，配合枳实通痹行滞消痞；黄芪、太子参、赤芍、川芎、牛膝同用补气活血，气血流通则百病自除。

胸痹（肾阴亏虚，胸阳不振，血气不和）

丹某，男，63岁，1981年4月23日初诊。

主诉：阵发性心前区憋闷、疼痛9年，加重1月。

病史：患者于1972年出现心前区闷痛，在北京某医院诊断为"冠心病心绞痛"。疼痛发作时需服硝酸甘油、硝苯地平等方可缓解。近1月来胸闷、胸痛频繁发作，且程度有所加重，但发作无规律，有时夜间亦有发作。常伴腰膝酸软、头晕口干。既往有高血压病史25年，糖尿病病史20年，脑梗死病史10年，未遗留后遗症。就诊时患者心前区憋闷、气短，不耐劳累，稍劳则胸痛发作，左手握物发抖，汗少，腰酸软无力，口干纳少，大便微干。诊查：精神欠佳，左侧皮温低于右侧；舌质淡紫，舌苔薄白，脉弦细，沉取无力。血压130/90mmHg（服降压药后）；血糖237mg%。

中医诊断：胸痹；**西医诊断：**冠心病，心绞痛，高血压，糖尿病，脑梗死。

辨证：肾阴亏虚，胸阳不振，血气不和。

治法：滋肾通阳，理气和血。

处方：瓜蒌薤白半夏汤合首乌延寿丹加减，全瓜蒌15g，薤白12g，何首乌12g，桑椹15g，桑寄生12g，当归9g，川牛膝9g，枳壳9g，太子参12g，赤芍9g，川芎4.5g，三七粉1g(冲服)。水煎服，日1剂，7剂。

1981年4月30日二诊：服上方7剂后，自觉心前区憋闷明显减轻，日常生活不受影响，精神转佳。继续以此方为主，调治半年余，心绞痛基本未发作，血糖降至118mg%，临床症状改善，血压稳定，并在治疗至4个月时恢复全日工作。只有在特别劳累时才出现胸闷，但稍事休息即可缓解。1981年10月20日在某医院做心电图检查，T波低平较前好转。后改服丸剂，以资巩固。处方：西洋参30g，何首乌45g，桑椹45g，茯苓30g，生黄芪30g，瓜蒌45g，薤白30g，酸枣仁30g，桑寄生45g，牛膝45g，枳实30g，三七30g。三料，共为细末，炼蜜为丸，每丸10g，每日2丸。

1年后，患者复诊告知：服用上药三料，后因工作需要外出半年余，身体较为健康，虽有时劳累，但不曾发生心绞痛。

按语：胸痹心痛，其病机与心、肝、肾有关，尤其与心、肾关系密切。肾虚则精不上承，致心气失养，胸阳不振，浊阴内生，气血失调。治疗上应注意和阴通阳，心肾兼顾。《金匮要略·胸痹心痛短气病脉证治》曰："胸痹之病，喘息咳唾，胸背痛，短气，寸口脉沉而迟，关上小紧数，瓜蒌薤白白酒汤主之。"诸阳受气于胸中而转行于背，胸中阳气不通，故胸前痞塞而痛。方中瓜蒌开胸散结，古人谓久服令人"心气内洞"，取其畅气宽胸涤痰之力；薤白辛温通阳，古人云"心痛宜食薤"，取其行气止痛开闭之功；妙在取少量黄酒入药，助药上行，周达气血。老年人肾精素亏，无力化精生气，故用何首乌、桑椹、桑寄生补精化气。患者左侧病变较右侧明显，何故？刘老曰："《素问·刺禁论》云：'肝生于左，肺藏于右。'肝生于左，主血，主升；肺藏于右，主气，主降。肝气不升，肝不主血，故左病甚于右。治疗当以川芎、当归补气活血；赤芍、牛膝、三七养血活血；配伍黄芪、太子参益气养阴。"全方共奏滋肾通阳、理气和血之功。

刘老指出本案病者患高血压、糖尿病、冠心病等多种疾患，证情较为复杂。但因为能把握胸痹心痛之主证，而采用滋肾通阳之法，调阴阳，和气血，标本兼顾，攻补兼施，使频繁发作之心绞痛得以控制，心电图缺血改变较前好转，其他疾病也得到相应改善，此即中医治病求本思想的体现。

第三章 心脑病证

胸痹（心肾两亏，痰浊内阻）

刘某，男，74岁，1995年5月5日初诊。

主诉： 胸闷间断发作5年。

病史： 患者近5年来动则发作胸闷，闷久则痛，伴心慌头晕、腰酸耳鸣；时有胃脘隐痛不适，甚则泛恶，口中黏腻不爽，纳呆；舌黯红，苔白腻，脉弦小滑，两尺弱。既往有高血压病史10年。

中医诊断： 胸痹；西医诊断：冠心病，心绞痛，高血压。

辨证： 心肾亏虚，痰浊内阻。

治法： 养心益肾，行气化痰。

处方： 十味温胆汤加减，太子参15g，熟地黄15g，制半夏10g，陈皮10g，茯苓15g，炒枳实10g，炒竹茹6g，瓜蒌皮10g，石菖蒲6g，炙远志6g，郁金10g，丹参15g，生蒲黄12g（包煎）。水煎服，日1剂，7剂。

1995年5月12日二诊： 服药7剂后白腻苔褪去，夜寐向安，胃脘不适减轻；舌红苔薄，脉细。宗前法出入。处方：炒党参15g，生地黄15g，熟地黄15g，制半夏10g，炒枳实10g，炒竹茹6g，丹参15g，全瓜蒌15g，郁金10g，生黄芪18g，苦参9g，炒川黄连2g。水煎服，日1剂，10剂。

服药后患者胸闷、心慌、头晕明显减轻，舌淡红，苔薄白，脉弦。间断服药2个月，患者病情平稳。

按语： 本案为痰浊内阻之胸痹，兼见心肾两亏之象。刘老认为：肾精不足则精不化气，气不行湿则痰浊内蕴，痰浊内扰则易致心气亏虚，心气不足则心神失养。此时单用化痰开窍，其效甚微，若加用扶正之品，则效果易显。

刘老治疗心肾亏虚、痰浊内阻型胸痹十分推崇十味温胆汤一方。方中人参、熟地黄（两仪膏）填精益气；温胆汤化痰开窍，二者合用既能益精化气，又能养心神、化痰浊。临证时，刘老常加入石菖蒲、郁金以行气化痰，每获良效。

胸痹（心阳不足，阳损及阴）

张某，男，72岁，1995年9月27日初诊。

主诉： 胸痛伴气短10年。

病史： 患者近10年来反复出现胸痛伴气短，动则发作；面浮跗肿，面颊红,唇干,自觉胸中有气上冲咽喉,腰酸怕冷,四肢欠温,口不渴;舌红润,苔白腻,脉细。

中医诊断: 胸痹;西医诊断:冠心病,心绞痛。

辨证: 心阳不足,阳损及阴。

治法: 阴阳同调,交通心肾。

处方: 熟附片5g(先煎),生地黄15g,炙甘草9g,党参15g,生黄芪20g,全当归9g,麦冬12g,丹参15g,生山楂15g,紫石英20g(先煎)。水煎上方,送服交泰丸3g,日1剂,7剂。

1995年10月4日二诊: 服药7剂后,面颊红与面浮跗肿均见减轻。行走时仍有胸痛、胸闷发作,舌尖偏红,苔薄中部光剥,脉虚细。守前法加减,上方去交泰丸,加川黄连3g、肉桂1.5g、生蒲黄12g。水煎服,日1剂,7剂。

按语: 本案患者久病,阴阳并损。阴不足则颊红、唇干;阳不足则腰酸、肢冷。对于阴阳并损之胸痹,刘老常用阴阳同调、交通心肾之法,用紫石英、交泰丸意在引火归原。二诊时,患者舌尖偏红,心火偏亢,故去交泰丸,改用川黄连3g、肉桂1.5g,意在增加清心降火之力。

老年冠心病患者多见阳气衰弱,临床可表现为心衰诸症,在治疗此类病人时,刘老善用少量熟附片温振心肾阳气。现代药理研究显示:附子有强心利尿之功。凡遇阳气衰弱,合并或暂时未合并水湿潴留者,皆可用少量附子温阳利水。如有阳损及阴,或兼见心火亢盛,或见肝阳偏亢者,刘老常用生地黄、麦冬以滋补肾阴;或合川黄连、栀子以清泻君火;或合石决明、羚羊角、夏枯草以平肝阳、泻肝火。刘老此法实取法于仲景大黄附子汤、附子泻心汤、肾气丸阴阳同调、寒热并用之意。

胸痹(胸阳不振,痰瘀痹阻,兼见气滞)

张某,女,56岁,1988年11月1日初诊。

主诉: 胸痛反复发作5年,加重3天。

病史: 患者近5年来常因受寒或情绪激动而引发心前区疼痛,疼痛呈压榨样,部位主要在胸骨后或左前胸,有时向左前胸放射,发作时每含硝酸甘油可以缓解。此次因受寒而胸痛发作已3天,自感形寒肢冷;舌质淡,脉沉细,舌苔薄白微腻。

中医诊断: 胸痹;西医诊断:冠心病,心绞痛。

辨证： 胸阳不振，痰瘀闭阻，兼见气滞。
治法： 温经散寒，通阳活血，祛瘀理气。
处方： 全瓜蒌 12g，薤白 6g，细辛 3g，川芎 9g，生蒲黄 15g，姜黄 6g。水煎服，日 1 剂，5 剂。

1988 年 11 月 7 日二诊： 服前方 5 剂，胸痛明显缓解，但仍自觉胸中有发凉感，提示胸阳不振，原方加高良姜 3g。水煎服，日 1 剂，10 剂。

1988 年 11 月 17 日三诊： 又服药 10 剂，诸症缓解，病势平稳。但胃脘部发凉，喜热敷，纳食较差，此乃胃阳未复。在前方的基础上加用山楂 12g，大枣 5 枚，再服药 5 剂，胸痛全消。其后在受凉时，病情有所反复，但症状较为轻微，嘱其按前方服用 5 剂后，未再发。

按语： 冠心病心绞痛是临床常见疾病，属于中医"胸痹""心痛"范畴。部分是由胸阳不振、气血瘀滞所致，其主要症状为胸痛；胸闷、气短等为其伴发症状。《灵枢·厥病》曰"痛如以锥针刺其心"，《金匮要略·胸痹心痛短气病脉证治》所记载的病因、症状与冠心病有颇多相似之处。本案治疗以温经散寒、活血止痛为原则。方用瓜蒌、薤白以辛通胸阳，开痹散结；以细辛、川芎疏风散寒，走窜通络；蒲黄、姜黄行气滞，活血脉。二药共奏止痛之效。如气滞甚者可加沉香、檀香；痰浊盛者可加半夏；如配合苏合香丸或参三七粉，则止痛之力更强。

胸痹（胸阳痹阻，胃气不和）

凌某，男，61 岁，1999 年 10 月 24 日初诊。
主诉： 阵发性胸痛，伴头晕 1 年，加重半月。
病史： 患者于 1998 年因劳累及精神过度紧张而突发心前区疼痛，放射至肩背部，当时大汗淋漓，历时几分钟，休息后可缓解。同时伴胸闷、气短、心悸，心中有痞塞感，四肢麻木，去当地医院检查。当时血压 135/90mmHg，心电图示：心肌供血不足，心房纤颤，诊断为"冠心病，心房纤颤"，给予长效硝酸甘油、硝苯地平等药口服，心绞痛虽有缓解，但其他伴随症状未见缓解。近半月又因劳累，心绞痛复发，且较前发作频繁，伴心悸、心中痞塞感，疲乏，头晕尤甚，恶心欲吐，含服硝酸甘油效果欠佳，而求诊于刘老。诊查：精神差，双手微颤抖；舌质淡红，舌苔薄白，边有齿痕，脉弦细结代。心率 98 次/min，心律绝对不齐，心音强弱不等。血压 140/90mmHg。

中医诊断：胸痹；**西医诊断**：冠心病，心绞痛，心律失常，心房纤颤。

辨证：胸阳痹阻，胃气不和。

治法：通阳宣痹，理气和胃。

处方：瓜蒌薤白半夏汤合橘枳姜汤加减，全瓜蒌15g，薤白12g，半夏12g，党参15g，生黄芪30g，桂枝9g，香附9g，陈皮9g，赤白芍各9g，枳实9g，生姜3片，三七粉1g（冲服）。水煎服，日1剂，10剂。

1999年11月22日二诊：服上方30剂后，自觉精神转佳。劳累时仍稍感心前区疼痛，但胸闷、气短及头晕均有减轻。继以此方加减，调治3个月，心绞痛、心悸、气短、头晕等症状均有缓解；脉弦细，舌质淡红，苔薄白。复查心电图基本恢复正常，偶见房性期前收缩。随访1年，身体健康状况良好，虽有时劳累，但心绞痛未再发。

按语：胸闷、疲乏、脉弦细提示为心阳痹阻；心中痞塞、恶心欲吐乃胃气不和。采用心胃同治之法。仲景《金匮要略·胸痹心痛短气病脉证治》曰："胸痹不得卧，心痛彻背者，瓜蒌薤白半夏汤主之。""胸痹，胸中气塞，短气，茯苓杏仁甘草汤主之，橘枳姜汤亦主之。"本案之胸痹心痛，刘老以瓜蒌薤白半夏汤合橘枳姜汤为主，加生黄芪、党参益气健脾，脾气旺则心气足；桂枝辛甘性温，能助心阳，通血脉，止悸动；三七、赤芍活血行瘀；增香附一味，乃气为血帅，气行则血行，疏通血脉；又兼胃气不和，佐以橘枳姜汤理气和胃。综上观之，刘老以通阳宣痹为主，佐以理气和胃、健脾益气等法，体现了"胸痹不离于心，不止于心"的治则，治疗以心为主，兼顾他脏。

胸痹（心肾阳虚，阴寒凝滞）

王某，女，56岁，1978年2月18日初诊。

主诉：胸闷，伴心悸、气短1年。

病史：1年来，患者常感胸闷，伴心悸、气短，严重时感胸痛；平时常觉形寒畏冷、手足不温，双下肢冷痛难耐，纳少，小便清长，大便溏薄；疾病发作时常冷汗淋漓，痛苦万分；舌苔淡白，脉沉细无力，双寸脉若有若无。24小时动态心电图示：频发室性期前收缩，二联律。

中医诊断：胸痹；**西医诊断**：冠心病，心绞痛，心律失常，频发室性期前收缩。

辨证：心肾阳虚，阴寒凝滞。

治法： 温通心肾，散寒通脉。

处方： 当归四逆汤合参附龙牡汤加减，红参10g（另煎），制附子10g（先煎），炙甘草10g，桂枝10g，当归10g，细辛3g，丹参30g，炙黄芪30g，生姜10片，大枣6枚。水煎服，日1剂，5剂。

1978年2月22日二诊： 患者服上方3剂后，畏寒症状明显减轻，手足转暖，胸痛减轻，但仍时有心悸、胸闷，故在原方基础上加生龙牡各18g（先煎）以镇敛固摄。水煎服，日1剂，6剂。

患者服用上方6剂后症状消失，以益气、活血、通瘀之品善其后。

按语： 心肾阳气不足，推动血液运行之力不足，加之肾阳不足，卫气生成乏源，稍有不慎，风寒之邪乘虚侵袭，客于脉络；如此，则脉络痹阻不通，继而胸闷、心痛、气短始作；苔白脉沉，冷汗时出，双下肢经常冷痛，手足不温，乃心阳不足之故。刘老治疗选用当归四逆汤合参附龙牡汤以温通心肾、散寒通脉；加黄芪合当归补血、丹参祛瘀；加龙、牡顾护心肾之阳；去苦寒之木通，唯恐其损伤心阳。

胸痹（心肾阳虚，水不化气）

周某，女，56岁，1991年7月20日初诊。

主诉： 胸痛反复发作4年，加重1月伴双下肢肿胀。

病史： 患者近4年来，每因劳累或情绪改变则发心前区疼痛，每次历时3~5分钟，并感觉疼痛放射至背部及左前臂部，休息及含服硝酸甘油可缓解。曾多次在某医院查心电图，提示缺血性ST-T改变，并诊断为"冠心病，心绞痛"。近1月来上述症状频频发作，每日心绞痛至少发作3~4次，同时伴有头晕、气短、疲乏无力、腰酸肢肿、心中痞满欲死等症，经多方医治，不能缓解，故求治于中医。就诊时见：重病容，面色略显苍白，四肢欠温，双下肢中度凹陷性水肿；舌质淡，边有齿痕，苔薄白，脉沉迟。血压125/85mmHg。

中医诊断： 胸痹；西医诊断：冠心病，心绞痛，重度心衰，心功能Ⅲ级。

辨证： 心肾阳虚，水不化气。

治法： 温阳化气，通阳宣痹。

处方： 枳实薤白桂枝汤合瓜蒌薤白半夏汤加减，瓜蒌15g，薤白12g，半夏12g，枳壳9g，党参15g，生姜5g，橘皮12g，桂枝9g，厚朴9g，茯苓15g，当归12g，赤芍12g，菟丝子30g，补骨脂15g。水煎服，日1剂，7剂。

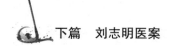

1991年8月18日二诊：服药1个月后，心绞痛发作次数明显减少，余症亦明显减轻；舌苔薄白，脉弦细。再投原方30剂。

1991年9月20日三诊：心绞痛基本消失，痞满欲死之症明显减轻，头晕、气短完全消失，精神及食欲明显好转，四肢转温，腿肿消失。为巩固疗效，原方再进15剂。之后复查心电图：ST-T基本恢复正常，病未再发。

按语：本例为心阳虚之胸痹，提示一脏有病可影响他脏。心病日久，累及肾脏；肾主水，为封藏之本，受五脏之精而藏之，而复回于五脏。心阳虚，可见胸闷、心中痞闷；日久导致肾阳虚，而见肢冷腰酸，水不化气则见肢肿。治疗以瓜蒌、薤白、半夏通阳宣痹；桂枝温通心阳，配合生姜逐寒化饮；佐以菟丝子、补骨脂培补肾中元气。

此外，刘老在临床中对于阳虚甚者常加附子、肉桂大补肾阳之品；对于腿肿甚者常以车前子、白茅根配合使用，以期利水而不伤阴也。

胸痹（肾阴素亏，胸阳不振，气血不和）

蒋某，男，66岁，1980年5月23日初诊。

主诉：阵发性心前区憋闷疼痛9年，加重1月。

病史：患者心前区憋闷疼痛反复发作9年，每次发作时自觉与劳累有关，稍劳则心绞痛发作频繁，历时5分钟左右，感觉可放射至左前臂，休息及含服硝酸甘油可缓解。近1月来因外出活动较多，上述症状加重，发作次数增加，含服硝酸甘油次数增多，胸痛不易缓解，曾诊断为"冠心病，不稳定型心绞痛"。就诊时见：精神欠佳，胸闷，气短，口干，纳少，左手持物发抖，腰酸乏力，大便干燥；舌苔薄，脉弦细，沉取无力。血压160/80mmHg（已经服用降压药）。患者既往高血压及糖尿病史15年。

中医诊断：胸痹；西医诊断：冠心病，不稳定型心绞痛，高血压，糖尿病。

辨证：肾阴素亏，胸阳不振，气血不和。

治法：通阳宣痹，滋补肾阴。

处方：瓜蒌薤白半夏汤合首乌延寿丹化裁，瓜蒌15g，薤白12g，何首乌12g，桑椹15g，桑寄生12g，当归9g，太子参12g，牛膝9g，枳壳9g，赤芍9g，川芎4.5g，三七粉1g（冲服）。水煎服，日1剂，14剂。

1980年6月8日二诊：服药14剂后，自觉精神好转，心胸憋闷缓解，复查心电图恢复正常，为巩固疗效，改服丸药。处方：西洋参30g，何首乌45g，桑椹 45g,茯苓 30g,生黄芪 45g,瓜蒌 45g,薤白 30g,酸枣仁 30g,桑寄生 45g,牛膝 45g,枳实 30g,三七 30g。一料,共为细末,炼蜜为丸,每丸 10g,日服 2 丸。

1981 年 6 月 10 日三诊:随访 1 年后,患者告知上药共服三料,后虽因工作需要外出半年,然身体健康;虽有时劳累,但心绞痛未发。

按语:胸痹为老年常见病之一,其本在心,其根在肾。肾阴虚则精气不能上承,致心失所养,胸阳不振,痰浊内生,气血失调。因此,刘老治疗该病注意通心阳与滋养肾阴兼顾。本案患者患冠心病心绞痛多年,夹杂眩晕、消渴等多种疾病,但刘老在治疗时抓住其主要病机,采用滋肾通阳大法,佐以活血化浊,标本兼顾,攻补兼施,使频繁发作之心绞痛完全缓解,心电图亦恢复正常。

胸痹(胸阳不宣,气滞血瘀)

周某,男,72 岁,1985 年 4 月 2 日初诊。

主诉:胸闷,伴心慌、短气反复发作 10 余年。

病史:患者 10 余年来胸闷、心慌、短气反复发作,动则加重,曾在北京某医院诊断为"冠心病,高血压"。就诊时见:胸闷甚,夜间不能平卧,足跗水肿,睡眠欠佳;舌淡,苔薄白,脉沉细、结代。血压 150/80mmHg。心电图示:①窦性心律;②偶发房性期前收缩;③完全性右束支传导阻滞;④慢性冠状动脉供血不足。

中医诊断:胸痹;**西医诊断**:冠心病,心绞痛,心律失常,偶发房性期前收缩,完全性右束支传导阻滞,高血压。

辨证:胸阳不宣,气滞血瘀。

治法:通阳活血,理气化瘀。

处方:桂枝 9g,瓜蒌 12g,薤白 9g,当归 9g,丹参 9g,桃仁 12g,红花 6g,党参 9g,香附 12g,郁金 9g,茯苓皮 12g,陈皮 3g,青皮 3g。水煎服,日 1 剂,14 剂。另给予安神补心丸 1 瓶,每次 10 粒,每天 3 次。

1985 年 4 月 18 日二诊:连续服药 14 剂后,患者觉症状明显好转,心律齐,水肿消退;但仍感精神疲惫,不能多动,极易疲劳;舌淡,苔薄,脉细。故在原方基础上去茯苓皮、青皮,加黄芪 12g、白术 9g。水煎服,日 1 剂,10 剂。

1985 年 5 月 15 日三诊:患者共服药 40 天,诸症明显好转,无明显胸痛、胸闷发作,心律齐。处方:桂枝9g,瓜蒌12g,薤白9g,丹参9g,麦冬9g,红花6g,党参9g,香附12g,郁金9g,黄芪9g,半夏6g。水煎服,日1剂,14剂。另给予安神补心丸1瓶,每次10粒,每天3次。

1985年6月8日来我院复查,患者未感明显不适,测血压125/80mmHg,查心电图:①窦性心律;②完全性右束支传导阻滞。患者已经恢复工作。

按语: 患者共服药2个月,始终以通阳活血、理气化瘀为治疗大法。冠心病伴有高血压,在治疗时理当兼顾,然就本案患者而言,因患冠心病已经导致心功能不全,故本病的关键在于心脏行血障碍,加之患者临床表现,故刘老辨证为:胸阳不宣、气滞血瘀。治疗宜取桂枝、瓜蒌、薤白通心阳;桃仁、红花活血;又因气为血帅,活血以理气为先,故用香附、郁金、青陈皮以行气活血;用茯苓皮意在利水消肿;党参益气培元。服药14剂后,患者诸症明显减轻。顾及患者年事较高,且有疲乏感,故去青皮、茯苓以防其耗伤正气;后期增入黄芪,以培补脾肺之气。

胸痹(浊阴上乘,清阳被蒙)

徐某,男,56岁,1991年8月11日初诊。

主诉: 胸闷,伴头晕、少寐1年余。

主诉: 自1990年6月,患者常胸闷,伴头晕、少寐。曾诊断为"冠状动脉粥样硬化性心脏病、神经衰弱",在当地服药数百剂,疗效不佳,故来京求治。现自觉胸膺痞闷,有窒塞感,呼吸不畅,腹部隐痛,大便日二、三行,质软,寐不佳;舌苔薄,脉细滑。

中医诊断: 胸痹;**西医诊断:** 冠心病,心绞痛,神经衰弱。

辨证: 浊阴上乘,清阳被蒙。

治法: 通阳泄浊,行气散结。

处方: 瓜蒌薤白半夏汤加味,瓜蒌15g,薤白10g,太子参15g,桂枝3g,半夏10g,陈皮6g,广郁金10g,白蒺藜12g,潞党参15g。水煎服,日1剂,5剂。

1991年8月17日二诊: 服上药5剂后,胸膺痞闷减轻,头昏已瘥,仍有夜寐不安。患者对目前疗效满意,要求继续服原方并加重剂量。考虑患者夜寐不安,故原方去白蒺藜,加远志9g、夜交藤10g。水煎服,日1剂,7剂。

患者服药7剂后,胸闷除,夜寐安。

按语: 脾弱之质,大便常溏,饮食不归正化,痰湿内生,浊阴上乘,清阳被蒙，是以头昏头重；阴踞阳位，气机痞塞，以致胸膺痞闷；痰浊内生，阴阳平秘失常，故夜寐不安；痰浊阻滞，肺气失宣，故呼吸不畅。刘老治以通阳泄浊、辛开苦降、滑利气机，方用瓜蒌祛痰开胸；薤白通阳散结行气；桂枝通阳化气；半夏、陈皮化痰和中；党参健脾益气；郁金行气宽胸。气行痰化，胸阳得旷而胸闷自解。

肾心痛（心肾不交，阴阳两虚）

向某，男，64岁，1989年12月17日初诊。

主诉：胸闷、胸痛反复发作5年，加重3天。

病史：患者5年前始出现胸闷、胸痛，曾在某医院诊断为"冠状动脉粥样硬化性心脏病"。病发时，口服复方丹参滴丸、速效救心丸，疼痛可稍缓解；但稍有劳累，胸痛又作。近3日因天气寒冷，加之劳累，心绞痛再次发作，动则气短，心烦胸闷，伴少腹拘急、小便不利、腰膝酸软。就诊时见：胸闷、胸痛，心悸，神疲，语声低微，气息微弱，四肢清冷；舌质淡嫩，脉结代而沉细。

中医诊断：肾心痛；西医诊断：冠心病，心绞痛。

辨证：心肾不交，阴阳两虚。

治法：补肾救心，益阴扶阳。

处方：肾气丸加减，熟地黄15g，怀山药15g，云苓15g，山茱萸12g，泽泻12g，牡丹皮10g，淡附片12g（先煎），肉桂6g，巴戟天15g，延胡索12g。水煎服，日1剂，5剂。

1989年12月22日二诊：服上方5剂后，阴火潜消，烦痛缓解，仍感神疲乏力，心动悸，脉结代，舌红嫩。原方去延胡索，加人参10g、三七6g以益气活血、交通心肾。水煎服，日1剂，10剂。

服药10剂后，患者心悸、胸痛消失，继续用丹参饮送服金匮肾气丸，追踪半年，未见复发。

按语：肾之阴阳不足而致胸痹心痛，《灵枢·厥病》称"肾心痛"，《类证治裁·心痛》称"肾厥心痛"，此乃心肾水火不交，肾阴阳俱虚，阴火上冲，逼及心官所致。人年六十以上肾气亏虚，如有不慎，尤易导致肾气不交于心，阴火上犯。《张氏医通·诸痛门》云："肾心痛者，多由阴火上冲之故。"本案心痛阵作，连及腰腹，小便不利，脉沉细而结代，刘老选用肾气丸加巴戟天，益阴扶阳，以

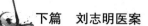

调肾间动气，气动为阳，上注心脉而温化阴火。《金匮要略心典》曰："补阴之虚，可以生阳；助阳之弱，可以化水。"温补肾之阴阳，则阴得阳以相生，阳得阴以相养，肾中之阴阳既济，肾气自通于心，心气自降于肾，心肾上下水火相交，阴火自降。方中加延胡索理气，二诊加人参、三七益气活血，气顺血行则心主自然宁静，心肾保持动态协调，脉络通畅，故心痛之症，亦自豁然。

肝心痛（肝气郁结，脉络壅塞）

余某，女，52岁，教师，1990年2月4日初诊。

主诉： 胸痛反复发作5年。

病史： 近5年来胸痛反复发作，并连及两胁，含丹参滴丸疼痛可稍缓解，旋即又作，痛如刀绞，不得太息，嗳气后疼痛可稍缓解，伴头晕、心烦，口渴喜热饮，大便干结。就诊时见：胸痛，头晕，心烦，精神困怠，面色苍白，呻吟频作；舌质苍老，脉弦涩。

中医诊断： 肝心痛；西医诊断：冠心病，心绞痛。

辨证： 肝气郁结，脉络壅塞。

治法： 疏肝解郁，活血荣心。

处方： 柴胡疏肝散合金铃子散加减，川楝子12g，柴胡12g，丹参15g，砂仁10g，延胡索10g，降香6g，三七（打碎）10g，川芎6g，枳壳12g，赤芍15g，香附10g。7剂，水煎服，早晚分两次，送服四磨汤。

1990年2月11日二诊： 服上方2天后，心痛明显缓解，仍感心烦、口渴，改用丹参饮合逍遥散，加酸枣仁、竹茹以疏肝理气、活血荣心。连服10天，胸痛未再发。

按语：《症因脉治·胸痛论》载："内伤胸痛之因，七情六欲，动其心火，刑及肺金；或怫郁气逆。"说明情志因素是导致胸痹的重要病因。《灵枢·厥病》曰"色苍苍如死状，终日不得太息，肝心痛也"，本案患者胸痛连及两胁，嗳气后疼痛可缓解，故辨证为肝气郁结、血络壅塞。本病乃由气血痰火郁结于肝、气逆上攻、脉络壅塞、血不荣心而作。

刘老以柴胡疏肝散合金铃子散化裁，意在疏肝行气、活血止痛；二诊用丹参饮合逍遥散加三七、川芎理气、化瘀；送服四磨汤取其能降逆气，通便而缓解疼痛。关键在于紧扣病机，灵活加减，故取效甚捷。

胸痹、心悸（寒热互结，心血瘀阻）

刘某，男，79岁，1982年5月9日初诊。

主诉： 胸闷、心慌10余年，加重伴头晕半个月。

病史： 患者罹患冠心病已有10余年，5年前又并发脑血管硬化。最近半月常感胸闷、心慌，甚则胸痛，兼见头晕，双手发抖，唇紫，纳差，小便正常，有时大便秘结，有时日行两次；舌绛，苔白腻，边有瘀点，脉弦结。脉率43次/min，有不规则间歇；心电图示：三度房室传导阻滞，交界性逸搏心律。

中医诊断： 胸痹，心悸；西医诊断：冠心病，心绞痛，心律失常，三度房室传导阻滞，交界性逸搏心律，脑血管硬化。

辨证： 寒热互结，心血瘀阻。

治法： 温阳活血，凉营散瘀。

处方： 丹参饮合血府逐瘀汤加减，丹参30g，全瓜蒌15g，薤白10g，赤芍10g，红花6g，川芎6g，当归9g，桃仁9g，生地黄15g，檀香6g，川椒3g。水煎服，日1剂，14剂。

1982年5月23日二诊： 患者连续服药14剂，心悸已平，胸痛、胸闷缓解，头晕、手抖消失，脉弦有力。脉率66次/min，未见间歇；复查心电图转为一度房室传导阻滞。之后继予活血化瘀加益气活血药，调理3个月，心绞痛未复发，心率基本正常。

按语： 心主一身之血脉，如心阴不足或心气郁结、心血瘀滞，则心脉鼓动无力，血液运行受阻，遂成心脉痹阻之证；心脉痹阻亦可影响心脉鼓动，血行无力，郁结心气与心阳，加重心血瘀滞。《素问·痹论》曰："心痹者，脉不通，烦则心下鼓。"脉不通者，脉来迟，结脉也；心下鼓者，心跳如击鼓也。此外还可见心痛、脉涩，如《素问·脉要精微论》云"夫脉者，血之府也……涩则心痛"，可见中医学很早就认识到瘀血痹阻心脉可导致心脉失常而见心悸不已。清·唐容川《血证论》说："血虚则神不安而怔忡，有瘀血亦怔忡。"指明了血瘀亦可导致心律失常。清·王清任之《医林改错》曰："心跳心忙，用归脾安神等方不效，用此方（编者注：血府逐瘀汤）百发百中。"指明活血化瘀的血府逐瘀汤是治疗心律失常的有效方药。

刘老临床常取血府逐瘀汤及丹参饮两方合瓜蒌、薤白，用以治疗心血瘀阻之胸痹心痛伴发心悸，每获显效。寒甚者常加川椒3g、细辛3g；阳虚者常加桂枝6g、附片9g（先煎）；胸闷甚者加枳壳6g、檀香6g；气虚甚者加西洋参5g（研末冲服）、黄芪15g；瘀甚化热者常加赤芍12g、牡丹皮9g、大黄6g。

胸痹（胸阳不振，痰浊内阻）

杨某，男，64岁，1980年8月22日初诊。

主诉： 心前区疼痛5年，加重1月。

病史： 患者1975年以来反复发作心前区疼痛，并放射至背部及左前臂，每次发作与劳累及情绪变化有关，历时数分钟，含服硝酸甘油片或休息，胸痛可以缓解。曾在当地县人民医院诊断为"冠心病"，长期服用硝酸异山梨酯、普萘洛尔等药物。近1个月来虽无明显诱因，但心前区压榨性疼痛频繁发作，每次历时1小时左右，含服硝酸甘油片无明显缓解。就诊于当地医院，心电图示：V1~V3导联可见病理性Q波，V1~V5导联ST段下移约0.2mV，T波倒置，遂诊断为"冠心病，急性前间壁心肌梗死"，立即住院保守治疗，病情好转后出院。之后心前区疼痛间断发作，兼见胸闷、头晕、气短、腰腿酸软诸症。就诊时见：慢性病面容，表情痛苦；舌质淡暗，苔薄白腻，脉弦细；心率：90次/min，心音弱，无杂音；血压150/90mmHg。

中医诊断： 胸痹；**西医诊断：** 冠心病，陈旧性前间壁心肌梗死。

辨证： 胸阳不振，痰浊内阻。

治法： 通阳活血，化浊通痹。

处方： 茯苓杏仁甘草汤合瓜蒌薤白半夏汤加减，茯苓12g，杏仁9g，瓜蒌15g，薤白12g，半夏9g，泽泻9g，枳壳9g，太子参9g，三七粉1g（冲服），甘草4.5g。水煎服，日1剂，10剂。

1980年9月3日二诊： 服上方10剂后，心绞痛发作明显减少。前方加桑椹、何首乌、桑寄生、当归等补养肝肾之品。共服药60剂，心绞痛未再发作，复查心电图，缺血性ST-T改变基本恢复正常。

按语： 本例冠心病、陈旧性前间壁心肌梗死，根据症、舌、脉之表现，可知其病机乃本虚标实：本虚为心阳亏虚兼见肝肾阴虚；标实为痰浊内阻，标实由本虚而生。刘老遵"急则治其标"法则，采用通阳化浊之法，方取仲景之茯苓杏仁甘草汤合瓜蒌薤白半夏汤加减主之；待心痛症减，增加何首乌、桑椹、桑寄生、当归以滋肾，意在固本。如此治分标本，胸痹、心痛得以迅速缓解，疗效巩固。若只治标，虽可缓解一时，难免复发；若只治本，非但难以取效，且有助邪之弊。

胸痹（肾阴亏虚，胸阳不振）

付某，男，68岁，1992年10月5日初诊。

主诉：心前区闷痛2年，加重2月。

病史：患者于1990年起，每逢工作紧张或者劳累便出现心前区憋闷疼痛，每次历时数分钟，休息或含服硝酸甘油可以缓解。近2个月来因工作繁忙，上述症状加重，频繁发作，发作时大汗淋漓，难以忍受，休息及含服硝酸甘油都不能缓解，遂送医院抢救。心电图示：胸前V3~V5导联ST-T段水平下移1.5mV，T波倒置，提示慢性冠状动脉供血不足，临床诊断为"冠心病"。起病以来手持物发抖，腰酸软无力，口干，大便微干，服用西药疗效欠佳。就诊时见：精神尚可，气短，双手颤抖；舌苔薄，脉弦细，沉取无力。体温正常，唇无发绀，舌无偏斜，双下肢未见水肿；心率85次/min，律齐，第一心音低钝，可闻及第四心音；血压150/90mmHg（已经服用降压药），既往高血压病史多年。

中医诊断：胸痹；**西医诊断：**冠心病，心绞痛，高血压。

辨证：肾阴亏虚，胸阳不振。

治法：滋肾通阳，理气活血。

处方：瓜蒌15g，薤白12g，何首乌12g，桑椹15g，桑寄生12g，当归9g，太子参12g，牛膝9g，枳壳9g，赤芍9g，川芎4.5g，三七粉1g（冲服）。水煎服，日1剂，7剂。

1992年10月13日二诊：服药7剂后，精神转佳，胸闷减轻，发作频率减少。守原方加减治疗3个月，上述症状完全缓解，心电图检查恢复正常。多次复查心电图，ST-T段下移及T波低平明显好转，恢复正常工作。

按语：冠心病心绞痛常见于老年人，肾虚是老年人的生理特点和病理基础，故补肾法乃治疗老年病的重要方法。老年人肾气衰弱，表现为阴阳之气俱不足，阴为阳基，无阴精之形，则阳无以载，故补肾应强调补肾阴的不足。张景岳《景岳全书·传忠录·治形论》主张"凡欲治病者，必以形体为主，欲治形者，必以精血为先，此实医家之大门路也"，景岳的"治形"思想，对老年病的防治更是有其现实意义。老年病治在肝肾，为历代医学家所重视，前人养生寿老方剂，如"首乌延寿丹""还少丹""首乌丸"等无不体现肝肾之治。刘老抓住本例患者年高体虚之特点，采用通阳活血、滋补肝肾的方法，使心绞痛得以控制，血压恢复正常，心电图明显好转，体现了中医治病求本的思想。若不细加辨证而一味攻伐，势必戕伤正气，造成不良后果。

胸痹（气阴两虚，心脉痹阻）

郑某，男，48岁，1994年2月25日初诊。

主诉：心前区憋闷、心慌反复发作1年。

病史：患者近1年来反复出现心前区憋闷、心慌，劳累及活动后加重，每次患者感到胸闷随即出现心慌，心慌又加重胸闷；每次发作持续时间从数分钟到数小时不等。平卧休息或含服硝酸甘油片可以缓解。曾做24小时动态心电图示频发室性期前收缩，ST段压低。患者起病以来纳食尚可，寐不实，二便正常；舌质暗红，舌苔薄白，脉结代稍细；心脏B超示：左室顺应性减退，动脉弹性减退；血生化检查示：血脂稍偏高（具体不详）。

中医诊断：胸痹；西医诊断：冠心病，心绞痛，心律失常，频发室性期前收缩，高脂血症。

辨证：气阴两虚，心脉痹阻。

治法：益气养阴，活血通脉。

处方：生脉散合瓜蒌薤白汤加减，瓜蒌15g，薤白12g，生地黄15g，桑椹9g，麦冬9g，五味子6g，丹参9g，白芍9g，党参9g，三七粉2g（冲服），酸枣仁9g，西洋参6g（研末冲服），冬虫夏草3g（研末冲服），甘草6g。水煎服，日1剂，30剂。

1994年5月25日二诊：服药后，胸闷、心慌明显好转。近日因剧烈运动，又出现胸闷，余无特殊。查体：一般情况可，心率80次/min，可闻及期前收缩，1~2次/min，心音正常，A2＞P2，可闻及S4；舌苔薄，脉弦，时有结代。处方：守原方，水煎服，日1剂，7剂。

1994年6月11日三诊：服药7剂后，胸闷、心悸消失，其余无特殊。改汤剂为丸剂，处方：何首乌80g，桑椹80g，生地黄60g，瓜蒌75g，薤白60g，五味子30g，丹参50g，白芍50g，麦冬50g，酸枣仁50g，三七50g，西洋参50g，生黄芪75g，甘草45g。上药一料，共为细末，炼蜜为丸，10g/丸，2次/d，1丸/次。

1994年6月14日，出差带药，西洋参6g（研末冲服），麦冬9g，冬虫夏草

3g(研末冲服)，五味子6g。煮上药，代茶徐徐饮之。

1994年6月29日四诊：自诉服药后诸症好转，但最近觉劳累后或休息欠佳时胸闷渐重，兼见疲乏，但食欲、二便均正常；血压120/86mmHg，心率70次/min，心音正常；舌质淡红，苔薄白，脉弦细。处方：党参12g，茯苓9g，麦冬9g，五味子9g，何首乌12g，薤白12g，瓜蒌12g，白芍9g，生地黄15g，酸枣仁9g，生黄芪18g，冬虫夏草3g(研末冲服)，西洋参6g(研末冲服)，桑椹9g，丹参9g，三七粉2g(冲服)。水煎服，日1剂，20剂。

1994年7月29日五诊：患者来电话诉，服上方20剂，胸闷、心悸、疲乏全除，要求继续服原方治疗。处方：守四诊方，水煎服，日1剂，20剂。

1994年8月15日六诊：近日因工作繁忙，劳累过度，精神紧张，又出现胸闷，但无放射性疼痛，睡眠欠佳，饮食、二便正常；舌质正常，舌苔薄白，脉弦细。处方：党参60g，茯苓45g，麦冬45g，何首乌70g，瓜蒌60g，薤白60g，生地黄70g，赤芍50g，酸枣仁50g，丹参45g，杏仁45g，生黄芪70g，西洋参50g，桑椹60g，三七45g，冬虫夏草50g。上药一料，共为细末，炼蜜为丸，10g/丸，2次/d，1丸/次。

1995年2月28日七诊：自诉服中药后胸闷、心悸症状基本消失；近1个月来嗜睡，有时血压高达160/100mmHg，现每日服尼群地平片1片以控制血压，血脂偏高，其余无特殊。处方：葛根12g，赤芍9g，丹参9g，瓜蒌12g，薤白12g，生黄芪15g，西洋参6g(研末冲服)，麦冬9g，五味子6g，生地黄15g，牛膝9g，甘草6g。水煎服，日1剂，15剂。

丸药处方：党参60g，薤白60g，生地黄70g，茯苓45g，麦冬45g，何首乌70g，瓜蒌60g，赤芍50g，酸枣仁50g，丹参45g，杏仁45g，生黄芪70g，西洋参50g，桑椹60g，三七45g，冬虫夏草50g，草决明50g。上药一料，共为细末，炼蜜为丸，10g/丸，2次/d，1丸/次。

1995年7月5日八诊：服中药1年，自觉心悸消失，劳累后偶有胸闷；服药前，心脏B超示：心室壁舒张功能降低，左室顺应性差，24小时动态心电图记录多发室性期前收缩；服药后于1995年6月28日复查心脏B超示：心室壁舒张功能恢复正常，E峰＞A峰，左室顺应性恢复正常。运动平板试验正常，运动期间未见期前收缩。为巩固疗效，上方一料，继续做丸剂服用。丸剂处方：党参60g，薤白60g，生地黄70g，茯苓45g，麦冬45g，何首乌70g，瓜蒌60g，赤芍50g，酸枣仁50g，丹参45g，杏仁45g，生黄芪70g，西洋参50g，桑椹60g，三七45g，冬虫夏草50g，草决明50g。上药一料，共为细末，炼蜜为丸，

10g/丸，2次/d，1丸/次。

1995年11月9日九诊：失眠，疲乏，头晕，头痛，大便稀；舌苔薄白，脉弦滑。处方：党参15g，白术12g，云苓12g，陈皮9g，砂仁9g，生黄芪12g，酸枣仁9g，山药12g，扁豆12g，西洋参6g(研末冲服)，浮小麦12g，甘草6g。水煎服，日1剂，14剂。

1995年11月21日十诊：服上方效果好，头晕、头痛、疲乏、失眠明显好转，唯有大便仍不成形，继续服用原方14剂。

1995年12月3日十一诊：偶有胸闷、乏力、汗出，大便已经成形，每天1次，睡眠较前好转。查体：一般情况可，舌质淡红，舌苔薄白，脉弦细弱。处方：茯苓12g，薤白12g，砂仁9g，陈皮9g，党参15g，白术12g，半夏9g，生黄芪15g，西洋参6g(研末冲服)，浮小麦15g，酸枣仁9g，冬虫夏草5g(研末冲服)，甘草6g。水煎服，日1剂，7剂。

1995年12月8日十二诊：服药后症状改善，近日因工作紧张，感胸闷、汗出，大便成形；舌质淡红，舌苔薄白，脉弦细。处方：党参15g，白术9g，云苓12g，生黄芪15g，瓜蒌15g，薤白12g，半夏9g，砂仁9g，枳壳9g，郁金9g，冬虫夏草6g(研末冲服)，西洋参6g(研末冲服)，浮小麦15g，甘草6g。水煎服，日1剂，8剂。

1996年4月24日十三诊：病史同前，近日全面检查，心脏B超提示：室间隔稍肥厚，西医师考虑为早期高血压所致，其他所有检查均正常。查体：一般情况可，面色红润，血压145/90mmHg，心率78次/min，偶可闻及期前收缩；舌质淡红，舌苔薄白，脉弦。处方：半夏9g，天麻9g，白术9g，泽泻12g，瓜蒌12g，薤白9g，丹参9g，冬虫夏草6g(另煎)，茯苓12g，陈皮9g，西洋参6g(研末冲服)，生牡蛎24g(先煎)，草决明15g，甘草6g。水煎服，日1剂，10剂。嘱患者清淡饮食，注意劳逸结合，但运动量不宜过大，避免情绪紧张、激动。

患者间断服药两年余，其间虽然病情有反复，但是总的趋势向好，最终患者不适症状消失，能胜任日常工作。随访两年余，患者未再服任何中西药，即使工作劳累亦鲜有不适。

按语：冠心病是严重危害人类健康的疾病，随着科技的发展，西医学治疗该病不断进步。但是西医学重视局部治疗，对病人总体症状的缓解存在一定的局限性。中医药在治疗冠心病心绞痛方面积累了丰富的经验，目前研究较多的是活血化瘀法治疗冠心病。

刘老根据自己多年的临床经验，认为除久病多瘀外，久病亦多虚，其中以气阴两虚最为多见，涉及脏腑主要为脾、心、肾。治疗以益气养阴、活血通脉为基本大法。益气主要是健运脾气，俾脾气健运则生化有源，常选用生黄芪、党参、西洋参、白术等益气健脾；滋阴主要是滋养心肾之阴，俾心肾阴津充足则生化有常，多选用制首乌、桑椹、生地黄、麦冬等滋养心肾之阴。

活血之药甚多，刘老在临床上喜选用丹参、三七两味药。丹参，《神农本草经》谓其："味苦，微寒。主心腹邪气，肠鸣幽幽如走水，寒热积聚；破癥除瘕，止烦满，益气。"三七，《本草纲目》谓其："甘微苦、温，无毒。止血，散血，定痛。金刃箭伤，跌仆杖疮，血出不止者，嚼烂涂，或为末掺之，其血即止。"两药相配，活血不耗血，止血不留瘀，且止痛效果良好。冠心病治疗时间较长，当病情稳定后，可改汤药为丸药，服用方便，有利于患者坚持服药。

真心痛（气阴两虚，心脉痹阻）

杨某，男，64岁，1982年9月20日初诊。

主诉： 胸痛反复发作10余年，加重3月。

病史： 患者自1970年反复发作心前区闷痛，有时呈绞痛，每次发作历时5分钟左右，含服硝酸甘油可以缓解；近3月来劳累后心绞痛频发，有窒息感，发作无时间规律，夜间亦有发作。本次发作时大汗淋漓，历时1小时，服用硝酸甘油无效而急送医院，经心电图检查诊断为"冠心病，急性前壁心肌梗死"。住院治疗月余，采用静脉滴注硝酸甘油，口服硝酸异山梨酯及普萘洛尔等药，心前区疼痛可以缓解，复查心电图为急性前壁心肌梗死（恢复期），病情好转出院。此后心绞痛经常发作，口服扩冠药不能完全缓解，伴有胸闷、头晕、气短、腰腿酸软；舌苔薄腻，脉弦细。

中医诊断： 真心痛；西医诊断：冠心病，急性前壁心肌梗死（恢复期）。

辨证： 气阴两虚，心脉瘀阻。

治法： 益气养阴，活血祛瘀。

处方： 瓜蒌薤白半夏汤合茯苓杏仁甘草汤加减，瓜蒌15g，薤白12g，半夏9g，泽泻9g，黄芪18g，茯苓12g，杏仁9g，枳壳9g，西洋参6g（研末冲服），降香8g，麦冬9g，丹参9g，桂枝9g，炙甘草4.5g，三七粉1g（冲服）。水煎服，日1剂，10剂。

1982年9月30日二诊： 服药10剂，心绞痛发作次数减少，原方中加入桑椹、何首乌、桑寄生等滋肾养阴之品，继服百余剂，诸症痊愈，复查心电图示：

缺血性ST-T改变恢复正常。

按语：急性心肌梗死属于中医"真心痛"的范畴，其病机为虚实夹杂，本虚标实。本虚为心、脾、肾功能失调，脾虚则生血无力，肾虚则封藏失司，如此则心不主血脉；标实为寒凝、气滞、痰浊、血瘀等。其最终的病理表现为心脉瘀阻。心脉瘀阻，不通则痛，正如《素问·痹论》曰"心痹者，脉不通"，故临床常出现心胸刺痛、绞痛或心痛彻背、背痛彻心等症状。

刘老治疗真心痛多采用益气养阴、通阳活血、祛瘀止痛等方法，常常取得满意疗效。方中桂枝、瓜蒌、薤白、半夏同用，温通心阳、宣痹散寒；西洋参、炙甘草、麦冬相配伍益气生津、养心复脉，再与行气活血之三七、丹参、降香等配伍，起到活血通脉之作用。这与西医抗血小板聚集、降低血液黏稠度、扩张冠状动脉血管等治疗方法有异曲同工之妙。

真心痛（胸阳不振，痰浊内阻）

熊某，男，67岁，1993年10月12日初诊。

主诉：间断性心前区疼痛3年，加重1月。

病史：患者近3年来因工作劳累出现心前区闷痛，放射到背部及左前臂，每次持续3~5分钟，含服硝酸甘油片能缓解。曾在当地医院查心电图示V1~V5导联缺血性ST-T改变，诊断为"冠状动脉粥样硬化性心脏病"，经服用硝酸异山梨酯、普萘洛尔、阿司匹林等药物，病情较稳定。9月10日无明显诱因出现心前区疼痛，较前加重，呈绞痛性质，疼痛时间明显延长，含服硝酸甘油数片后不能缓解，大汗淋漓，有窒息感。急诊送往省人民医院，心电图V1~V5导联ST段弓背样抬高0.3mV，心肌酶谱升高，确诊为"冠心病，急性广泛前壁心肌梗死"，住院治疗1个月，病情好转，自行出院。出院后仍然频繁发作心前区疼痛，向左侧肩背放射，服用硝酸异山梨酯、普萘洛尔等药物，疗效欠佳，自觉心前区疼痛与气候变化、情绪波动有关。就诊时见：心前区闷痛，每日发作5~6次，头晕，气短，乏力；舌质淡暗，苔薄白腻，脉弦细。

中医诊断：真心痛；**西医诊断**：冠心病，广泛前壁心肌梗死（亚急性期）。

辨证：胸阳不振，痰浊内阻。

治法：通阳活血，化浊止痛。

处方：瓜蒌薤白半夏汤合茯苓杏仁甘草汤加减，全瓜蒌15g，薤白15g，半夏9g，泽泻9g，太子参15g，枳壳9g，茯苓12g，陈皮9g，杏仁9g，延胡索12g，当归12g,丹参12g,三七粉1.5g(冲服),甘草4.5g。水煎服,日1剂,7剂。

1993年10月25日二诊: 服药12剂后胸痛次数明显减少,无胸闷。效不更方,原方继续服用30剂,胸痛未再发作,诸症痊愈。复查心电图明显改善。

按语: 真心痛之病名首见于《黄帝内经》,《灵枢·厥病》谓:"真心痛,手足清至节,心痛甚,旦发夕死,夕发旦死。"其病因病机为外邪乘虚内袭,痹阻心脉,而致本虚标实之证。

刘老在前贤的基础上,认识到真心痛之病因病机是在本虚的基础上,因瘀血、痰浊、阴寒等相互为患,而成胸阳不振、痰瘀互阻之证。临床多表现为面色苍白、大汗淋漓、胸痛胸闷、憋气,正所谓"色苍苍如死状,终日不得太息"。常以瓜蒌薤白白酒汤、瓜蒌薤白半夏汤、枳实薤白桂枝汤、茯苓杏仁甘草汤配合使用丹参饮、理中丸、二陈汤等方加减治疗。

本案患者胸部闷痛病史3年,加重1个月,检查资料翔实,西医诊断明确。刘老辨证为胸阳不振、痰浊内阻,治疗以通阳活血为主,配合化浊止痛,以瓜蒌薤白半夏汤和茯苓杏仁甘草汤加减治疗,疗效显著。

真心痛(心肾两虚,痰瘀痹阻)

陈某,女,70岁,1995年7月15日初诊。

主诉: 反复心前区疼痛8年,加重3天。

病史: 患者近8年来反复发作心前区疼痛,呈绞痛样,每次发作历时5分钟左右,放射至背部及左前臂,休息及含服硝酸甘油片可缓解。近3天无明显诱因而心绞痛频发,夜间亦有发作,持续时间明显延长,伴大汗、窒息感、恶心欲吐,含服硝酸甘油不缓解。送往某医院,查心电图可见Ⅱ、Ⅲ、aVF导联ST段弓背样抬高0.1mV,以"冠心病,急性下壁心肌梗死"收住入院,经静脉滴注硝酸甘油、口服阿司匹林、单硝酸异山梨酯片、酒石酸美托洛尔等药物治疗后,病情缓解。出院前复查心电图示:急性下壁心肌梗死(恢复期);出院后患者心前区疼痛仍然反复发作,同时伴有气短,腰酸乏力,头晕目眩,口干,纳少,心中痞塞欲死,经多方医治症状并无缓解,后经病友介绍,求诊于刘老。就诊时见:重病病容,面色苍白;舌质淡暗,苔薄白,脉沉细。血压150/90mmHg。

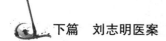

中医诊断：真心痛；**西医诊断：**冠心病，急性下壁心肌梗死（恢复期），高血压。

辨证：心肾两虚，痰瘀痹阻。

治法：益肾活血，通阳化浊。

处方：瓜蒌薤白半夏汤合四物汤加减，瓜蒌15g，薤白15g，半夏9g，制首乌12g，桑椹15g，桑寄生12g，生地黄15g，当归9g，赤芍9g，川芎4.5g，太子参20g，三七粉1g（冲服）。水煎服，日1剂，10剂。

1995年8月6日二诊：服上方20剂，心绞痛明显缓解，气短、头晕消失，体力恢复正常。嘱患者停服西药，效不更方，原方再服60剂，心绞痛症状消失，诸症悉除。复查心电图示：缺血性ST-T改变基本恢复正常。

按语：真心痛之病因众多，如《素问·举痛论》云："经脉流行不止，环周不休，寒气入经而稽迟，泣而不行，客于脉外则血少，客于脉中则气不通，故卒然而痛。"此段论述奠定了真心痛"寒邪内侵致病论"的基础。仲景在《黄帝内经》基础上有所发展，提出"峻逐阴寒，温补胸阳"法治疗真心痛，《金匮要略·胸痹心痛短气病脉证治》曰："心痛彻背，背痛彻心，乌头赤石脂丸主之。"

刘老认为真心痛之病机，阴寒之邪是标，胸阳不振是本。肾乃全身阴阳之根本，内藏元阴元阳；心为火脏，主血脉运行，主张从心肾论治真心痛。本案病位在心，与肾关系密切。肾精不足则精不化气，体内阴液停滞而成痰浊；胸阳不振则营阴固涩，脉道不充则血流不畅，心脉瘀阻。治宜益肾活血、通阳化浊，瓜蒌、薤白、半夏通阳化浊；三七、当归活血化瘀行气、祛瘀生新。诸药合用可益心肾利脉道，化瘀浊止痹痛，而见显效。

心痹（热毒内扰，心气亏虚）

许某，女，32岁，1991年12月4日初诊。

主诉：间断胸闷，伴心慌、气短1年半。

病史：1990年4月，患者突发高热，后出现胸闷、气短、脉来间歇等脉症，经某医院查心电图示：胸前导联ST段压低0.1mV，T波倒置，诊断为"病毒性心肌炎"，住院治疗月余，未见明显好转。目前患者感胸闷，伴心慌、气短、精神不振；听诊有频发期前收缩；舌红嫩，苔薄黄，脉沉细、结代。

中医诊断：心痹；**西医诊断：**病毒性心肌炎后遗症。

辨证：热毒内扰，心气亏虚。

治法： 养心益气，清热解毒。

处方： 生脉散合甘麦大枣汤加减。丹参 12g，麦冬 9g，五味子 9g，太子参 12g，郁金 9g，香附 9g，蒲公英 15g，金银花 9g，竹叶 15g，降香 6g，龙齿 15g（先煎），淮小麦 30g，炙甘草 6g，红枣 5 枚。水煎服，日 1 剂，7 剂。

1991 年 12 月 11 日二诊： 患者服药 7 剂后，精神好转，胸闷减轻，舌苔薄，脉细数。处方：当归 9g，赤芍 9g，白芍 9g，三七 6g，麦冬 9g，太子参 12g，降香 6g，郁金 9g，龙齿 15g（先煎），蒲公英 15g，紫花地丁 15g，牡蛎 30g（先煎），淮小麦 30g，炙甘草 6g，红枣 5 枚。水煎服，日 1 剂，10 剂。

患者连续服药月余，自觉症状明显好转，胸闷气短减轻，精神转佳。复查心电图示：ST 段恢复，T 波由原来倒置转为直立。建议患者进行适当锻炼，动静结合，巩固疗效。

按语：《素问·痹论》曰："五脏皆有合，病久而不去者，内舍于其合也……脉痹不已，复感于邪，内舍于心。"外邪袭人，先伤其表，病邪不解日久，由外而内，渐及脏腑。本案为年轻女性患者，有感冒发热病史，逐渐出现胸闷、气短、心慌等症，此乃病邪日久内伤脏腑之故。毒邪内留，日久耗伤气阴，心气不足则见气短、精神不振；心阴不足，心失所养则见心慌，舌红嫩，苔薄黄。

本案刘老采用生脉散加甘麦大枣汤治疗。方中不用党参，一则防益气太过，二则嫌其有助火之弊；丹参性寒，取其养血、活血、祛瘀之性；用龙齿、牡蛎，取其重镇安神之功；五味子兼具五味之性，功善收敛，用其意在敛心阴；患者此病为外感高热所致，加之舌红嫩、苔薄黄，乃余热未清之象，故投蒲公英、紫花地丁、金银花以清热解毒；另加竹叶清心经之热。

心痹（心脾气虚，湿热内阻）

黄某，男，12 岁，1993 年 12 月 26 日初诊。

主诉： 胸闷、憋气反复发作 1 年余。

病史： 患儿去年因风湿性心肌炎住院半年，住院期间以间断服用激素方法治疗，病情好转。出院后一直休学在家，目前仍感生气及活动后胸闷、心悸、自汗、疲乏诸症明显；睡眠、饮食正常，二便调。就诊时见：满月脸，精神差，双下肢不肿；心率 85 次/min，无病理性杂音，S1 稍低钝，P2＞A2；听诊肺部（-）；舌质红，苔黄腻，脉细；24 小时动态心电图示：普遍 T 波倒置。

中医诊断： 心痹；西医诊断：风湿性心脏病。

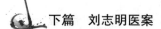

辨证：心脾气虚，湿热内阻。

治法：益气健脾，清利湿热。

处方：六君子汤加减，党参15g，茯苓9g，陈皮6g，半夏9g，酸枣仁6g，白术12g，瓜蒌9g，薤白12g，薏苡仁18g，生甘草6g。水煎服，日1剂，7剂。

1994年1月4日二诊：患者服药7剂，精神好转，胸闷、憋气症状亦好转，乏力明显改善，查心电图T波倒置较前变浅。

按语：小儿腠理疏松，外邪犯表，容易内传，变生他病。本案外邪侵犯，初袭皮毛，内合于脉，脉痹不已，内舍于心，发为"心痹"。临床证见胸闷、憋气、自汗、疲乏等症。脾胃为气血生化之源，脾气虚则生化乏源，心气不足则胸中大气不转，故可见胸闷、憋气、疲乏；小儿肉嫩腠疏，固密失司，湿热内迫则自汗。

刘老以六君子汤为主化裁：六君子汤益气、健脾、化痰；加薏苡仁化痰、健脾、利湿；酸枣仁、甘草补中安神；加瓜蒌、薤白宽胸、理气、通痹。刘老指出治疗本案"标本兼顾"是纲要，补脾气以助心气，此指治本之法；清利湿热乃治标之策。苓、术相配是关键：茯苓祛湿逐水燥脾、补中健胃，与白术相伍，前者渗湿助运，走而不守；后者补中健脾，守而不走，二者相辅相成。

不寐（肝郁脾虚）

康某，男，37岁，1976年9月11日初诊。

主诉：失眠1年。

病史：患者1年前因生气，低热始作，上午9点到下午4点发热明显，体温在37.7~37.8℃之间，服用退热药物，体温可暂时下降，但平时常觉头晕，纳呆，睡眠质量差，每晚入睡约4个小时，口干喜饮，口苦目赤，胁肋走窜疼痛，大便2~3次每日；舌质暗红，苔薄黄，脉弦；既往慢性支气管炎病多年。

中医诊断：不寐；**西医诊断：**失眠。

辨证：肝郁化火，乘脾犯胃。

治法：疏肝健脾，清热和胃。

处方：小柴胡汤加减，柴胡9g，半夏9g，黄芩9g，远志12g，栀子9g，太子参9g，白芍6g，龙胆草12g，茯苓12g，焦三仙18g，甘草6g，生姜3片，大枣4枚。水煎服，日1剂，7剂。

患者服药后，睡眠明显好转。

按语： 肝为木脏，脾属中土，五行相克，故肝气郁结，最易侵犯脾土，治当疏肝健脾，《金匮要略·脏腑经络先后病脉证》曰："见肝之病，知肝传脾，当先实脾……中工不晓相传，见肝之病，不解实脾，惟治肝也。"《素问·逆调论》曰"阳明者胃脉也……胃不和则卧不安"，则提出对于胃气不和所致之失眠，可用消食和胃之法治疗。

刘老指出：本案患者情志因素是致病之因，肝气郁结，木失条达，横逆犯胃，故纳呆；脾不升清，故头晕；扰乱心神，故不寐。观其症口渴甚，烦躁易怒，口苦目赤，提示肝郁化火。治当疏肝健脾，清热和胃。方中柴胡疏肝、行气、解郁；黄芩、栀子、龙胆草清肝经火热；太子参、芍药、甘草养阴柔肝；茯苓、远志安神定志；焦三仙健脾消食，胃和则夜寐安矣。

不寐（阴虚火旺）

申某，男，61岁，1993年11月6日初诊。

主诉： 失眠5个月，伴五心烦热、盗汗。

病史： 患者5个月来每夜均不能入睡，常伴五心烦热、盗汗、大便干燥诸症，曾服用各种镇静安眠中西成药，以及人参、鹿茸等补品，病情反而加重；就诊时见：精神疲惫，头晕，耳鸣，健忘，心烦，腰酸，口干少津，容易疲劳，面色黑黄；舌淡红，脉沉细。

中医诊断： 不寐；西医诊断：失眠。

辨证： 阴虚火旺。

治法： 滋阴降火。

处方： 黄连阿胶汤合生脉散加减，黄连9g，阿胶6g（烊化），黄芩9g，芍药9g，酸枣仁9g，何首乌12g，夜交藤9g，西洋参6g（研末冲服），麦冬12g，五味子6g，生地黄12g，珍珠粉1g（冲服），丹参9g。水煎服，日1剂，10剂。

二诊： 服药20余剂，上述症状明显改善，体力恢复，面色红润，精神好转，上方加知母6g，甘草6g。水煎服，日1剂，10剂。

按语：《难经·六十四难》最早提出"不寐"病名。导致不寐的病因众多，《医宗必读·不得卧》将不寐的病因概括为五个方面：一曰气虚，一曰阴虚，一曰痰滞，一曰水停，一曰胃不和。就本案而言，肾阴不足，不能交通于心，心肝火旺，火性上炎，虚热扰神，故虚烦不眠；髓海亏虚，故头晕、耳鸣、健忘；腰府失养,故腰酸乏力;口干、心烦、舌红均为阴津不足之象,综上可辨证为"阴虚火旺"。

刘老指出阴虚则阳必旺,宜"壮水之主,以制阳光",方用黄连阿胶汤加减。方中黄连、黄芩苦寒,清心泻火;西洋参、麦冬、五味子、生地黄、酸枣仁、芍药养阴清热安神;夜交藤、阿胶、何首乌补血养心安神;珍珠粉镇心安神。全方滋阴与泻火兼施,泻火而不伤阴,滋阴而不碍邪,为补中寓泻之剂也。

不寐（肝郁化火，痰瘀阻滞）

马某,男,59岁,1960年3月18日初诊。

主诉: 失眠6年,加重1年。

病史: 患者素体强健,但因思虑劳倦,不能安寐已经6年有余,经中西医多方治疗,效果不显,近1年来病情加重。平时自觉头晕,情绪急躁,胸闷,食欲亢进,呃逆吞酸,口苦目眩;舌淡青,苔薄黄,脉滑数。血压160/110mmHg。

中医诊断: 不寐;西医诊断:失眠,高血压。

辨证: 肝郁化火,痰瘀阻滞。

治法: 清肝泻火,化痰祛瘀。

处方: 栀子9g,黄芩3g,胆南星3g,竹茹9g,远志3g,半夏9g,丹参9g,赤芍9g,桃仁9g,陈皮9g,菖蒲9g。水煎服,日1剂,7剂。

1960年3月25日二诊: 睡眠大有好转,情绪平和,但有腹胀,大便难解,舌脉同前,上方加香附9g、厚朴3g,7剂。

1960年4月1日三诊: 精神振作,腹胀亦减,情绪日趋稳定,夜寐安。

按语:《古今医统大全·不得卧》对不寐之病因病机进行了较为详细地分析,指出"痰火扰乱,心神不宁,思虑过伤,火炽痰郁,而致不眠者多矣……"本案之不寐兼见头晕、情绪急躁诸症,故可辨证为"肝郁化火,痰瘀阻滞"。肝火上炎,扰乱清窍,故不寐;舌质青、苔黄为痰瘀内阻。当务之急,在于祛邪,用黄芩、栀子、胆南星清肝火;竹茹、半夏化痰热;丹参、赤芍、桃仁以行血化瘀;菖蒲化痰开窍;香附、厚朴、陈皮理气导滞;远志安神。

不寐和情志变化关系密切,因此刘老在药物治疗的同时,还针对患者的心理状态,晓之以理,使患者解除烦恼,消除顾虑和恐惧。同时嘱患者加强体育锻炼,睡前不可喝浓茶、咖啡等。

不寐（心肾不交，痰热内扰）

邱某，男，44岁，1979年12月11日初诊。

主诉： 失眠3年。

病史： 患者3年前开始出现失眠，伴头晕、耳鸣、心悸、健忘，腰酸腿软，五心烦热，口干喜饮，鼾声如雷，头脑胀痛诸症，但饮食、二便如常；舌红少津有裂纹，苔薄黄，脉细数。

中医诊断： 不寐；西医诊断：神经衰弱，失眠。

辨证： 心肾不交，痰热内扰。

治法： 交通心肾，清热化痰。

处方： 生脉散合半夏泻心汤加味，太子参9g、麦冬9g、生地黄9g、五味子6g、茯苓9g、牡丹皮6g、黄连6g、半夏6g、黄芩3g、珍珠母9g（先煎）、牡蛎9g（先煎）、远志6g。水煎服，日1剂，7剂。

1979年12月18日二诊： 睡眠转佳，鼾声减少，其他症状缓解大半，晨起口干多饮；舌淡红，苔薄黄，脉细。上方加酸枣仁9g、贝母9g、灯心草6g，继进10剂。

1979年12月28日三诊： 自诉睡眠大有好转，基本上无失眠现象，舌脉同前。原方再进7剂，以巩固疗效。

按语： 本案患者长期不寐，兼见头涨、心烦、口干欲饮、舌红少津、脉细数等脉症，是阴虚火旺的主要依据；心肝火旺，热扰心神，故心烦不寐及心悸；肾精亏虚，髓海不足，故头晕、腰酸、耳鸣、健忘。

刘老治疗采用生脉散加入潜阳安神药珍珠母、牡蛎作为基本方。又因患者睡时鼾声如雷，为痰热内扰，故方中加入清热与化痰之品，如黄芩、黄连、贝母、半夏；牡丹皮、灯心草清虚热而安神；酸枣仁养心安神，合而收交通心肾、清热化痰之功。

眩晕（肝胆火旺，气逆窍闭）

付某，女，53岁，1990年4月11日初诊。

主诉： 头晕，伴听力下降5个月。

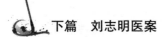

病史: 患者5个月前开始出现头晕,并伴听力下降;病发则感天旋地转,耳聋如有棉花堵塞耳中,项强,寐中多梦,口干,口苦,小便短赤,大便干;舌苔薄黄,脉弦数。

中医诊断: 眩晕;**西医诊断:** 前庭神经性眩晕。

辨证: 肝胆火旺,气逆窍闭。

治法: 清泄肝胆,聪耳开窍。

处方: 龙胆泻肝汤加减,龙胆草9g,黄芩9g,栀子9g,葛根12g,柴胡9g,菊花9g,白芍9g,菖蒲9g,远志6g,茯苓12g,泽泻12g,太子参12g,甘草6g。水煎服,日1剂,5剂。

1990年4月17日二诊: 患者服药5剂后,诸症减轻,宗前法又服药10剂,病告痊愈。

按语: 足少阳胆经支脉,从耳后入耳中,出走耳前,至目锐眦后;肝胆之火上炎,势必影响到耳。明末清初医家汪昂在《医方集解》中明确指出龙胆泻肝汤主治肝胆经实火湿热、胁痛耳聋、胆溢口苦等病证。

刘老选用龙胆泻肝汤化裁而灵活变通,其中龙胆草泄厥阴之热;柴胡平少阳之热;加菊花助黄芩、栀子清肝、肺、三焦之热,为佐药;增茯苓合泽泻清热利湿,使湿热从水道排出;又加葛根配柴胡以升阳明、少阳清气,清气升则邪热浊气可降;苦寒药中配伍甘草以顾护中焦。再加白芍酸苦微寒入肝经,功能补肝阴、调肝气、平肝阳;增菖蒲、远志共用,功能宁心安神开窍。

眩晕(肝血亏虚,脑脉失养)

王某,女,36岁,1993年2月25日初诊。

主诉: 头晕,伴头痛、耳鸣3个月。

病史: 1992年11月以来,患者出现头晕,头痛,耳鸣,呈持续性,伴心烦,心悸,眼花流泪,遇风加重,睡眠欠佳,月经一月一行,量多,每次历时10~15天。就诊时见:面色无华,唇白;舌尖稍红,苔少,脉弦细。血压85/50mmHg。

中医诊断: 眩晕;**西医诊断:** 低血压性眩晕。

辨证: 肝血亏虚,脑脉失养。

治法: 养血和血。

处方: 四物汤加减,熟地黄12g,当归9g,川芎5g,茯苓12g,生薏苡仁

18g,酸枣仁 9g,丹参 9g,白芍 6g,吴茱萸 3g,麦冬 9g,阿胶 9g(烊化),甘草 6g。水煎服,日 1 剂,15 剂。

1993 年 3 月 9 日二诊:服前方 15 剂后,诸症明显好转,月经恢复正常。近日偶有失眠,时有稀便,舌质红,苔白微黄,稍干燥,脉弦细弱。

处方:丹参 9g,当归 10g,白芍 9g,生地黄 12g,川芎 5g,云苓 9g,葛根 9g,麦冬 9g,阿胶 9g,菖蒲 9g,酸枣仁 9g,甘草 6g。水煎服,日 1 剂,10 剂。

1993 年 3 月 20 日三诊:又服药 10 剂后,诸症进一步好转,月经正常,头晕、头痛、耳鸣明显改善;血压 100/70mmHg。

按语:血属阴,内养脏腑,外充形体,故《难经·二十二难》曰"血主濡之",《素问·五脏生成》曰:"肝受血而能视,足受血而能步,掌受血而能握,指受血而能摄。"可见血之充盛是脏腑发挥正常功能的物质基础。血虚不能上荣清窍、形体失濡,则面白无华、头晕、耳鸣;血虚则心失所养,神不守舍,可见心烦、心悸、失眠;血虚不能外充形体,则乏力。

刘老认为患者长期月经量多,加之久病,耗伤气血,导致以上诸症,其病因为气血亏虚,故治宜养血为主,以四物汤加减主之。方中熟地黄合阴柔之白芍,再增养阴之麦冬,共奏滋阴补血、养血敛阴之功;配以血中之圣药当归,动中有静;川芎能上行头目、下行血海、中开郁结、旁通络脉;静中有动,于方中起到活血行气之效;外加阿胶、丹参以加强养血活血之功;酸枣仁养心安神。诸药合用,而竟全功。

眩晕(脾气亏虚,清阳不升)

胡某,女,50 岁,1990 年 5 月 12 日初诊。
主诉:头晕 2 个月。
病史:患者近 2 个月时作眩晕,劳累则加重,伴健忘、短气乏力,两目干燥,少寐,大小便正常;舌淡,苔薄白,脉细。
中医诊断:眩晕。
辨证:脾气亏虚,清阳不升。
治法:益气健脾。
处方:四君子汤加减,人参 12g,炙黄芪 12g,白术 6g,葛根 9g,当归 9g,陈皮 9g,酸枣仁 9g,茯苓 9g,炙甘草 6g。水煎服,日 1 剂,7 剂。

1990 年 5 月 20 日二诊:患者服药 7 剂后,眩晕症状减轻,体力增加,守原方又进7剂而愈。

按语： 本案患者长期忧思劳倦，伤及脾胃，以致健运失职，升降失调；上气不足而发眩晕，《灵枢·口问》指出："上气不足，脑为之不满，耳为之苦鸣，头为之苦倾，目为之眩。"

刘老选用《圣济总录》四君子汤加减治之，方中人参甘温，主入脾经，大补脾胃之虚；白术甘温而兼苦燥之性，甘温补气，苦燥健脾，与脾喜燥而恶湿、以健运为本之性相合；白术与人参相协，益气补脾之力益著；茯苓甘淡，祛湿健脾，补中健胃，与白术相伍，前者渗湿助运、走而不守；后者补中健脾、守而不走，二者相辅相成；炙黄芪、炙甘草温中益气，增强补气之力；葛根升阳明清气而止眩晕；陈皮理气健脾；当归活血养血，助脾胃生化；酸枣仁味酸甘，性平，入心、脾、肝、胆经，《本草汇言》谓其"敛气安神，荣筋养髓，和胃运脾"。诸药合用，共奏益气健脾之功效。

眩晕（脾运不健，痰浊内阻）

石某，女，75岁，1983年1月15日初诊。

主诉： 头晕反复发作30年，加重1周。

病史： 30多年来，患者头晕反复发作，此次头晕发生在1周前，且程度明显加重；3天前头晕更甚，及至晕倒。现患者自觉天旋地转，头目胀痛，两目畏光，闭目静卧则稍宁，睁眼稍动则加剧，如坐舟车之中，心中漾漾欲呕，甚则呕吐苦水；平素大便干燥；舌苔黄微腻，脉细滑。

中医诊断： 眩晕；西医诊断：梅尼埃病。

辨证： 脾运不健，痰浊内阻。

治法： 健脾化痰。

处方： 六君子汤加减，太子参12g，茯苓9g，半夏9g，陈皮9g，竹茹9g，莱菔子12g，川朴9g，焦大黄6g，泽泻9g，甘草6g。水煎服，日1剂，5剂。

1983年1月15日二诊： 服药5剂后，大便通畅，眩晕、恶心即止。为巩固疗效，原方继续服用5剂。

按语： 本案病机乃痰浊中阻、清气不升，脾为生痰之源，脾虚则痰浊自生。治当化痰为主，兼以健脾；待病势缓解后则当专力培土，以正本清源。一般应用六君子汤健脾化痰，但本例患者素来大便干燥，故刘老用六君子汤去白术，加焦大黄、川朴、莱菔子,避其滞留之弊,取其通腑之功;痰生于湿,故用泽泻泄水气而化痰。成方化裁,取舍得当,故取效甚速。

眩晕(精血亏虚于下,亢阳逆扰于上)

王某,女,80岁,1987年3月2日初诊。

主诉: 头晕反复发作10年,加重3月。

病史: 患者10年前出现头晕,不甚严重,反复测血压均在170/100mmHg左右,口服降压药,血压控制一般,时有头晕。近3月来头晕加重,下午为甚,站立则感天旋地转,两目昏花难睁,只能躺卧;伴耳中鸣响,四肢酸楚,颈项强,烦躁,二便正常;舌质红,苔薄黄,脉弦细,沉取无力。测血压:230/100mmHg。

中医诊断: 眩晕;西医诊断:高血压。

辨证: 精血亏虚于下,亢阳逆扰于上。

治法: 滋阴潜阳。

处方: 天麻钩藤饮加减,天麻6g,钩藤9g,杭菊花9g,桑椹12g,石决明24g,何首乌9g,杜仲9g,怀牛膝9g,白芍9g,黄芩9g,鳖甲9g。煎好药汁后冲鸡子黄1枚服用,日1剂,7剂。

1987年3月10日二诊: 服药7剂后,患者血压下降至160/85mmHg,眩晕、耳鸣症状好转。继续以丸药滋之,饮剂清之,合而为功,以资巩固。处方:首乌片4瓶,早晚各1次;杭菊花100g,开水浸泡,代茶饮服。

按语:《素问·至真要大论》曰:"诸风掉眩,皆属于肝。"《灵枢·海论》云:"髓海有余,则轻劲多力,自过其度;髓海不足,则脑转耳鸣,胫酸眩冒,目无所见,懈怠安卧。"明代医家张介宾在《景岳全书·眩运》中指出:"眩运一证,虚者居其八九,而兼火、兼痰者不过十中一二耳。"可见眩晕一证大多是因肾精亏虚于下,肝阳亢逆于上而见耳鸣、腰膝酸软、头晕眼花等症。

刘老治疗重在滋肾阴、平肝阳,采用天麻钩藤饮为主方配合填补肾精之品。以天麻、钩藤、石决明平肝祛风降逆;以血肉有情之品鸡子黄、鳖甲配合桑椹、何首乌、杜仲大补肾精,滋阴与潜阳并重;辅以清降之黄芩、活血之牛膝;杭菊性寒入肝经,功能清热平肝;白芍酸甘,微寒,归肝经,善养肝阴、调肝气,平肝阳。诸药并用,诚为治疗阴虚阳亢眩晕之良剂。

眩晕（痰热互结）

贺某，男，62岁，1982年3月2日初诊。

主诉： 头晕、耳鸣3月，加重伴面目水肿2周。

病史： 3个月前，患者始觉头晕、耳鸣；近2周头晕、耳鸣加重，眼睑面目水肿，但睡眠可，纳食正常，夜尿多，口干喜饮，时有小便淋沥不畅，偶有大小便失禁。就诊时见：舌质稍红、偏暗，苔黄厚腻，脉结；体型肥胖，上眼睑水肿，双下肢呈凹陷性水肿；心率90次/min，心律绝对不齐（休息后转为频发房性期前收缩）；血压140/80mmHg；辅助检查：尿蛋白（+）；心电图示：偶发房性期前收缩。患者既往高血压病10年。

中医诊断： 眩晕；西医诊断：高血压，心律失常，阵发性心房颤动。

辨证： 痰热互结。

治法： 燥湿化痰，清热平肝，利水消肿。

处方： 温胆汤合四苓散加减，陈皮10g，半夏12g，竹茹12g，枳壳9g，茯苓12g，菊花15g，黄芩10g，菖蒲12g，珍珠母24g，瓜蒌15g，薤白12g，猪苓12g，泽泻12g，甘草6g。水煎服，日1剂，5剂。

1982年3月8日二诊： 服药5剂后，诸症减轻，宗原方共服药20余剂，诸症悉除。

按语： 本患者疾病错综复杂，涉及多个脏腑，乍看难分头绪，治疗颇为棘手，然细细分析可知：患者素体肥胖，肥人多痰，痰浊上蒙清窍，则头晕、耳鸣；痰浊内阻，可致水液代谢障碍，水液内停则致肢体、眼睑水肿；痰浊内阻日久化热，遂见舌红，苔黄腻，故治疗取温胆汤燥湿化痰；加黄芩、菊花、珍珠母清热平肝；猪苓、泽泻利水消肿之品；瓜蒌、薤白、枳壳理气宽中。

眩晕（肝肾阴虚，肝阳上亢）

张某，女，40岁，1993年11月24日初诊。

主诉： 头晕、头痛半年。

病史： 患者半年前因头晕、头痛、乏力、腰酸困而去厂医务室检查，测血压220/120mmHg，当时给予呋塞米片及硝苯地平等药治疗，后血压下降，头痛缓解；但仍感头晕，时有阵发性头痛。就诊时见：体型不胖，面白无华，失眠多梦,小便黄赤,大便干结;舌质稍红,苔薄黄,脉弦。血压135/105mmHg。

中医诊断:眩晕;西医诊断:高血压。

辨证:肝肾阴虚,肝阳上亢。

治法:滋肾养阴,平肝潜阳。

处方:四物汤加味,生地黄15g,当归12g,白芍10g,川芎9g,牛膝30g,菊花18g,玄参9g,薄荷6g,石决明30g,酒大黄6g(后下)。水煎服,日1剂,5剂。

1993年11月30日二诊:服药5剂后,患者头痛、头晕稍有缓解,仍有大便干结、小便黄赤、失眠多梦、口苦、目赤等症。此乃肝胆火旺之象,故在原方基础上加栀子、黄芩、龙胆草以泄肝胆实火,加芒硝6g以加强通腑泻下之力。

处方:生地黄15g,当归12g,白芍10g,川芎9g,玄参9g,牛膝30g,薄荷6g,菊花18g,石决明30g,栀子9g,黄芩6g,龙胆草9g,酒大黄6g(后下),芒硝6g(冲服)。水煎服,日1剂,5剂。

患者服药5剂后头痛、头晕明显好转,小便转清,大便通畅,口苦、目赤消失。

按语:本例眩晕是由于肾阴亏于下,阴不制阳,肝阳亢逆于上;血随气升,上走颠顶,故见头晕,甚者头痛。其病因病机乃为下虚上实,正如金·刘完素曰:"风气甚,而头目眩运者,由风木旺,必是金衰不能制木,而木复生火,风火皆属阳,多为兼化;阳主乎动,两阳相搏,则为之旋转。"林珮琴在《类证治裁·眩晕》中亦云:"肝胆乃风木之脏,内寄相火,其性主动主升。"

刘老强调治疗当审阴虚、阳亢、火旺何者为重,酌情选用滋阴补肾、平肝潜阳,清肝泻火诸法。本案一诊以滋阴补肾、平肝潜阳为主,诸症改善不明显。二诊改平肝潜阳为清泄肝火,加强通腑泻下之力,方见疗效。

眩晕(阴虚阳亢)

曹某,女,48岁,1994年8月15日初诊。

主诉:头晕、耳鸣5年。

病史:患者5年前出现头晕,闭目减轻,耳鸣如蝉。测血压最高达158/110mmHg,经服降压药,血压可以控制在正常水平,但头晕、耳鸣症状未见减轻。就诊时患者自觉头晕、耳鸣,无恶心、呕吐,偶有胸闷,月经调,饮食及二便正常;舌苔薄黄,脉细。血压尚正常;心电图示:缺血性ST-T改变。

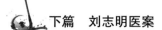

中医诊断: 眩晕;**西医诊断:** 高血压。
辨证: 阴虚阳亢。
治法: 滋阴潜阳。
处方: 天麻钩藤饮加减,天麻 6g,钩藤 9g,当归 9g,赤芍 9g,生地黄 12g,丹参 9g,茯苓 9g,何首乌 12g,瓜蒌 12g,薤白 9g,草决明 15g。水煎服,日 1 剂,10 剂。

1994 年 10 月 5 日二诊: 间断服中药 30 剂,头晕好转。复查普通心电图,由以前异常心电图转为正常,但运动试验心电图有轻微 ST 段下斜型压低;心脏超声示:A 峰>E 峰,余无特殊。诊查:一般情况正常,血压正常;心率 74 次/min,律齐;双肺呼吸音清晰;苔少薄白。
处方: 天麻 60g,钩藤 90g,当归 70g,赤芍 70g,生地黄 90g,丹参 90g,茯苓 90g,何首乌 90g,桑寄生 80g,草决明 90g,西洋参 50g,麦冬 70g,酸枣仁 50g,牛膝 60g。一料,共研细末,炼蜜为丸,10g/丸,2 丸/d。

服用丸药 3 个多月,只有在工作劳累、精神紧张时偶尔出现头晕、胸闷。

按语:《灵枢·海论》云:"髓海不足,则脑转耳鸣,胫酸眩冒,目无所见,懈怠安卧。"论述了脑髓不足所引起的眩晕,肾主骨生髓,髓海不足之根本是肾虚。林珮琴《类证治裁·眩晕》云:"或由高年肾精已衰,水不涵木……以至目昏耳鸣、振眩不定。"本案眩晕之病机属本虚标实,肾精不足、肾阴亏损,则肝木失养、风阳萌动,而致眩晕。治疗当标本兼顾,滋肾补肝,育阴潜阳。刘老选用天麻钩藤饮加减治疗;二诊时,患者舌苔少,故加西洋参、麦冬、牛膝、桑寄生、酸枣仁等滋补阴液。

眩晕(肝寒犯胃,浊阴上扰)

徐某,女,47 岁,1995 年 11 月 20 日初诊。
主诉: 眩晕反复发作 1 年余,加重 4 天。
病史: 1 年前无明显诱因出现头晕、目眩,曾在某医院诊断为梅尼埃病。4 天前晨起突感头晕目眩,旋转不定,如立舟中,耳鸣如蝉,前往某医院就诊,给予能量合剂静脉滴注,地芬尼多、艾司唑仑等西药口服,并连进中药半夏白术天麻汤合泽泻汤加味 3 剂,症未见减轻,故邀刘老往会诊。就诊时见:患者抱头平卧,两目紧闭,畏寒喜温,四肢发凉,时吐清涎,食入即吐,呻吟不安;舌质淡,苔滑白厚腻,脉弦细。体温 36.5℃,血压 112/75mmHg(15/10kPa)。

中医诊断： 眩晕；**西医诊断：** 梅尼埃病。
辨证： 肝寒犯胃，浊阴上扰。
治法： 温阳暖肝，降逆和胃。
处方： 吴茱萸汤。吴茱萸 15g，红参 10g（另煎），生姜 24g，大枣 5 枚。水煎频服，3 剂。为防格拒，嘱热药凉饮，药进 1 剂，呻吟渐止，2 剂药尽即安然入睡。次晨自觉眩晕大减，呕吐已止，能举目环视，且能进半流质饮食。

1995 年 11 月 22 日二诊： 效不更方，守方继进 2 剂后，自诉仅感肢体困倦、头昏乏力、食少纳呆，舌质转淡红，白腻苔退去大半，脉缓。病见转机，又守方略事加减，处方：吴茱萸 10g，太子参 30g，生姜 10g，大枣 15 枚，陈皮 6g，谷麦芽各 30g，白茯苓 15g。水煎频服，再进 3 剂。

1995 年 11 月 25 日三诊： 连服 5 剂，诸症悉除。随访半年，未见复发。

按语： 刘老认为眩晕一证，多系肝阴不足、肾精亏损、肝阳上亢所致。本例眩晕，反复发作长达 1 年之久，非痰非火，乃平素肝阳不足、脾胃不健，则肝寒犯胃，浊阴久蕴，循经上犯而致。故投吴茱萸汤，以暖肝止眩、温中补虚、降浊止呕，切中病机，守法再调而收功。吴茱萸汤是由吴茱萸、人参、生姜、大枣四味药组成：方中吴茱萸味辛苦，性大热，入肝、肾、脾、胃四经，中温脾胃，下暖肝肾，散寒降浊，止呕止痛，且有制酸的作用，为本方的主药；人参温中补虚为辅；生姜辛温，助吴茱萸温中散寒、降逆止呕；大枣甘温，助人参以补虚，且能调和诸药，四药配伍，实为肝养不足、肝胃虚寒之良方。大多数医家顾虑吴茱萸辛苦燥烈而不敢用或者用量少，然刘老认为吴茱萸性虽燥烈，但对肝阳亏虚、浊阴不降、厥气上逆之眩晕，必服之且量足方奏捷效，每用 15~30g，无不适之感，关键在于辨证准确，以及注意方剂的煎服方法，如是，则能取得满意效果。

眩晕（肾阳亏虚）

徐某，女，45 岁，1982 年 2 月 11 日初诊。

主诉： 头晕反复发作 5 年，加重 2 年。
症状： 患者近 5 年来经常出现头晕，伴肢体软弱无力，手握物发抖，行动障碍，需人搀扶，言语不利，进食作呕。近 2 年来逐渐加重，曾经在北京某医院诊断为：脊髓小脑变性。舌苔白腻，尺脉细弱。
中医诊断： 眩晕；**西医诊断：** 脊髓小脑变性。

辨证： 肾阳亏虚。

治法： 补肾阳，滋肾阴，开窍化痰。

处方： 地黄饮子加减，制附子 9g（先煎），肉桂 4.5g，熟地黄 18g，山萸肉 15g，巴戟天 12g，茯苓 12g，远志 6g，菖蒲 9g，生黄芪 15g，当归 9g。水煎服，日 1 剂，5 剂。

1982 年 2 月 17 日二诊： 患者服药 5 剂后眩晕减轻，能独自行走 30 米，在原方的基础上加减共服药 40 剂，生活能自理。

按语： 眩晕一证，历代医家认识各有偏重，河间主风、丹溪主痰、景岳主虚，种种不一，归纳总结之则不外风、火、痰、虚、瘀五端。本例患者眩晕兼见语謇不利、足废不用，乃肾阴阳两虚、痰浊上泛、清阳被蒙、机窍不利所致。治当温补下元、开窍化痰，以地黄饮子加减。方中熟地黄甘温，为滋肾、填精、益髓之要药；山萸肉酸温而涩，长于补肝肾、益精气；上二药相辅相成，滋肾益精之力尤著；巴戟天温补肾阳，质润不燥，功可壮阳益精、强筋壮骨；附子、肉桂大辛大热，补肾壮阳，并可摄纳浮阳、引火归原；《本草从新》曰菖蒲"辛苦而温，芳香而散，开心孔，利九窍，明耳目，发声音"；配合远志可化痰、开窍、安神；茯苓健脾渗湿，治生痰之本；黄芪、当归同用，补气活血，气血流通，则诸病自愈。

中风后遗症（气虚血瘀，络脉瘀阻）

谢某，女，73 岁，1991 年 10 月 12 日初诊。

主诉： 半身不遂，语言不利半月。

病史： 患者半月前，因劳累过度，突然昏仆、不省人事，紧急送往某医院，经积极抢救，患者生命保住，但后遗症明显。就诊时见：患者半身不遂，语言不利，口唇麻木，面色暗淡无华，头涨痛，反应迟钝，大便干结；舌质淡紫，苔黄白相间，脉弦细数，按之无力。血压 190/100mmHg。

中医诊断： 中风后遗症；**西医诊断：** 脑梗死恢复期。

辨证： 气虚血瘀，络脉瘀阻。

治法： 补气活血，通经活络，抑肝补脾。

处方： 补阳还五汤加减，生黄芪 60g，当归 9g，赤芍 12g，川芎 6g，桑寄生 15g，钩藤 12g，地龙 12g，首乌藤 12g，石决明 30g，防风 12g，酸枣仁 9g，黄芩 9g。水煎服，日 1 剂，7 剂。

1991年10月20日二诊： 服上药7剂药后，患者精神状态明显好转，口唇麻木减轻，面色转红润，头涨明显减轻，仍感语言謇涩、行走不利。血压160/90mmHg。守原方继服。

按语： 老年正气亏虚，又因劳累伤气，气虚血行不畅，脉络瘀阻，发为中风。刘老宗王清任用补阳还五汤补气活血、通经活络之法，以大剂量生黄芪补益元气，意在气旺血行、瘀去络通；配伍当归、赤芍、川芎活血祛瘀；地龙通经活络，力专善走，周行全身，以行药力；钩藤、黄芩、石决明共用清肝热、潜肝阳；酸枣仁配伍首乌藤养心安神、祛风通络。诸药配合，而见功效。

中风中经络（风阳上扰，痰瘀阻络）

张某，女，66岁，1992年9月8日初诊。

主诉： 左侧肢体突然活动不利2天。

病史： 患者因近日操劳家务，过于劳累，9月6日下午突感左上肢麻木无力，手不能摄物；左下肢酸软，行动不遂。在某医院检查头颅CT报告为腔隙性脑梗死；今日由家人背来门诊。就诊时见：神清，左侧半身不遂，口眼㖞斜，语言謇涩，头晕头涨，睡眠差，大便干燥；舌苔薄黄，脉象弦数。血压190/106mmHg，患者既往高血压病20余载。

中医诊断： 中风——中经络；西医诊断：腔隙性脑梗死，高血压。

辨证： 风阳上扰，痰瘀阻络。

治法： 滋阴潜阳息风，活血化瘀通络。

处方： 桑椹15g，牛膝9g，当归9g，赤芍12g，钩藤12g（后下），菖蒲9g，首乌藤12g，茯神9g，地龙12g，菊花9g，黄芩9g，酸枣仁9g，川芎4.5g。水煎服，日1剂，7剂，西药降压药自备。

1992年9月15日二诊： 患者服药7剂后，左侧肢体麻木、语言謇涩均有好转，头晕头涨减轻，可自行活动；仍有口眼㖞斜。原方基础上加白僵蚕3g、全蝎3g，10剂。

1992年9月25日三诊： 服药10剂后，患者口眼㖞斜明显好转，无头晕头痛，活动自如。

按语： 本例患者年高精血亏虚，又因操劳过度，耗精伤血，阳气者烦劳则张，气血逆乱遂成中风，经络阻滞而见半身不遂、口眼㖞斜、言语謇涩。所见诸症皆为肝火、风阳、痰瘀互扰所致；五志过极化火，助风阳上扰；痰瘀中阻，妨碍气机升降之道，使肝火、心火夹痰上扰清窍。对此，刘老用泄厥阳、安心神、化痰浊、活瘀血、通经络数法并进，使肝火清，心神安，经络通，故中风诸症得以缓解。

中风后遗症（肝肾阴虚，风阳上扰，痰热腑实）

李某，男，82岁，1993年11月29日初诊。

主诉： 肢体活动障碍，伴麻木2月。

病史： 患者2个月前，无明显诱因，突然出现肢体活动障碍，以左侧明显，肢体麻木，说话吐字不清，小便失禁，流涎，舌喎斜，兼见头晕、耳鸣、胸闷等症。家属送其前往医院，经CT扫描诊断为脑梗死，经中、西医多方治疗，病情稳定，但肢体活动尚未恢复正常，故转至中医治疗。起病以来患者无神志障碍，大小便正常。就诊时见：神清，精神较差，左侧肢体活动障碍，呈软瘫状，面色可，口唇向右喎斜，右侧鼻唇沟变浅；喉中无痰声，腹软，无压痛；舌质红暗，脉细弦。血压158/94mmHg；心率84次/min，律齐，S1稍低，可闻及S4；听诊双肺（−）；右侧腱反射减弱，左侧稍亢进；患者既往冠心病史多年。

中医诊断： 中风后遗症；西医诊断：脑梗死，冠心病。

辨证： 肝肾阴虚，风阳上扰，痰热腑实。

治法： 滋养肝肾，平肝息风，清热化痰。

处方： 温胆汤加减，半夏9g，茯苓9g，党参9g，丹参9g，瓜蒌9g，薤白9g，枳实9g，竹茹9g，陈皮6g，三七粉1g（冲服），甘草6g。水煎服，日1剂，10剂；嘱病人低盐、低脂饮食，适当功能锻炼。

1993年12月9日二诊： 服药10剂后症状缓解，家属来拿药，继续服用原方10剂。

1993年12月20日三诊： 患者自觉胸闷频繁，但肢体麻木好转，纳可，睡眠正常，二便正常；舌质暗，舌苔薄白，脉弦细；普通心电图及动态心电图均未见异常。处方：何首乌12g，桑椹10g，赤芍12g，丹参10g，瓜蒌12g，薤白10g，茯苓12g，杏仁9g，枳壳6g，太子参15g，西洋参3g（研末冲服），三七粉2g（冲服）。水煎服，日1剂，14剂。

1994年3月17日四诊： 生活已能自理，但近几个月胸闷症状仍较严重；心脏彩超示：左房大，主动脉增宽，左心室顺应性下降；动态血压示：每天11~13时和下午4~5时，血压较高。就诊时见：心率不快，心律齐，心音较低，可闻及 S4，A2＞P2；舌质较暗，苔薄白，脉弦细。处方：茯苓 12g，杏仁 9g，枳壳 9g，薤白 12g，瓜蒌 15g，丹参 12g，何首乌 15g，红花 6g，党参 15g，酸枣仁 12g，三七粉 2g(冲服)，甘草 6g。

1994 年 3 月 25 日五诊： 患者服药后胸闷症状有所减轻，改汤剂为丸剂，口服巩固疗效。处方：人参粉 30g，三七粉 30g。三料，研末，炼蜜为丸，每丸 6g，每天 2 次，每次 1 丸。

1994 年 4 月 12 日六诊： 感觉胸闷发作频繁，每次历时几分钟；舌质红，苔少，脉弦滑。血压 116/80mmHg；复查超声心动图示：主动脉瓣关闭不全，左室稍大；头颅磁共振正常；心电图基本正常。处方：西洋参 6g(研末冲服)，麦冬 9g，五味子 6g，瓜蒌 15g，牛膝 15g，葛根 15g，薤白 12g，丹参 12g，何首乌 12g，赤芍 9g，杏仁 12g，茯苓 15g，桑寄生 12g，甘草 6g。水煎服，日 1 剂，续进 7 剂。

患者间断服药半年，诸症明显好转，疗效明确。

按语： 本案患者为老年男性病人，病程已 2 个月，主要表现为左侧半身不遂、口唇㖞斜，但意识清楚，乃中风后遗症；发病虽有头晕、小便失禁，但神志尚清楚，又无四肢厥冷，故可排除厥证；虽头晕，但无四肢抽搐及昏不知人等，故与痫证不同。心阳不振，故胸闷；气机失调，故少食；肝阳上扰，内风旋动，气血逆乱，风痰瘀血阻滞经脉，而发为中风。综观舌脉证，病位在心肝肾，涉及脾胃，为本虚标实之证：其病之本为肝肾阴亏、胸阳不振；病之标为气血瘀滞。肝肾阴亏，阴不敛阳，肝阳上亢，血随气逆，冲犯脑窍，则发为中风。本案刘老以清热化痰、理气活血、通阳宣痹为法，方选温胆汤加减。方中半夏辛温，配陈皮燥湿化痰；竹茹甘寒，清热化痰；痰之本在湿，脏之本在脾，故以茯苓健脾渗湿，以杜生痰之源，陈念祖《时方歌括》曰："痰之本，水也，茯苓制水以治其本；痰之动，湿也，茯苓渗湿以镇其动。"瓜蒌、薤白通阳宣痹；丹参、三七合用活血。患者肢体麻木好转后，胸闷症状开始突显，其原因是温胆汤乃制标权宜之法，患者尚存在本虚，故用瓜蒌、薤白通阳宣痹，兼加何首乌、桑椹补养肝肾之阴；党参、西洋参益气补虚。本案治疗体现了中医学急者治标、缓者治本原则。

中风脱证（痰浊闭阻）

谈某，女，50 岁，1955 年 3 月 25 日初诊。

主诉： 突发晕厥 4 小时。

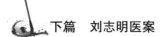

病史：患者4小时前白天赴田间途中，猝然昏仆于地，当即被人发现抬回家中，并急邀刘老会诊。就诊时见：患者呈昏迷状态，不省人事，大汗淋漓，口微张，唇白舌淡而胖，体型肥胖，闻之喉中痰声辘辘，呼吸微弱；触其肌肤稍凉；切其脉细滑；患者既往高血压病多年，常感头晕、头痛。

中医诊断：中风——脱证；西医诊断：脑梗死（急性期）、高血压。

辨证：痰浊闭阻。

治法：回阳固脱，稍佐化痰。

处方：参附汤合三生饮，人参15g，制附子15g（先煎），黄芪24g，生南星9g，生姜5片。

嘱家属浓煎徐徐喂服患者。服药1剂后，喉中痰声辘辘与出汗明显减轻，肌肤渐温。上方服药3剂后，患者逐渐苏醒，但不能言语，右侧肢体偏瘫。盖肥人多痰，故仍从痰论治，以十味温胆汤加减主之。服药20余剂，虽然右侧肢体活动仍感不甚灵便，但已能扶杖独立行走，生活亦能自理，历十八年中风未复，后因他病死亡。

按语：此例中风，虽未至医院检查，但据其平素患有高血压，结合病情，当属急性脑血管病。发病即为脱证，病极危笃，刘老首先急投大剂参、附，倍加黄芪以益气固脱，救本为先；又闻痰声辘辘，且患者体型肥胖，虑及肥人多痰，故稍佐生南星、生姜以化痰，而力挽垂危。苏醒之后，更以十味温胆汤，用意亦重在祛痰，并佐以扶正。此案自始至终不离痰，但随着病情的演变，在原方的基础上亦有加减，说明治疗中风应当有守有变，方能获取显效。

痫病（气机逆乱，风痰痹阻）

李某，女，12岁，1992年12月24日初诊。

主诉：四肢抽搐、牙关紧闭，反复发作1年。

病史：近1年，患儿常突发四肢抽搐、牙关紧闭、口吐白沫等症，无明显诱因及病后如常，就诊于当地医院，诊断为癫痫，经用抗癫痫药物治疗，病情未愈。近几天，患儿发作次数突然增加，症状也较前严重，甚至神志不清、双目直视，虽可自行缓解，然病后常觉头晕、乏力难忍，故前来就诊。就诊时见：面色少华，神疲懒言，气粗，纳可，眠差，二便调；舌淡，苔薄白，脉弦细。患儿4岁曾因肺炎高热（39.5℃）而发抽搐一次。

中医诊断：痫病；西医诊断：癫痫。

辨证：气机逆乱，风痰闭阻。

治法：调和气机，化痰息风，安神定痫。

处方：柴胡加龙骨牡蛎汤加减。柴胡12g，黄芩8g，半夏10g，党参8g，甘草6g，生姜3片，大枣10枚，桂枝8g，白芍8g，生龙骨20g，生牡蛎20g（先煎），蝉蜕4g，僵蚕8g，远志5g，郁金6g，枳壳8g。水煎服，日1剂，5剂。

1992年12月30日二诊：患者服药5剂后，痫病未再发作，面色好转，继续用原方加减调理月余，病情稳定，发作次数较单用西药明显减少。

按语：癫痫之形成，多由惊恐、先天因素、脑部外伤，或患他病之后，造成脏腑功能失调、气机逆乱、风阳内动、痰浊阻滞所致。如《三因极一病证方论·癫痫叙论》说："夫癫痫病，皆由惊动，使脏气不平，郁而生涎，闭塞诸经，厥而乃成"。刘老认为，癫痫病脏腑气机逆乱是其始因，风、火、痰上扰则是其结果，本病痉、昏、痰并见，发病来去迅速，符合肝气逆乱、肝风夹痰等特点，故治疗应以疏泄肝气郁滞、化痰息风定痫并举。

柴胡加龙骨牡蛎汤具有疏肝泄热、镇静安神等作用，刘老常用本方加减治疗精神、情志类疾病和相关发作性疾病。徐灵胎云本方"下肝胆之惊痰，治癫痫必效"。方中柴胡疏肝行气，《滇南本草》谓其"行肝经逆结之气"；郁金、枳壳解郁通络；龙骨和牡蛎镇静安神定惊；白芍平肝柔肝、缓急止痉；桂枝解肌通络、化气利水，与白芍配伍调和阴阳营卫；黄芩清肝胆之热；半夏、僵蚕、生姜和胃降逆、燥湿祛痰；蝉蜕息风止痉；远志安神定志；党参、大枣健脾扶助正气。全方共奏疏肝气、清肝热、清化痰热、宁心安神之效。因患儿大便通畅，又有头晕、乏力、面色少华等气血不足之象，故去原方中泻下之大黄、铅丹，以防伤正。刘老认为，白芍临床多用其缓急止痛功效，其实该药对其他挛急性症状如本病之四肢抽搐、牙关紧闭等均有效，本方用意即此。

郁证（肝郁脾虚，心神不宁）

陈某，女，19岁，1979年5月初诊。

主诉：情绪低落，伴失眠1年。

病史：1年前，患者父亲去世，其难以接受，继而情绪低落，精神不振，记忆力减退，注意力难以集中，同时兼见头涨痛，失眠梦多，月经量少。就诊时神情抑郁，闷闷不乐，不思食纳；舌质红，苔薄黄，脉弦细。

中医诊断：郁证；西医诊断：抑郁状态。

治法：疏肝健脾，养心安神。

处方：丹参12g，远志9g，茯苓9g，夜交藤12g，柴胡9g，神曲12g，太子参9g，白芍9g，牡蛎15g（先煎），甘草6g。水煎服，日1剂，5剂。

二诊：服药后头涨痛消失，睡眠转实，脉微弦。原方加当归养血调经、竹茹化痰定惊，再进7剂，情绪转佳，诸症减轻。

三诊：生气后头痛复作，失眠梦多，烦躁易怒，胸胁胀满，舌淡苔薄黄，此乃肝郁化火之势。以小柴胡汤加减疏肝清热、安神定志。处方：柴胡6g，黄芩9g，白术9g，远志9g，珍珠母15g，太子参9g，法半夏9g，茯苓9g，夜交藤15g，白芍9g，薄荷4.5g，甘草6g。水煎服，日1剂，7剂。

四诊：服药后急躁缓解，仍失眠多梦，纳呆，舌苔薄白，继续以疏肝健脾、养心安神调理。处方：柴胡9g，当归9g，白芍9g，茯苓9g，远志6g，酸枣仁9g，竹茹12g，陈皮6g，神曲12g，牡蛎18g（先煎），丹参12g，甘草6g。7剂。

五诊：因考试成绩不理想，欲自杀，烦躁不寐，哭闹不安，苔黄腻。气郁又夹心火亢盛，痰热上扰，在化痰清心、疏肝解郁基础上，重用黄连清心火、瓜蒌化痰宽胸导热下行。处方：瓜蒌12g，半夏9g，黄连6g，白芍9g，柴胡9g，神曲12g，香附9g，川芎3g，薄荷4.5g，甘草6g。7剂。

六诊：服上药后诸症好转，精神睡眠可。但近5天，患者又见发热、腹泻、呕吐、上腹部疼痛等症；舌苔黄腻，脉濡滑。此乃饮食不慎致湿热蕴结胃肠之新病，急则治其标，故拟葛根黄芩黄连汤合香连丸加味清利湿热、解表化滞。处方：葛根12g，黄芩9g，黄连9g，法半夏9g，陈皮9g，苍术9g，木香6g，白芍9g，藿香梗9g，焦槟榔9g，三仙各9g，甘草6g。水煎服，日1剂，3剂。

七诊：腹泻、腹痛缓解，仍时感闷闷不乐，胆怯易惊，心烦失眠，头重头痛，纳呆，故以温胆汤理气化痰、清胆和胃；并加白芷、川芎活血止痛；党参益气健脾。处方：茯苓10g，法半夏9g，黄芩6g，陈皮9g，川芎4.5g，白芷6g，党参9g，丹参9g，三仙各9g，竹茹9g，牡蛎15g（先煎），甘草6g。水煎服，日1剂，7剂。

服药后患者情志舒畅，纳食正常，但常感疲乏，睡眠时好时差，故嘱患者改服人参归脾丸补益心脾，调理半年，病情缓解。1980年7月因感头涨痛，乏力手抖，失眠多梦，予天王补心丹滋阴清热、养血安神，服用月余。停药后随访2年未再发。

按语：郁证指因情志不畅、气机郁滞所致之病，相当于西医学的神经官能症、抑郁症、更年期综合征等疾病，常易反复发作，与情志因素密切相关。

郁证患者就诊时常常诉说症状较多，临床表现复杂多样，医生常无从着手辨证。刘老提出，本病病变脏腑主要在心、肝、脾三脏，六郁之中，又以气郁为首；其病变发展有一定规律可循，初起以实证为主，多属肝胆气郁痰阻、心神受扰；病久多属心脾气血两虚或阴血暗耗、虚火上扰。万变不离其宗，只要抓住这些病机特点遣方用药，因人因时分阶段施治，常可取得明显疗效。如本例患者初诊时治以疏肝健脾、养心安神，复诊时治以疏肝清热、化痰清心、清胆和胃；最后予人参归脾丸、天王补心丹等调理。刘老认为，郁证治疗单用疏肝理气之法，疗效欠佳，常诸法合用，如本例患者组方用药即体现了这一思想。此外，在用药方面，刘老喜用柴胡配白芍以疏肝柔肝；丹参、远志、茯苓、夜交藤养心安神；珍珠母、牡蛎镇心安神等。

刘老认为，治疗郁证应以调理为主，用药不宜峻猛，理气而不耗气，活血不破血，尤当顾护脾胃。正如《临证指南医案·郁》所言，治疗郁证"不重在攻补，而在乎用苦泄热而不损胃，用辛理气而不破气，用滑润濡燥涩而不滋腻气机，用宣通而不揠苗助长"。本病病程长，易反复，故用药见效后，坚持用药数个月，以巩固疗效。

癫证（肝气不疏，气郁痰结）

卢某，女，21岁，1981年10月11日初诊。

主诉： 情绪低落1年，语无伦次、悲观疑虑4天。

病史： 患者考入大学1年来，学习紧张，成绩有所下降，遂情绪低落，4天前偶然遭到其父亲严厉指责，当夜不能入睡，精神反常。就诊时见：思绪混乱，语无伦次，悲观疑虑，心悸易惊，寐差纳少，肢体困乏；舌苔薄白，脉弦细。

中医诊断： 癫证；西医诊断：抑郁症。

辨证： 肝气不疏，气郁痰结。

治法： 疏肝解郁，养心安神，佐以化痰。

处方： 柴胡9g，白芍9g，云苓9g，酸枣仁9g，远志6g，竹茹12g，胆南星4.5g，薄荷4.5g，栀子9g，神曲12g，丹参9g，甘草6g。水煎服，日1剂，10剂。

服药10剂后情绪转安，再10剂神志如常人，后以本方加减，善后而安。

按语：《证治要诀》云"癫狂由七情所郁"，大凡癫证多由思虑积忧，所欲不遂而伤及心脾，导致气郁痰迷，神志不能自主所致。《难经·二十难》云："重阳者狂，重阴者癫。"癫证属于阴证，临床多表现为沉默痴呆，语无伦次，心悸易惊，静而多喜。治疗多以解郁、化痰、养心为主；亦需根据其发病之缘由，解除忧虑，做细致的思想工作，调动其主观能动性，增强患者战胜疾病之信心，这是保证疗效的重要条件，若见病不见人，拘方套病，实难取得患者配合而影响疗效，此不可不知。

本例患者因思虑太过，伤及心脾，更加精神刺激，导致肝气不舒，气郁痰结，阻蔽神明。故以柴胡、薄荷、白芍疏肝解郁；云苓、甘草、酸枣仁、远志养心安神；竹茹、南星化痰；栀子、丹参清热除烦；配伍用药，切合病机，若不分阴阳，一味拘于攻伐，则贻害无穷。

狂证（肝郁腑实，痰火上扰）

梁某，女，30岁，1992年12月14日初诊。
主诉： 发作性狂躁4年，言语不休、哭笑无常1周。
病史： 患者既往有精神分裂症病史4年，1周前因受精神刺激，痼疾复发，发作时狂躁，言语不休，或哭或笑，饮食无度，彻夜不眠，欲购各种物品。以前发作曾用中药治疗，具体用药不详。就诊时见：患者精神亢奋，言语无休，口中有秽浊之气，小便短赤，大便干结，三天未行；舌质红，苔黄腻，脉弦数。
中医诊断： 狂证；西医诊断：精神分裂症（狂躁型）。
辨证： 肝郁腑实，痰火上扰。
治法： 疏肝解郁，泻火涤痰，通腑去实。
处方： 四逆散合升降散、黄连解毒汤加减，柴胡10g，枳壳10g，赤芍10g，酒大黄8g，蝉蜕5g，僵蚕5g，片姜黄6g，川贝母10g，黄连6g，黄芩10g，栀子10g，甘草8g。水煎服，日1剂，3剂。

1995年12月17日二诊： 服药后睡眠改善，但仍言语不休，大便次数增多，食欲未减，舌尖红。治宜疏肝解郁、清肝泻火、化痰开窍。处方：四逆散合左金丸、百合知母汤加减，柴胡10g，枳壳10g，白芍10g，川楝子10g，延胡索10g，佛手10g，郁金10g，石菖蒲8g，远志8g，黄连6g，吴茱萸1g，川贝母8g，百合12g，知母10g，焦栀子10g，甘草8g。水煎服，日1剂，5剂。

1995年12月22日三诊： 无不适，续以前方14剂；现患者哭闹定，精神安，行为已常。

按语： 刘老治疗癫狂以疏肝解郁、化痰开窍为首选之法；酌情选用安神、泻火、通腑等法。狂证以精神亢奋、狂躁刚暴、毁物骂詈为特征，《临证指南医案》龚商年按："狂由大惊大怒，病在肝胆胃经，三阳并而上升，故火炽则痰涌，心窍为之闭塞。"本案以四逆散疏肝解郁；赤芍易白芍清热凉血。升降散原为杨栗山《伤寒温疫条辨》治疗痰热兼夹，升降失常之表里同病主方，然刘老常灵活运用于内伤杂病之中，方中僵蚕散风降火、化除顽痰；蝉蜕息风定惊；酒大黄通腑泻火；姜黄取其通窍化瘀，全方契合风、火、痰、瘀之狂证病机；三阳火热并走于上，故主以苦寒泻火重剂黄连解毒汤治之。二诊热势已减，肠腑已通，遂改用疏肝清肝为主，加石菖蒲、远志化痰开窍；百合知母汤清心养心安神。三方配合，而见显效。

第四章
脾胃病证

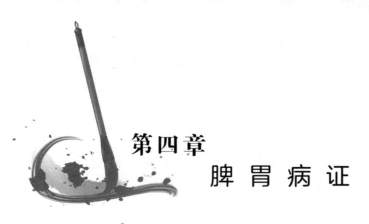

痞证（痰热互结）

董某，男，36岁，1974年11月13日初诊。

主诉： 胸中痞闷伴灼热疼痛3天。

病史： 患者平日嗜好烟酒，3天前因食热辣食物，即自感食管阻塞，伴灼热疼痛、恶心欲吐，胸中痞闷、懊恼，坐卧不安，咳痰黄稠，口黏腻，食欲欠佳，睡眠差，小便可，大便不爽；舌红，苔黄腻，脉弦滑。于某医院诊断为食管炎。

中医诊断： 痞证；西医诊断：食管炎。

辨证： 痰热互结。

治法： 宽胸除痞，清热化痰。

处方： 小陷胸汤合栀子豉汤加味，瓜蒌20g，半夏12g，黄连9g，栀子9g，豆豉10g（后下），贝母9g。水煎服，日1剂，7剂。

1974年11月20日二诊： 服药7剂，患者胸中痞闷灼热减轻，食欲佳，夜寐能安，呕恶不作，情绪好转。原方继续服用，胸中痞闷灼热疼痛基本消失后停药，饮食如常，诸症消失。

按语： 痞证又称痞满，痞，即气不升降，满而不痛，按之濡，《伤寒论》所谓"按之自濡，但气痞耳"。临床上可分为虚实两种，诚如《景岳全书》所说"有邪有滞而痞者，实痞也；无邪无滞而痞者，虚痞也"。刘老指出患者平素嗜好烟酒，故素有痰饮内停；食入热辣饮食，热灼津液，导致痰热互结，结于胸膈，故见胸中痞闷而灼热疼痛；痰热内阻，扰心，故见胸中懊恼。《伤寒论·辨太阳病脉证并治》云："小结胸病，正在心下，按之则痛，脉浮滑者，小陷胸汤主之。""发汗、若下之而烦热，胸中窒者，栀子豉汤主之。"可见小陷胸汤者，善荡涤胸中积热痰阻；栀子豉汤者，善宣热除胸膈之烦，于此，正中病所；又因患者痰多黄稠，故加贝母以清热滋阴化痰。全方组成简单，但有的放矢，直中病处，疗效显著。

痞证（寒热互结）

金某，女，60岁，1993年11月18日初诊。

主诉： 间断胃脘部痞闷、疼痛3年，加重1周。

病史： 患者时有胃脘部痞闷、疼痛感3年余，进食后略有缓解，夜间疼痛明显，伴口干、口苦，时有恶心、欲呕、呃逆、吐酸，大便二日一行。近日因进食萝卜，上述症状加重，服用"三九胃泰"疗效不佳，故求诊于刘老。就诊时见：胃脘部无明显压痛，食欲减退，眠差；舌淡红，苔微黄，脉沉细。

中医诊断： 痞证；西医诊断：十二指肠球部溃疡。

辨证： 寒热交结。

治法： 和胃降逆，开结散痞。

处方： 甘草泻心汤加减，生甘草9g，半夏9g，黄芩9g，党参9g，黄连3g，吴茱萸3g，白芍9g，生姜3片，大枣12枚。水煎服，日1剂，5剂。

1993年11月23日二诊： 上方服用5剂，胃脘痛明显减轻，但仍觉胀闷不舒，食后有加重趋势，故在原方的基础上加用三仙、陈皮。服用10剂后患者觉症状明显好转。嘱患者坚持治疗，直到查胃镜溃疡愈合为止。

按语： 胃痞成因多端，然与饮食关系最为密切。《素问·太阴阳明论》云："食饮不节，起居不时者，阴受之……阴受之则入五脏……入五脏则䐜满闭塞。"刘老认为无形水火之气留滞于胸膈，则成痞，为虚痞。从外表看来，没有膨隆高起，用手按去，也是濡软而不坚硬，疼痛不明显，但病人自觉痞硬满闷。然而临床上虽云"虚痞"，实则乃本虚标实，而非无邪无滞。本案患者胃病日久，正气已亏，胃阴不足，故见胃脘部疼痛；进食萝卜后发病，寒热错杂于心下成痞，故见欲呕、呃逆、吐酸；属于本虚标实共存且并重之痞证。胃痞的治疗，仲景据《黄帝内经》"辛以散之，苦以泄之"之理论，首创辛开苦降之法。刘老承辛开苦降之治痞大法，以泻心汤类方辛开苦降、和胃消痞。方中生姜、半夏辛燥化湿、降逆除痞；黄芩、黄连苦寒泄热开痞；佐党参、大枣、甘草、白芍和胃健脾；再增吴茱萸行气解郁、引热下行并制酸。诸药共奏辛开苦降、和胃消痞之功。二诊时患者胀闷明显，原方加三仙消食导滞；加陈皮行气除痞。

痞证（脾胃气虚）

田某，男，48岁，1986年3月12日初诊。
主诉：上腹部痞闷不舒半月余。
病史：患者半月来自觉上腹部痞满，轻微胀痛，嗳气，食少，食后加重，喜温喜按，神倦乏力，少气懒言；舌质淡，舌苔薄白稍腻，脉沉细弱。半月前在某医院查胃镜示：慢性萎缩性胃炎。
中医诊断：痞证（虚痞）；西医诊断：慢性萎缩性胃炎。
辨证：脾胃气虚。
治法：益气健脾，降气消痞。
处方：香砂六君子汤加味，党参15g，白术9g，茯苓12g，半夏9g，广木香6g，砂仁6g，甘草6g，陈皮9g，生姜3片，大枣3枚。水煎服，日1剂，7剂。
1986年3月19日二诊：服药7剂后，腹胀明显减轻，食欲较前增加，精神状态明显好转。守原方，共服药30余剂，同时嘱患者忌生冷辛辣肥甘之品，随访1年未见复发。
按语：《伤寒论》151条云："脉浮而紧，而复下之，紧反入里，则作痞，按之自濡，但气痞耳。"张介宾分痞证为实痞、虚痞。可见痞证最主要的特点是心下按之软，与心下硬之结胸证有明显区别。痞证的成因多端，脾胃虚弱导致痞证是其中最重要的原因。脾胃乃后天之本，为气血生化之源，脾胃虚弱、中气不足，可见神倦乏力、少气懒言、腹胀等诸症。刘老非常重视脾胃在许多急慢性疾病中的作用，认为人之一身，以胃气为本，胃气旺，则五脏受荫；胃气伤，则百病丛生。故凡病久不愈，诸药不效者，惟有益胃补肾两途。故投以四君子汤以健后天之本，清代医家张路玉言："气虚者，补之以甘。"参、苓、术、草甘温益胃，有健运之功，具冲和之德；合之二陈汤，则补中稍有消导之意；加木香行三焦之滞气；砂仁以通脾肾之元气，四君得辅，补力倍增；生姜调中开胃；大枣补益气血。诸药合用，培中达气也。

呃逆（痰阻中焦，胃失和降）

顾某，女，33岁，1984年3月8日初诊。
主诉：呃逆20天。

病史： 患者自今年 2 月中旬始，因生气而出现呃逆一症，且逐渐加剧，除睡眠外，无片刻休止，迭经中、西医治疗，未见效果。就诊时患者呃逆频频，即使在聊天说话之时，亦未见停止，伴胃脘胀闷隐痛，向两侧放射，纳食减少，泛吐酸水，口苦而干，头痛、头涨，口中有臭气；舌质淡胖，苔青，脉细滑。

中医诊断： 呃逆；西医诊断：膈肌痉挛。

辨证： 痰热互阻，胃失和降。

治法： 理气化痰，和胃降逆。

处方： 丁香柿蒂汤合旋覆代赭汤加减，丁香 9g，柿蒂 6g，竹茹 6g，旋覆花 9g（包煎），代赭石 30g（先煎），半夏 9g，黄连 6g，陈皮 6g。水煎服，日 1 剂，7 剂。

1984 年 3 月 15 日二诊： 服用上方 7 剂，呃逆停止，未再发作；仍觉胃脘胀闷，余症略减，舌脉如前。原方化裁调理半月，诸症悉除。

按语： 呃逆亦名"哕"，多由饮食不节、生冷伤胃，或过食辛热，加之胃有燥热，以及情志不舒、肝逆犯胃、气失和降所致，但总由胃气上逆动膈而成。刘老认为胸中者，清阳之位也；脾胃者，升降之司也。脾胃受损，升降失司，清阳不升，浊阴不降，阳位阴乘，故胸膈不爽；浊阴上泛，故嗳气不除。本案病人由于情志抑郁而起，肝气不疏，横逆犯胃，影响中焦之枢，寒热错杂，以热为主，久之痰热内阻，逆阻中焦，致胃气上逆、胃失和降，故症见呃逆反酸；胃脘胀闷隐痛，口干口苦，头涨痛，为肝经郁热，故投以丁香柿蒂汤合旋覆代赭汤加减治疗。方中丁香、柿蒂温中降逆；旋覆花、代赭石、陈皮降气和胃、滑利气机；黄连、半夏、竹茹辛开苦降、清热化痰、除烦以制酸；原方去人参，缘于该病人纯属肝气犯胃而无虚证矣；同时，去人参又可不致补益壅塞中焦而使气机不得下降也。

腹胀（脾虚气滞，少阳不和）

渠某，女，53 岁，1986 年 5 月 2 日初诊。

主诉： 腹胀不适数年，每于食后加重。

病史： 腹胀数年，连及胸胁，心中莫名烦躁，不欲饮食，口干、口苦，每于食后腹胀加重；大便基本成形；舌质淡，苔薄白而腻，脉弦稍滑。既往脂肪肝多年。

中医诊断： 腹胀。

辨证：脾虚气滞，少阳不和。

治法：行气运脾，和解少阳。

处方：平胃散合小柴胡汤加减，苍术 9g，厚朴 12g，陈皮 9g，柴胡 9g，半夏 9g，黄芩 9g，党参 12g，木香 6g，砂仁 6g，炒三仙各9g，甘草 6g，生姜 3 片。水煎服，日 1 剂，5 剂。

1986 年 5 月 8 日二诊：服药后，腹胀减轻，饮食好转，心中仍感烦躁；舌质淡，苔薄白，脉弦。原方去木香、砂仁，半夏减至 6g，加茯神 12g、香橼皮 6g。再进 5 剂后诸症大减。

按语：《黄帝内经》以土运太过曰敦阜，其病腹满；不及曰卑监，其病留满痞塞，可见腹胀与土运密切相关，刘老以平胃散平胃土之敦阜，外加炒三仙消食化积、行气除胀。《伤寒论·辨太阳病脉证并治中》云"伤寒五六日中风，往来寒热，胸胁苦满，嘿嘿不欲饮食，心烦喜呕……小柴胡汤主之"，又"有柴胡证，但见一证便是，不必悉具"，可见少阳枢机不利亦可致腹胀。刘老认为本例患者腹胀数年，连及胸胁，心中莫名烦躁，不欲饮食，口干、口苦，且舌脉近似柴胡证，为少阳肝胆枢机不利所致，故用小柴胡汤和解少阳之枢。复诊时腹胀减轻，且心中烦躁，故去辛温之木香、砂仁；防半夏苦燥伤阴，故减其量；加茯神、香橼皮以健脾、除烦、理气。二方巧妙配合，诸症缓解。

胃脘痛（胃气阻滞，积结为石）

钱某，男，38 岁，1989 年 11 月 10 日初诊。

主诉：胃脘疼痛 1 年，心下痞硬疼痛并有包块 1 个月。

病史：患者 1 年前，因过食柿子而觉上腹部不适，此后该症每每发作，尤以进食后明显。1 月前，上腹部疼痛加剧，并伴心下痞硬、吞酸嘈杂、嗳气，故来就诊。就诊时见：上腹部疼痛，可触及一鸡蛋大小包块，按之疼痛，精神不振，倦怠乏力，嗳气频频，吞酸嘈杂，食欲减退，形体消瘦，小便色黄，大便干结；舌红，苔薄黄，脉细数。胃镜示：胃结石。

中医诊断：胃脘痛；**西医诊断：**胃结石。

辨证：胃气阻滞，积结为石。

治法：行气导滞，消积化石。

处方：鸡内金 24g，陈皮 9g，厚朴 12g，枳实 12g，白芍 9g，槟榔 9g，大黄 5g，黄芪 15g，白术 12g，甘草 10g。水煎服，日 1 剂，3 剂。

1989 年 11 月 13 日二诊：服药 2 剂，疼痛减轻，大便已下，食欲增强，舌淡红，苔薄白，脉沉细。上方加焦三仙各 12g、生地黄 9g、沙参 9g，5 剂后疼痛消失，包块变小；再进 3 剂，钡餐示：胃内结石消失。

按语：《景岳全书·痢疾·论积垢》云："饮食之滞，留蓄于中，或结聚成块，或胀满硬痛，不化不行，有所阻隔者，乃为之积。"患者因 1 年前过食柿子而发病，食物积于胃肠，致胃失和降，阻滞不通，不化不行，日久积而成石，故致胃脘痛；加之病程较长，正气耗伤，故见精神不振、倦怠乏力等脾胃虚弱之候，证属本虚标实，尚以标实为主。治疗当以祛邪为要，兼以扶正。初诊刘老以行气导滞、消积化石为法，兼健脾和胃，重用鸡内金消积化石，加枳实、大黄、陈皮、厚朴、槟榔行气导滞通便；佐以黄芪、白术健脾益气，芍药、甘草缓急止痛。2 剂后疼痛缓解，大便已通，说明积滞已除大半，为防导滞药物伤阴过度，故治以健脾和胃养阴为主，兼以导滞，原方加生地黄、沙参以加大养阴力度，加焦三仙以助健脾。诸药配伍，胃石竟消。

胃脘痛（胃气郁滞，积结为石）

张某，女，34 岁，1992 年 11 月 13 日初诊。

主诉：胃脘胀痛 2 天，可触及包块。

病史：患者于 2 天前因生食大量山楂，即感胃脘部疼痛胀满，阵发性加剧，钡餐造影诊断为胃石症，服用西药碳酸氢钠和助消化药无效，加之患者惧怕手术，故求中药保守治疗，前来就诊。就诊时见：胃腹部胀痛，拒按，可触及一拳头大小的包块，活动度良好，恶心，呕吐，厌食，吞酸，口臭，肠鸣音正常，大便量少；舌质红，苔白腻，脉弦细无力。

中医诊断：胃脘痛；**西医诊断**：胃结石。

辨证：胃气郁滞，积结为石。

治法：行气导滞，消积化石。

处方：鸡内金 24g，麦芽 12g，莱菔子 12g，木香 9g，枳壳 12g，香附 12g，陈皮 9g，黄芪 9g，茯苓 9g，黄连 9g，竹茹 12g，甘草 6g。水煎服，日 1 剂，3 剂。

1992 年 11 月 15 日二诊：服药 2 剂之后，胃胀痛大减，恶心呕吐消失，触摸包块缩小并下移，食欲增加，口中异味减轻。再进 3 剂，腹中包块完全消失，钡餐检查无异常，胃中结石已完全消失；但仍觉胃部稍有不适，时有反酸。以健脾养胃之品善后。

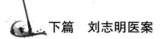

按语： 本例患者虽与前例同属胃石症之胃脘痛，病因及发病机制基本相似，但同中有异。积石阻滞于胃，故见胃脘胀痛；脾胃升降失调，故见恶心、呕吐、吞酸；积滞内停，酸腐上泛于口，故口臭及大便少。本例患者起病急，病程较短，以标实为主，本虚不明显。刘老以行气导滞、消积化石为治疗大法，仍重用鸡内金以消积化石；加麦芽、莱菔子消食导滞；木香、香附、枳壳、陈皮行气解郁，以理肠道之积滞；佐以茯苓、甘草、黄芪健脾、和胃；黄连、竹茹清热散结，并防积久化热。全方以攻为主，兼顾正气，疗效显著。

胃脘痛（肝气犯胃，湿浊中阻）

樊某，男，40岁，1971年1月20日初诊。

主诉： 胃脘部疼痛2年，加重1个月。

病史： 患者2年前因精神受刺激而出现胃脘部钝痛及胀痛，每次均发生于进食后1小时左右，有时夜间发作。近1个月来进食后胀痛更甚，每因情志不畅而加重，嗳气频频，不思饮食，曾于某医院钡餐检查诊断为"胃小弯溃疡"，故求诊于刘老。就诊时病人呈慢性病容，胃脘胀痛，剑突下轻度压痛，胸闷嗳气，胃纳不振，时欲呕吐，睡眠欠佳，大便干结；舌淡暗，苔白腻，脉弦滑。大便隐血试验（+），上消化道钡餐示：胃小弯处有黄豆大小壁龛3个，胃幽门区有痉挛现象。

中医诊断： 胃脘痛；西医诊断：胃溃疡。

辨证： 肝气犯胃，湿浊中阻。

治法： 疏肝和胃，兼化湿浊。

处方： 柴胡疏肝散合金铃子散加减。柴胡9g，白芍9g，枳壳9g，金铃子9g，延胡索9g，香附9g，半夏9g，陈皮6g，砂仁3g。水煎服，日1剂，7剂。

1971年1月27日二诊： 胃脘疼痛减而未除，面色萎黄，夜寐不安；舌淡暗，苔白腻，脉弦细。拟健脾和胃，佐活血化瘀治疗。处方：香附9g，砂仁3g，陈皮3g，枳壳6g，白术9g，茯苓9g，赤芍9g，五灵脂9g，蒲黄6g，川芎6g，炙甘草3g。水煎服，日1剂，7剂。

按语： 《素问·宝命全形论》曰"土得木而达"，生理上脾胃之受纳，气机之升降，有赖肝之疏泄；病理上亦会出现木旺乘土，故胃脘痛另一重要成因为情志不畅，肝气横逆犯胃。脾胃气机升降失调，脾不升清，胃失和降，在上则见胸闷嗳气，在下则见大便干结，且每因情志郁结而加重。患者因精神刺激而发病、胀痛、胸闷嗳气、呕恶、脉弦等，皆是肝郁气滞、横逆犯胃之表现。舌苔腻为胃纳不振、痰湿内阻之故。刘老治疗此类病症以疏理肝气为主，投以柴胡疏肝散疏肝行气、金铃子散理气止痛；加半夏、砂仁增化湿之功。二诊时患者疼痛减轻但未除，考虑久病入络，如叶天士《临证指南医案》云"病久痛久则入血络"，单用行气理气之品难消久病之瘀血，故合用失笑散加赤芍、川芎以增强活血化瘀之力，以期良好效果。

胃脘痛（肝火犯胃，胃气不和）

李某，女，43岁，1991年4月13日初诊。

主诉： 胃脘痛反复发作3年，加重1周。

病史： 3年来，患者胃脘部灼痛反复发作，痛连两胁，痛势急迫，并伴心烦易怒、反酸嘈杂、口干等症。就诊于当地医院，胃镜示：胃溃疡，长期以抑酸药物控制，症状尚属稳定。1周来，胃脘灼痛突然加重，难以忍受，药物无效，故来就诊。就诊时见：精神差，面色无华，唇淡，双手护其腹前，呈屈身位，纳差，眠差，小便色黄，大便偏干；舌红，苔黄，脉弦数。

中医诊断： 胃脘痛；西医诊断：胃溃疡。

辨证： 肝火犯胃，胃气不和。

治法： 理气和胃，清肝泄热。

处方： 甘草泻心汤合金铃子散、左金丸加减，生甘草15g，白芍12g，半夏9g，黄芩6g，太子参12g，藿香梗12g，金铃子6g，延胡索9g，当归6g，黄连6g，吴茱萸1g。水煎服，日1剂，7剂。

1991年4月20日二诊： 患者服药7剂后，胃脘痛明显缓解，继续服用原方5剂，以巩固疗效。继服香砂养胃丸以善后。

按语： 胃脘疼痛，起因繁多，但与饮食不节、不洁及情志不畅关系更为密切。本例亦为情绪不畅所致之胃脘痛，与上例相似，但病情发展程度不同，治疗选方亦异。本案患者因肝失疏泄，郁而化火生热，邪热犯胃，伤及胃阴，故见胃脘灼痛、痛连两胁、反酸嘈杂、口干等症。且病程较久，脾胃受损，正气亏虚，故症见精神差、面色无华、唇淡。

综合诸症，刘老认为治疗本病当以理气和胃、清肝泄热为主，故投以甘草泻心汤益气和胃，金铃子散理气止痛，左金丸清肝和胃制酸。方中生甘草一味，量大力宏，和中缓急止痛。金铃子苦寒入肝，疏肝气、泄肝火；延胡索、当归行血中气滞,以达活血止痛之功;黄连配吴茱萸为左金丸,专治肝火犯胃之胃脘及胁肋疼痛;黄连、黄芩同用可直折上炎之肝火;吴茱萸辛热,与火同类相求,引热下行;藿香梗、半夏同用以理气开结;白芍、太子参滋阴柔肝,以制肝火。待肝火犯胃之证基本消除后,以香砂养胃丸醒脾养胃。诸方合用,共奏理气和胃、清肝泻热之功,标本兼治,攻补兼施,疗效显著。

胃脘痛(胃气郁滞,寒邪袭表)

张某,女,44岁,1992年12月25日初诊。

主诉: 胃脘胀痛5年,加重5天。

病史: 患者5年来反复出现胃脘痛,休息后可缓解,2年前行胃镜检查,诊断为慢性胃炎及十二指肠球部溃疡。5天前因考试精神紧张及洗凉水澡,胃脘疼痛憋闷加重,并伴见:双手痛,恶寒,头晕,头痛,鼻塞,恶心,纳呆,大便时干时稀,白带不多,月经正常;舌苔厚腻,黄白相间,右脉弦滑,左脉稍沉细。

中医诊断: 胃脘痛;**西医诊断:** 慢性胃炎,十二指肠球部溃疡。

辨证: 胃气郁滞,寒邪袭表。

治法: 行气解郁,散寒解表。

处方: 越鞠丸合五苓散加减,川芎9g,香附10g,苍术10g,栀子8g,神曲10g,当归10g,泽泻15g,茯苓15g,杏仁10g,法半夏10g,益母草12g,生姜3片,桂枝6g,柴胡10g。水煎服,日1剂,5剂。

1992年12月30日二诊: 服上方后,自觉症状缓解,憋闷、头晕、头痛减轻,仍感恶心,口稍干,口苦,耳鸣,纳谷不香,大、小便及睡眠正常。处方:小柴胡汤加味,柴胡12g,黄芩10g,半夏10g,太子参12g,生姜4片,大枣10枚,甘草6g,荆芥穗6g,防风8g,川芎6g,神曲10g,桔梗8g,枳壳10g。水煎服,日1剂,5剂。

1993年1月5日三诊: 服上方后仍有头晕、耳鸣、口苦、多言、心中烦恼,余症缓解。舌苔黄腻,脉沉滑。改用龙胆泻肝汤合温胆汤加减,龙胆草6g,栀子10g,黄芩10g,柴胡10g,半夏10g,枳壳10g,竹茹8g,太子参12g,茯苓10g,白芍15g,泽泻10g,木通6g,甘草8g。水煎服,日1剂,7剂。

1993年1月13日四诊: 服药后烦闷好转,仍感恶心、作呕、上腹部胀痛,进食后尤甚,口苦、头晕,白带少;舌苔黄厚腻。处方:温胆汤加减,半夏

12g,陈皮 8g,茯苓 12g,竹茹 8g,枳实 8g,瓜蒌皮 10g,黄连 5g,甘草 6g,生姜 3 片。水煎服,日 1 剂,7 剂。

按语: 本例病机为脾胃亏虚、气机郁滞,加之凉水洗浴,寒湿之邪乘虚而入,故见恶寒、鼻塞、头痛等症;外邪干胃,故见纳呆。治宜行气解郁,散寒解表。初诊投越鞠丸以行气解郁,合五苓散以温化寒湿,兼以解表;加用杏仁宣降气机、柴胡解郁,当归、益母草和血,半夏燥湿化痰。二诊时症状减轻,但有恶心、口干、口苦之症,疑其为外邪入里,影响少阳枢机,《伤寒论·辨少阳病脉证并治》云:"少阳之为病,口苦、咽干、目眩也。"故改投小柴胡汤以和解少阳;加荆芥、防风兼解肌表之邪;川芎祛风活血,止头痛;桔梗、枳壳理气;神曲健胃。三诊时患者仍觉头晕、耳鸣、口苦,此为肝郁化火之象,"气有余便是火",小柴胡汤药力不足,故投以清泄肝火之龙胆泻肝汤以清肝泻火,温胆汤加减以除心中之烦。四诊时诸症好转,但仍觉烦闷、恶心欲吐,此为湿邪阻于中焦,故继予温胆汤以祛湿和胃;加瓜蒌皮以宽胸解闷,理气消胀;黄连清上焦湿热;且生姜善止呕也。本例病情变化较多,刘老施治时善于抓住病情变化本质,辨证施治,经历数方,疗效颇佳。

胃脘痛(肝胃郁热)

杜某,男,34 岁,1981 年 7 月 18 日初诊。

主诉: 胃脘部疼痛 1 个月。

病史: 1 个月前,患者无明显诱因出现胃脘部胀满疼痛、呕吐酸水、烦躁,每次饭前 2 小时必发,得食则减,且向肩背放射,大便稀溏,口干、口苦;在某医院行钡餐造影示:十二指肠球部溃疡,故来就诊。就诊时见:精神抑郁,面色萎黄,嗳吐频频,剑突下压痛,小便色黄,大便稍干;舌红,苔黄,脉数。

中医诊断: 胃脘痛;西医诊断:十二指肠球部溃疡。

辨证: 肝胃郁热。

治法: 疏肝泄热。

处方: 一贯煎合左金丸加减,沙参 15g,麦冬 12g,生地黄 9g,芍药 9g,川楝子 9g,当归 9g,牡丹皮 9g,栀子 9g,黄连 9g,吴茱萸 3g,甘草 6g。水煎服,日 1 剂,3 剂。

1981 年 7 月 22 日二诊: 服药 3 剂,疼痛已止,复加 3 剂巩固疗效,钡餐复查,消化道未见异常。

按语： 胃脘痛一证多由饮食不节、情志不调、感受外邪等所致，临床须辨证准确，治疗方可奏效。本例之胃脘痛与肝脾关系密切，属肝郁气滞化火。患者精神抑郁，气郁伤肝，肝气郁结，日久化火，邪热犯胃，故胃脘疼痛伴胀满不舒；肝胃郁热，逆而上冲，故烦躁、反酸；肝热夹胆火上乘，故口干、口苦；舌红、苔黄、脉数为内热之象。本病病程较短，以实热证为主，兼有阴伤。肝以血为体，以气为用；血主濡润，气主温煦，共奏营养和生发作用。若肝阴不足，肝失所养，变柔为刚，气横所指，胃当其冲，只有滋养肝血，肝气才能复其条达畅茂之性，脾胃随之而复升降之机。

本案刘老选用清肝热、养肝阴之一贯煎去枸杞子合左金丸治之，方中芍药、甘草柔肝止痛；牡丹皮、栀子清肝泻热；川楝子以理气止痛；内热日久则易伤及阴液，故以沙参、麦冬、生地黄、当归滋阴养血润燥；左金丸辛开苦降以制上泛之酸水。全方共奏柔肝止痛、泻热养阴之功，使肝气得疏、肝阴得养，则胃气得复，诸症消失，为治病求本之代表，疗效显著。

胃脘痛（脾胃虚寒，寒湿内阻）

关某，女，48岁。1992年8月29日初诊。
主诉： 胃脘部反复疼痛10年。
病史： 患者胃脘部疼痛反复发作10年，进食则重，得温则舒，伴胸脘痞闷、呃逆吐酸等，曾于当地医院行胃镜示：十二指肠球部溃疡，长期以抑酸及促消化药物维持，效果不佳，故来就诊。就诊时见：精神差，消瘦，畏寒，面色晦暗，倦怠乏力，胸脘痞闷，胃脘疼痛，呃逆吐酸，食欲减退，眠差，二便尚调；舌红，舌面水滑，苔少水滑，脉细。
中医诊断： 胃脘痛；西医诊断：十二指肠球部溃疡。
辨证： 脾胃虚寒，寒湿内阻。
治则： 温脾散寒，燥湿和胃。
处方： 香砂六君子汤加减，党参15g，白术9g，茯苓12g，半夏9g，木香6g，砂仁6g，陈皮9g，甘草6g，生姜3片，大枣3枚。水煎服，日1剂，5剂。

1992年9月4日二诊： 服用上方5剂，症状明显改善，守方再进10剂，胃脘疼痛未再发。

按语：《素问·举痛论》曰"寒气客于肠胃之间，膜原之下，血不得散，小络急引故痛……寒气客于胃肠，厥逆上出，故痛而呕也"，李东垣亦云"脾胃不足之源，乃阳气不足，阴气有余"。本例病机以脾胃虚寒为主，故患者久病不愈；正气亏虚，阳气不足，寒邪内生，故胃痛不甚，得温痛减；脾胃失运，痰湿凝滞，故胃脘胀闷不舒；寒得温而散，气得温而行，故喜温喜按；脾胃气虚，运化无力，故进食加重；日久积滞内阻，气机不畅，故呃逆吐酸；运化失常故食欲减退；李东垣《脾胃论》云"元气之充足，皆由脾胃之气无所伤，而后能滋养元气"，脾胃受犯，元气亏欠则乏力。刘老治疗以扶正为先，选用香砂六君子汤益气和胃、行气温中。方中四君子汤益气健脾；加陈皮、半夏以燥湿；湿邪内阻，故加木香、砂仁行气温中、燥湿导滞，全方补气而不滞气，消除稽留之湿，促进脾胃运化，故疗效显著。吐酸明显者，可加吴茱萸暖肝温胃以制酸矣。

胃脘痛（脾胃虚寒，气滞中焦）

许某，男，39岁，1983年8月27日初诊。

主诉： 胃脘疼痛3年，加重1个月。

病史： 3年前，患者开始患胃痛，之后每逢秋冬季节则反复发作，尤以受凉严重。1个多月前疼痛再次发作，每于午餐后数小时及半夜发作，少量进食后疼痛可减轻，喜温喜按，胃纳欠佳。行钡餐造影检查，诊断为"十二指肠球部溃疡"，故求诊于刘老。就诊时患者精神差，面色萎黄，神疲乏力，胃脘疼痛，喜温喜按，稍食痛减，多食则胀，胃纳欠佳；舌淡，苔薄腻，脉细弦。大便隐血试验（−）。

中医诊断： 胃脘痛；西医诊断：十二指肠球部溃疡。

辨证： 脾胃虚寒，气滞中焦。

治法： 健脾和胃，行气温中。

处方： 香砂六君子汤加味，陈皮3g，木香9g，半夏9g，党参9g，白术9g，茯苓9g，砂仁3g，蜀椒3g，厚朴3g，吴茱萸6g，炙甘草3g。水煎服，日1剂，7剂。

1983年9月3日二诊： 胃脘疼痛未再发作，食欲转佳，但时感胸闷及夜寐不安，舌苔薄腻，脉弦细。原方去砂仁、蜀椒、厚朴、吴茱萸，加川朴6g，丹参9g，赤芍9g，红花3g。水煎服，日1剂，继服7剂。

1983年9月10日三诊： 服上方后，除偶有疼痛外，无其他不适，仍以上方加减调护而痊愈。

按语： 本例与上例均以脾胃虚寒为主，都以香砂六君子汤为基本方进行化裁，但本例患者寒邪更甚，故在基本方基础上加蜀椒、吴茱萸以行气散寒、温中止痛；厚朴理气消胀。二诊又加丹参、赤芍、红花，以祛"久病入络"之瘀，正如叶天士《临证指南医案》所云："初病在气，久必入血；以经脉主气，络脉主血也。"

胃脘痛（肝胃不和）

杨某，女，42岁，1978年5月4日初诊。

主诉：胃脘部胀痛6年，加重5个月。

病史：患者6年前无明显诱因出现胃脘部疼痛，于积水潭医院就诊，诊断为"十二指肠溃疡"，经治疗症状缓解，其后上述症状反复发作。5个月前因所愿不遂导致胃脘部走窜胀痛加重，并伴见呃逆，反酸，食少纳呆，心烦，夜间烦热多汗，多梦，大便干燥等；且其经期常延后，至今已4个月未行，故求诊于刘老。就诊时病人精神抑郁，神疲倦怠，形体消瘦，眼睑水肿，双下肢无水肿；舌红，苔薄白，脉沉弦。X线钡餐造影示：十二指肠球部溃疡。

中医诊断：胃脘痛；西医诊断：十二指肠球部溃疡。

辨证：肝胃不和。

治法：疏肝解郁，理气和胃。

处方：柴胡9g，当归9g，白芍9g，太子参12g，黄芩6g，黄连6g，吴茱萸6g，扁豆12g，砂仁6g，藿香梗12g，甘草6g，生姜3片。水煎服，日1剂，5剂。

1978年5月9日二诊：服药5剂，症状减轻。原方再进5剂，诸症悉除。

按语：唐容川《血证论》云："木之性主于疏泄，食气入胃，全赖肝木之气以疏泄之，而水谷乃化。"肝主疏泄，喜条达而恶抑郁，情志不疏，则肝气郁结不得宣泄，横逆犯胃而作痛；郁滞之气游移不定，故疼痛走窜；肝郁气滞导致中焦气机不利，故上见呃逆，下见大便干燥。综合诸症表现，刘老认为本案以邪实为主，故治疗以疏肝解郁、理气和胃为先，但考虑患者胃病时间较长，久病正伤，兼见胃气不足之象，故亦应补虚扶正。方中柴胡、芍药、藿香疏肝理气解郁；芍药、当归养血柔肝、缓急止痛；太子参益气健脾，且防苦燥之品伤阴；砂仁、甘草、扁豆和胃健脾；黄芩、黄连清肝郁之热；吴茱萸暖肝制酸。全方共奏疏肝理气、和胃止痛之功，标本兼治，效果显著。

胃脘痛（肝郁乘脾）

冯某，男，35岁，1956年7月6日初诊。

主诉： 胃脘胀痛3年，疼痛加重5天。

病史： 患者胃脘胀痛3年，经医院检查，诊断为"十二指肠溃疡"。现患者经常感胃脘部胀痛，食后尤甚，近5天来疼痛加重，肠鸣作痛，痛必腹泻，泻后痛减，食欲不佳，呃逆，胃脘灼热反酸，面色萎黄，睡眠不佳（常因胃部不适，难以入睡），二便尚可；舌质红，苔薄黄，脉弦。

中医诊断： 胃脘痛；西医诊断：十二指肠溃疡。

辨证： 肝郁乘脾。

治则： 疏肝和胃，理气温脾。

处方： 川楝子9g，延胡索9g，当归6g，杭白芍12g，佛手12g，乌贼骨9g（研末），生赤石脂9g（研细），黄连3g，神曲12g，干姜4.5g，生甘草18g；水煎服，日1剂，7剂。

1956年7月13日二诊： 患者肝脉已缓，脾阳得升，中州得运，故腹痛、腹泻均告痊愈，唯胃脘尚有不适，系中气尚弱，故前方加台党参30g。继服7剂，煎、服法同前。

1956年7月20日三诊： 进服前方之后，腹痛、腹泻未见复发，胃脘舒畅，饮食转佳，脉缓有神。虽然肝胃和调，为防复发，应以膏剂长期调理。处方：台党参150g，川楝子90g，延胡索90g，当归须60g，杭白芍120g，川黄连30g，佛手120g，干姜30g，大神曲90g，麦芽90g，鸡内金60g，生甘草500g；加蜜熬膏。

患者自来门诊治疗，服第一次和第二次方剂后，症状基本消失，第三次门诊改为膏剂巩固疗效。以后又复诊两次，均遵1956年7月20日方稍加损益改为蜜丸。在1956年10月23日最后一次门诊前，于医院检查，结果示溃疡已修复。

按语： 本案患者初诊时，脉象为弦，弦者，木旺也，加之脾胃素虚，木旺则犯中，以致清阳少升、浊阴不化，故有痛必腹泻、泻后痛减等症。故刘老治以疏肝和胃、理气温脾为法；方中川楝子入心及小肠，止上下部腹痛，为"心腹痛及疝气要药"；延胡索，李时珍曰其"能行血中气滞，气中血滞，故专治一身上下诸痛，用之中的，妙不可言"，二者合用以理气止痛；当归、白芍，补阴血，柔肝以制木气；佛手疏肝解郁、理气和中；黄连量轻，泄浊以升清；神曲、干姜者，温胃健脾；乌贼骨敛酸止痛；赤石脂涩肠止泻。二诊观其脉症，考虑患者肝木虽舒，但脾土未健，故加党参以益脾气。三诊时其脉缓有神，乃肝胃和调之象，但为防其复发，故嘱患者以膏剂长期调理。

胃脘痛（脾胃阳虚，血失统摄）

胡某，男，32岁，1966年6月4日初诊。

主诉：胃脘疼痛反复发作3年，加重4天。

病史：3年前，患者出现胃脘部疼痛，之后反复发作，其痛隐隐，每因饮食不慎或劳累而发，且常于进食数小时后及深夜而作，得食缓解，发作期间常伴黑便，并伴呕血1次，于某医院住院治疗，诊断为"十二指肠球部溃疡"。4天前无明显诱因胃脘部疼痛再次发作，随即呕吐咖啡样胃内容物约250ml，并伴黑便；疲乏无力，畏寒肢冷，故来就诊。就诊时病人诉胃脘疼痛，得食痛减，观其形体消瘦，面色萎黄，纳谷不香，神疲乏力，四肢不温；舌淡，苔薄，脉细无力。心肺（－）；右上腹部压痛，肝脾未触及；血红蛋白105g/L，红细胞$3.44×10^{12}$/L，白细胞$13.4×10^{12}$/L，中性粒细胞百分比73%；大便隐血试验（＋＋＋＋）。

中医诊断：胃脘痛；**西医诊断**：十二指肠球部溃疡，上消化道出血。

辨证：脾胃阳虚，血失统摄。

治法：益气养血，健脾摄血。

处方：归脾汤加减，黄芪15g，党参9g，白术9g，当归9g，白芍9g，木香9g，陈皮6g，槐花9g，伏龙肝30g（包煎），炙甘草3g。水煎服，日1剂，7剂。

1966年6月12日二诊：精神好转，胃脘疼痛、呕血未作，大便色黄；舌质淡，苔薄腻，脉弦细。原方加砂仁9g，再进7剂。

1966年6月18日三诊：服上方后，诸症基本消失，大便隐血试验（－），惟食后胃脘胀闷不舒，夜寐欠安，再予健脾和胃、养血安神之剂而愈。

按语：李东垣《脾胃论》谓"人以脾胃中元气为本""内伤脾胃，百病由生"。本例患者胃脘疼痛反复发作3年余，病程较久，脾胃元气受损，运化失职，精微物质不得生化，故见神疲乏力，其痛每因劳倦及饮食不慎而复发，得食痛减；久则伤及脾胃阳气，气虚失于统血，故见呕血便血、四肢不温。刘老以温中和胃、健脾止血为法,投以归脾汤加减,方中党参、白术、黄芪、甘草等健脾益气,伏龙肝温中止血;槐花止血,又防温药过燥而伤阴血也;当归、白芍养阴补血,缓急止痛;木香、陈皮温中醒脾,理气和胃,使补而不滞。全方健运与统摄并进,得告痊愈。

胃脘痛(肝胃不和,日久化热)

王某,男,20岁,1981年7月10日初诊。
主诉: 胃脘部疼痛5年,加重1个月。
病史: 患者胃脘部疼痛反复发作5年,其痛绵绵不甚,因年轻恃强不介意,不注意调养,未经药物治疗。近1月疼痛加剧,服用西药无效,遂来求治于刘老。就诊时患者胃脘部疼痛难以忍受,每日夜间加重,彻夜难眠,饮食尚佳,但觉易饥,伴心烦、口苦,胃脘灼热反酸,大便秘结,5日一行;舌质红,苔薄黄,脉弦。
中医诊断: 胃脘痛;西医诊断:慢性胃炎。
辨证: 肝胃不和,日久化热。
治法: 清肝和胃,缓急止痛。
处方: 甘草泻心汤合金铃子散、左金丸加减,生甘草15g,太子参12g,半夏9g,藿香梗12g,川楝子6g,延胡索6g,黄连6g,吴茱萸4.5g,黄芩6g,当归6g,白芍12g,水煎服,日1剂,4剂。

1981年7月15日二诊: 患者欣然而来,诉胃痛全消,夜寐得酣,五年痼疾三剂而愈,求赐原方以固疗效。刘老告之曰:"中医治病,贵在辨证论治,今日之方只治今日之病,他日有病,证候不同,方剂亦会变更,否则难以奏效。现胃痛虽除,尚须调理,且忌饮食过寒过热,食勿过饱,以养脾胃,病方有彻底痊愈之希望,否则难保旧疾不复发。"患者深感有理,频频点头称谢,取调理脾胃之新方而去。

按语: 脾胃升降气机窒塞,可致肝气郁结,谓"土壅木郁";日久肝火愈旺,则呈现一派火热之象,诚如朱丹溪《丹溪心法》所云"病得之稍久则成郁,久郁则蒸热,热久必生火""上逆之气,从肝而出",故本例症见疼痛难忍、心烦口苦、胃脘灼热、大便秘结等;又《素问玄机原病式》云"酸者肝木之味也,由火盛制金,不能平木,则肝木自甚,故为酸",故症见胃脘灼热、反酸矣;《类证治裁》云:"诸病多自肝来,以其犯中官之土,刚性难驯。"加之肝体阴而用阳,肝阴不足则肝火偏旺,故泄肝火者,养血以柔之,苦寒以清之也。刘老予甘草泻心汤以益气和胃,重用甘草加白芍以缓急止痛;《素问》云"土得木而达",金铃子散苦寒泄肝以止痛;左金丸寒热并用以清肝火,制胃酸;数方合用,共奏泄肝止痛之功。肝火犯胃之证忌刚宜柔,如香附、木香等理气止痛之品,香燥走窜,更易助火伤阴,故当慎用。

胃脘痛(胃气不和,寒热错杂)

袁某,男,52岁,1994年10月18日初诊。

主诉: 胃脘疼痛30余年,加重且频繁发作3个月。

病史: 患者胃脘部疼痛30余年,近3个月加重,且频繁发作。目前患者胃脘胀痛,连及背部,遇寒加重,得热则减,兼见呃逆,纳差,畏寒,口干,口苦,喜热食等。查其腹软,上腹部压之不适,呈隐痛;舌质红,苔黄,脉弦细。胃镜检查确诊为慢性萎缩性胃炎。

中医诊断: 胃脘痛;西医诊断:慢性萎缩性胃炎。

辨证: 胃气不和,寒热错杂。

治法: 和胃降逆,辛开苦降。

处方: 半夏泻心汤加减,太子参15g,白芍12g,半夏9g,黄芩9g,吴茱萸6g,黄连6g,藿香梗12g,扁豆12g,砂仁6g,陈皮6g,甘草6g,生姜3片。水煎服,日1剂,5剂。

服药5剂后,胃中颇安,又进7剂胀痛全除。后患者以上方为丸常服,巩固疗效。

按语: 叶天士云:"考《内经》诸痛,皆主寒客,但经年累月久痛,寒必化热。"本例病机为胃病日久,伤及中阳之气,外邪乘虚而入,中焦气机不利而见寒热错杂:寒证者,畏寒、喜热食、疼痛遇寒加重,得热则减也;热证者,口干、口苦也。故刘老选用《伤寒论》之半夏泻心汤加减治疗,正如《医方考》云:"泻心者,泻心下之邪也。姜、夏之辛,所以散痞气;芩、连之苦,所以泻痞热;已下之后,脾气必虚,人参、甘草、大枣所以补脾之虚。"又因该病患者胃病较久,脾胃之气所伤更重,故加砂仁、陈皮、藿香梗、扁豆以加强健脾之功;加吴茱萸温胃降逆止呃。全方共奏辛开苦降、燥湿健脾之功,疗效可见。

第四章 脾胃病证

胃脘痛（脾虚兼有积滞）

殷某，女，22岁，1980年1月7日初诊。

主诉： 胃脘部疼痛8个月。

病史： 患者胃脘部胀痛已有8个月余；1979年4月患者胃痛、腹胀始发，经当地医院钡餐检查确诊为"胃扭转"，治疗3个月，病情未见减轻，故从外地来京求诊于刘老。就诊时患者诉脘腹胀满，胃痛阵作，好发于清晨及午后，食后更甚，喜暖拒按，呕吐反酸，不思饮食，每日仅能进食150g左右，形体消瘦，体重已经减少5kg，精神萎靡，面色白，四肢不温，大便秘结，2~3日一行；舌质红，苔薄白，脉弦细。患者既往十二指肠溃疡5年，以中、西医治疗，症状稳定。

中医诊断： 胃脘痛；西医诊断：胃扭转。

辨证： 脾虚兼有积滞。

治法： 消补兼施。

处方： 厚朴生姜半夏甘草人参汤合厚朴三物汤加减，厚朴15g，党参18g，干姜9g，半夏9g，枳实9g，焦大黄9g，焦槟榔9g，神曲9g，山楂9g，麦芽9g，甘草6g。水煎服，日1剂，10剂。

1981年1月17日二诊： 服药10剂后，胃脘胀痛逐渐减轻，呕吐已除，每日能进食250g，唯有大便干燥仍存。药已中的，去焦槟榔，加莱菔子9g，守方再进14剂。

1981年2月2日三诊： 上方连续服用2周后，腹胀显著减轻，胃部偶感隐痛，患者要求带药回乡，仍宗原方出入。原方改焦大黄为12g，去莱菔子易以砂仁6g继服。

1981年4月5日四诊： 继续服药2个月后，胃脘胀痛完全消失，纳食恢复正常，日进食量可达500g，恢复正常工作。后经当地医院3次钡餐检查，均证实胃扭转已经痊愈，十二指肠也未见异常，故自行停药。

按语： 胃扭转可归属于中医"胃脘痛"范畴，张仲景对此一症，辨证甚为详细：《伤寒论》厚朴生姜半夏甘草人参汤为"发汗后，腹胀满"而设，主脾虚腹胀；《金匮要略》厚朴三物汤，主气机壅滞、腑气不通之腹胀；两方合用，既能补益脾气，又可以行滞通腑，与本例脾虚兼有积滞之病机，颇为合拍，刘老取仲景之意，有是证，投是方也。方中大黄炒焦以制其苦寒之性，免其更伤脾气；干姜易生姜重在温养脾阳；加神曲、山楂、麦芽、焦槟榔助其行滞消导之功。

二诊时改槟榔为莱菔子以加大下气消胀、通便之功。三诊时加大焦大黄用量以增强泻下力度；改莱菔子为砂仁，取其温中行气之功。全方补虚而不滞实，通泄而不伤正，共奏温运脾阳、行气导滞之功。刘老强调使用经方切忌生搬硬套，而应辨证准确，灵活运用，诚所谓"师古而不泥古"也。

小儿腹泻（暑温兼湿，邪热下迫）

李某，男，8岁，1957年8月14日初诊。

主诉： 腹泻、发热4天，高热、意识不清1天。

病史： 患儿4天前开始出现腹痛、腹泻，伴发热恶寒、身痛，服止泄化食中药无好转，反而泻利加重如注，发热，痉厥，遂住入某医院，请刘老会诊。就诊时腹痛，下利热臭，日达十次，高热，测体温40℃，喘而汗出，时有痉厥，意识不清，皮肤灼热，唇干面赤，两眉紧皱，颈项强直，腹部按之无硬痛；舌苔厚腻，脉浮而数。

中医诊断： 小儿腹泻；西医诊断：小儿夏季腹泻。

辨证： 暑温兼湿，邪热下迫。

治法： 清暑燥湿，解表清里，化浊开窍。

处方： 葛根芩连汤加味，葛根9g，黄芩6g，黄连4.5g，生甘草9g，麻黄4.5g，生石膏30g，杭白芍15g，鲜菖蒲12g，局方至宝丹1粒（化服）。水煎服，日1剂，2剂。

1957年8月15日二诊： 上方连投2剂，身有黏汗，体温下降到38.8℃，意识已清，痉厥亦除，颈项活动正常，但仍挟热下利，日行数次，口干，舌苔厚腻，两脉细数。处方：葛根9g，黄芩6g，黄连4.5g，生甘草9g，杭白芍15g，鲜菖蒲9g，鲜芦根30g，鲜茅根30g，茵陈15g，金银花12g，连翘6g，大青叶9g，局方至宝丹1粒（化服）。水煎服，日1剂，2剂。

1957年8月16日三诊： 进前方2剂，身热减退，热痢已止，意识亦转清醒。但肢倦神疲，纳呆，唇齿干燥，舌苔黄腻，舌尖红，两脉细数无力。处方：麦冬12g，细生地15g，西洋参4.5g（研末冲服），杭白芍9g，生山药30g，广藿香6g，茵陈15g，生甘草6g。水煎服，日1剂，2剂。

服前方2剂之后，热退神清，能自进饮食，但唇齿干燥，大便转为秘结，舌质红绛，先后以增液汤、复脉汤、三才汤加减养阴增液，连服十余日，调理善后。于1957年9月9日痊愈出院。

按语： 夏月暑气当令，气候炎热，暑多夹湿，内迫大肠，传导失司，则腹痛腹泻，下利热臭；肺与大肠相表里，阳明肠热上蒸于肺，肺气不利则喘；高热、皮肤灼热、唇干面赤、脉数为阳明气分热盛之象。本案刘老选用葛根芩连汤主之，该方为治疗热利之名方，方中以葛根解肌清热，并升提阳明之清气；黄芩、黄连清泄里热，又能燥湿厚肠胃以止利；所增药物重用石膏清气分邪热；白芍缓急止痛；鲜菖蒲芳香化浊；少佐麻黄辛散发汗、宣肺平喘而泻热，有"火郁发之"之意。另患儿意识不清，时有痉厥、颈项强直诸症，乃为暑浊秽气上蒙清窍、实热内闭化火动风之征，病情危笃，故急投至宝丹清热开窍、化浊解毒，抢救之。

二诊时气分暑热稍解，神志已清，痉厥亦除，恐其反复，仍投至宝丹以巩固疗效。但大肠内热未除，且有热盛伤津之象，故去大寒之石膏和辛散之麻黄，加金银花、连翘、大青叶以清热解毒；茵陈加强清泄湿热之力；鲜芦根、鲜茅根甘寒清热生津。三诊时暑湿渐解，但暑热最易伤阴耗气，故见津伤阴虚兼湿之候，刘老治以育阴生津，佐以芳香化浊，以麦冬、生地黄、白芍滋阴生津，西洋参益气生津；生山药、甘草以健脾；广藿香、茵陈芳香化浊，祛除余邪。后期大便转为秘结，舌质红绛，故以增液汤、复脉汤等加减养阴生津润肠，不用下法而大便自通；因神志正常，故停用至宝丹。

张凤逵《伤暑全书》说："暑病首用辛凉，继用甘寒，再用酸泄酸敛，不必用下。"刘老在诊治本例患儿过程中，处方用药充分体现了这一原则。

腹泻（寒热互结，胃肠不和）

黄某，男，63岁，1984年7月9日初诊。

主诉： 腹泻2天。

病史： 患者昨日起无明显诱因突然腹泻，虽无腹痛，但大便水样、色黄，至就诊时已腹泻30余次，兼见：呕吐，神疲乏力，声音嘶哑，呼吸急迫，口干，口渴，皮肤干瘪，四肢逆冷，小腿痉挛，腹胀肠鸣；舌淡，苔薄黄腻，脉濡细。

中医诊断： 腹泻；**西医诊断：** 急性胃肠炎。

辨证： 寒热互结，胃肠不和。

治法： 调理寒热，和胃止泻。

处方： 甘草泻心汤加减，炙甘草12g，蚕沙9g，黄连9g，黄芩9g，干姜9g，茯苓9g。水煎服，日1剂，3剂。

1984年7月12日二诊：服药后吐泻即止，小腿痉挛亦得缓解，仍感四肢不温，神疲乏力，腹胀纳呆；舌苔薄白，脉濡缓；以香砂六君子汤加减健脾补气扶正。处方：太子参 12g，白术 9g，茯苓 9g，枳实 3g，木香 3g，砂仁 3g，陈皮 3g，甘草 6g。水煎服，日 1 剂，7 剂。

1984年7月19日三诊：大便转结，胃纳渐香，精神恢复，诸恙已平，四肢肌肤稍有寒凉；脉濡缓。此为吐泻之后，脾阳未复，胃气未苏之象，故继续以健脾和胃之品调护。

按语：《伤寒论·辨太阳病脉证并治》云："伤寒中风，医反下之，其人下利日数十行，谷不化，腹中雷鸣，心下痞硬而满，干呕，心烦不得安……甘草泻心汤主之。"其病机为中气虚弱，外邪侵袭，寒热互结，中气受伤，升降失常，故上可见呕吐，下可见泄泻。吐泻乃因胃肠为湿热困扰，清浊相干、升降失司而发，甚则阴液消耗，转筋拘挛。刘老认为本案高年患者，正气不足，加之腹泻两天，故其病机为寒热错杂于胃肠矣，与《伤寒论》所云相似。急则治其标，初诊时治以调理寒温、和胃止泻，投甘草泻心汤，方中芩、连清热燥湿以止利；甘草甘缓和中、调补中焦，且可缓急止痛；干姜温中，健脾散寒，促使化运复常；蚕沙止泻；又治转筋，茯苓淡渗祛湿健脾。服药后，吐泻止，而仍精神疲乏、胃纳不佳，此系吐泻后，中气受损，邪去正衰，故二诊时以培本为主，投以香砂六君子汤加减以健脾益胃；方中木香、砂仁、枳实、陈皮和中理气，并加强健脾之功，而获痊愈。

腹泻（脾肾阳虚）

任某，男，44 岁，1975 年 4 月 30 日初诊。

主诉：便溏 5 年。

病史：患者患慢性肠炎 5 年，每日大便溏薄，多则十余次，少则五六次，虽经中、西医治疗，但均未见效，故求诊于刘老。就诊时患者诉大便溏薄，水谷不化，脘腹胀满，喜温喜按，热饮舒适，面色萎黄，饮食减少，疲乏无力，形寒肢冷；舌淡，苔薄白，脉沉细。

中医诊断：腹泻；**西医诊断**：慢性肠炎。

辨证：脾肾阳虚。

治法：温补脾肾，固涩止泻。

处方：四神丸加味，补骨脂 9g，吴茱萸 9g，肉豆蔻 9g，天台乌药 6g，广木香 3g，五味子 6g，白术 9g，赤石脂 12g，陈皮 3g，大腹皮 9g，神曲 9g，炙甘草 3g，干姜 3g。水煎服，日 1 剂，7 剂。

1975 年 5 月 8 日二诊：大便次数减少，但仍稀薄，兼见胸闷嗳气、腹胀、四肢不温，仍照前方再进 7 剂。

1975 年 5 月 15 日三诊：腹泻次数较前更为减少，但便质尚未干实，肢体软弱，头晕气促；再拟益气健脾、温肾固下之法，以补中益气汤合四神丸，调理月余，病获痊愈。

按语：《医方集解》云："盖久泻皆由肾命火衰，不能专责脾胃。"《景岳全书》云："肾为胃关，开窍于二阴，所以二便之开闭，皆肾脏之所主，今肾中阳气不足，则命门火衰……阴气盛极之时，则令人洞泄不止也。"且"暴泻属实，久泻属虚"。

刘老宗前贤之言，并分析本案患者诸症，认为其辨证当属脾肾阳虚、温运失职；肾阳不足，命门火微，脾胃生化乏源，无以腐熟水谷，精微物质不得上升，故泻下不止。治疗宜温补脾肾，辅以温中固涩之剂，以四神丸加味。方中补骨脂温补肾阳；吴茱萸温中散寒；肉豆蔻暖补脾胃；五味子益肾止泻；加白术、陈皮健脾燥湿；神曲、干姜、甘草补益中焦；天台乌药温肾散寒；大腹皮宽胸通腹，且合陈皮理肠道之气。经数剂后诸症大减。唯留正气亏虚、中气不足之症，故复诊合补中益气汤以健脾升中、并助止泻。

腹泻（肝气乘脾）

何某，男，34 岁，1982 年 4 月 1 日初诊。

主诉：腹泻 2 年。

病史：2 年来，患者每于早晨 5 点便感肠鸣腹痛，泄泻乃发，虽泻后痛减，但苦于频繁，并伴胸胁胀闷、嗳气食少。曾于当地医院行肠镜检查，因结肠多处充血、水肿，故诊断为"结肠炎"，虽经治疗，但效果不佳，故前来求诊。就诊时患者诉胸胁胀满，嗳气食少，清晨腹痛、腹泻，腰膝酸软，四肢不温，睡眠不佳，小便清长，大便稍溏；舌红，苔薄白，脉沉细。

中医诊断：腹泻；**西医诊断：**慢性结肠炎。

辨证：肝气乘脾。

治法：抑肝扶脾。

处方：痛泻要方加味，白术 12g，白芍 9g，防风 9g，肉豆蔻 9g，五味子 6g，陈皮 9g。水煎服，日 1 剂，7 剂。

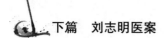

1982年4月8日二诊：腹泻得以控制，四肢转温；经直肠镜复查，充血水肿消失，未见异常。

按语：晨泻，多以脾肾阳虚所致"五更泻"述之，治疗亦多以温肾健脾为法；然就本例患者而言，刘老认为其晨起腹泻，兼伴胸胁胀痛、嗳气纳差之症，乃肝气郁滞，脾虚失运之象；木气旺时，肝气暴急，乘虚犯脾，故肠鸣腹泻，正如《医方考》云："泻责之脾，痛责之肝；肝责之实，脾责之虚，脾虚肝实，故令痛泻。"患者兼有腰膝酸软、四肢不温、小便清长，且病程较长，系为脾肾阳虚所致。故刘老治以抑肝扶脾，佐以温补脾肾，选用痛泻要方加味。方中白术苦以燥湿、甘以补脾、温以和中；芍药性寒泻肝火、味酸敛逆气、缓中止痛；防风辛能散肝、香能醒脾、风能胜湿；陈皮利气健脾；肉豆蔻温脾暖胃、涩肠止泻；五味子固肾益气、涩精止泻。服药后诸症大减，效果颇佳。

腹泻（肝旺脾弱，中阳不振）

沈某，男，28岁，1987年5月22日初诊。

主诉：腹泻反复发作3年。

病史：3年来，患者腹泻反复发作，其泻必兼腹痛，泻后其痛必减；且食后必兼腹胀，遇到情绪不佳或饮食偏凉，病情必然加重，精神较差，经多次大便常规及钡餐检查，诊断为"慢性结肠炎"，故来就诊。就诊时见：大便不实，日行四五次，每次便前腹痛，便后痛减，胃脘与右胁作胀，食后尤甚，纳谷不香，面色不华，精神疲惫困倦，喜暖恶寒；舌质淡，苔薄腻，脉弦。

中医诊断：腹泻；西医诊断：慢性结肠炎。

辨证：肝旺脾弱，中阳不振。

治法：抑肝扶脾，温运中阳。

处方：黄芪建中汤合痛泻要方加减，炙黄芪9g，炙甘草12g，白术9g，桂枝9g，白芍9g，防风6g，陈皮6g，茯苓9g，炮姜9g，饴糖15g（烊化）。水煎服，日1剂，7剂。

1987年5月30日二诊：大便虽溏，但形质转稠，次数减少，便前腹痛较轻，自觉精神略振，唯腹中胀气未已。前方加木香9g，继续服用7剂。

按语：本例与上例虽都为腹泻，但二者有所不同，本例患者腹泻日久，伤及脾阳，故见神疲倦怠、面色萎黄、喜暖恶寒等症。张景岳云："凡脾泄久泄证，大都与前治脾弱之法不相远。但新泻者可治标，久泻者不可治标，且久泻无火,多因脾肾之虚寒也。"故治疗当以脾虚为主,但初诊时其脉较弦,兼见右胁作胀,乃肝气偏旺之证,如汪切庵所谓"脾虚故泻,肝实故痛"。加之患者喜暖恶寒,阳虚症状亦较前例明显。综上所述,其证应属肝旺脾弱、中阳不振,其治当以扶脾抑肝、温运中阳为法。初诊投以黄芪建中汤温运中阳,合痛泻要方抑肝扶脾、理气和中;复诊时腹中胀气未减,故加木香以理肠道之气。全方温健脾胃,兼平抑肝木,效果较佳。

腹泻（湿热内阻,气血不和）

洪某,男,56岁,1980年6月24日初诊。
主诉: 反复腹痛、泄泻8年。
病史: 患者自诉腹痛、泄泻反复发作8年余,每次发作左上腹必然隐痛,或阵发性剧痛,痛必泄泻,一日数次,先后就诊于多家医院,皆诊断为"慢性结肠炎",经治疗数年,但未见好转,故求诊于刘老。就诊时患者诉:腹痛泄泻,泻后痛减,一日数作,便下酸腐,胸闷,脘腹胀痛,胃纳减少,嗳腐吞酸,精神萎靡;舌质红,苔薄黄腻,脉滑数。
中医诊断: 腹泻;西医诊断:慢性结肠炎。
辨证: 湿热内阻,气血不和。
治法: 清热利湿,调和气血。
处方: 芍药汤加减,赤芍9g,当归9g,柴胡9g,黄芩9g,黄连3g,肉桂6g,槟榔9g,木香9g,砂仁9g,五灵脂9g(包煎),诃子9g。水煎服,日1剂,5剂。

1980年6月30日二诊: 腹胀腹痛减轻,大便成形,每日1次,食欲增强;舌淡红,苔薄黄腻,脉弦数。治法同前,上方化裁,服药2周泄泻未复发,诸症若失。

按语: 本例腹泻与前两例亦有不同。刘老认为,虽素有"久泻无火"之论,但本例患者病久,却见舌红、苔黄、脉弦数、嗳腐吞酸、便下酸腐等里热征象,故不可死板归属于虚寒;此乃肝脾久郁蕴热,以致气滞血瘀,故治宜清化肝脾湿热,同时理气和血,投以芍药汤以清利肠道湿滞、调理气血。于原方去大黄、甘草,以防大黄泻下、甘草壅滞;加柴胡以疏肝解郁、调畅气机、生发阳气,《神农本草经》称其"去肠胃中结气、饮食积聚,寒热邪气,推陈致新";五灵脂以理血;砂仁以和胃;诃子以涩肠止泻。临床虽应重视理论,但亦应联系实际,辨证论治。

休息痢（脾虚血瘀，肉腐成脓）

胡某，男，62岁，1987年4月3日初诊。
主诉： 腹泻6年，加重1个月。
病史： 患者6年来每日腹泻4~5次，伴肠鸣，左下腹疼痛，十分痛苦。近1月病情加重，腹痛，里急后重，呈黏液性脓血便，故来就诊。就诊时除有前述症状外，病人自诉纳差，厌食油腻，四肢倦怠乏力；察其舌淡胖、苔薄白，切其脉濡缓。消化道钡餐示：溃疡性结肠炎。
中医诊断： 休息痢；西医诊断：慢性溃疡性结肠炎。
辨证： 脾虚血瘀，肉腐成脓。
治法： 温中健脾，活血消痈。
处方： 黄芪15g，白术12g，党参15g，白芍9g，陈皮9g，木香9g，肉豆蔻12g，干姜6g，黄连6g，蒲公英15g，地榆3g，乳香9g，没药9g，炙甘草6g。水煎服，日1剂，10剂。

1987年5月4日二诊： 上方连服1月，黏液样便消失，腹痛、肠鸣减轻，腹泻次数减少，精神转好，体重增加，后坚持服用上药以善后，随访1年未见复发。

按语： 张景岳云："凡里急后重者……热痢，寒痢，虚痢皆有之，不得尽以为热。"《临证指南医案》云："初病在气，久必入血；以经脉主气，络脉主血也……则可知其治气治血之当然也……而辛香理气，辛柔和血之法，实为对待必然之理。"慢性溃疡性结肠炎以腹泻、黏液性脓血便、腹痛、里急后重等为主要症状，中医认为本病属于"休息痢"范畴，由饮食、劳累、思虑等因素，致脾气受损，运化失职，湿热内蕴，伤及气血，迁延不愈，正虚邪恋而发；或因治疗不当，收涩太早，关门留寇而作。湿热内蕴，与气血相搏结，使肠道传导失司，肠络受伤，气滞血瘀，腐肉成痈。本病以脾肾两虚为本，湿热、血瘀为标，虚实相兼，寒热错杂，而非单纯热盛，故刘老治以温中健脾、活血消痈之法。方中黄芪、白术、党参益气健脾，黄芪生用尚可托毒生肌；白芍、甘草缓急止痛；肉豆蔻、干姜温补脾肾、涩肠止泻；陈皮、木香、黄连、蒲公英既行气化湿、升散脾阳，又清热解毒；乳香、没药、地榆化腐生肌、收敛止血。诸药配合，相辅相成，补而不留邪，清而不伤正，共奏益气健脾、温补脾肾、清热祛瘀、生肌止痛之效。如此则脾虚得补，湿热得清，瘀血得除，而获显效。

休息痢（湿热内盛）

赵某，男，44岁。1976年9月13日初诊。

主诉： 腹泻反复发作3年，加重4天。

病史： 患者自1973年起，每年夏秋季节，腹泻必反复发作，屡经中、西医药物治疗，症状仅一时改善，未能根治。近4天来泻下赤白，有黏冻，腹痛，里急后重，日行7~8次，就诊于当地医院，诊断为细菌性痢疾，治疗无效，故来就诊。就诊时见：形体消瘦，腹痛，腹泻，有黏液冻，里急后重，纳食减少，烦躁，手心灼热，口苦，口渴，小便短赤；舌质红绛，苔光剥，脉细数。

中医诊断： 休息痢；**西医诊断：** 慢性细菌性痢疾。

辨证： 湿热内盛。

治法： 清热利湿，凉血解毒。

处方： 白头翁汤合驻车丸，白头翁9g，秦皮9g，黄柏9g，黄连9g，黄芩9g，当归9g，木香3g，炮姜炭3g，生地黄6g，赤芍9g，阿胶珠9g。

二诊： 腹痛、里急后重已除，大便已无脓血，但尚有黏冻，手心微热，口仍苦，溲赤略淡。上方去炮姜炭。

三诊： 大便已无黏冻，每日1次，质软成形，烦躁口苦等症消失，食欲增加；舌红少苔，脉细数。再从前方加减，以清余邪；后随访，腹泻未复发。

按语： 痢疾古称"滞下"，证属湿热夹滞者居多，治疗之法亦以清化湿热、消导通下为主，若时愈时发，反复不已，则称为"休息痢"。本案久痢耗伤阴血，湿热夹滞，交阻大肠，乃休息痢重症；反复发作，脾胃受伤，阴血日渐亏耗；夏秋季节，湿热交蒸，病情复发，故见湿热纠缠、阴虚潮热之象。其本虽虚，其标则实，因此攻下必须顾正，补虚慎防恋邪，治宜清化湿热，兼养阴血。《伤寒论·辨厥阴病脉证并治第十二》曰："热利下重者，白头翁汤主之。"故刘老投以白头翁汤清热除湿以除其标实；合驻车丸活血养血以治其本虚；加木香以调气，正所谓"行血则便脓自愈，调气则后重自除"也。二诊时诸症减轻，赤痢已止，为防温药助火，去炮姜炭。三诊时痢疾症状已消失，而阴虚见症仍在，恐祛邪未尽而余波再起，继服白头翁汤，以免功亏一篑；同时配合益阴养血之生地黄、阿胶、当归等药，标本兼顾，而奏全功。

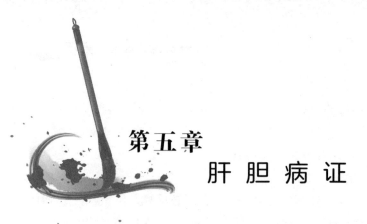

第五章
肝胆病证

黄疸（寒湿困脾，气滞血瘀）

王某，男，45岁，1988年9月16日初诊。

主诉： 胁肋及腹部隐痛7年，加重伴身目俱黄2个月。

病史： 患者患乙型肝炎7年，症见胁肋及腹部隐痛、腹胀等；2个月前因劳累病情加重，胁肋隐痛甚剧，肝区压痛明显，纳差，乏力，身目发黄，小便黄，于当地医院就诊，查其黄疸指数：34U；胆红素直接反应（+++）；麝香草酸浊度试验（麝浊，TTT）：19.8U；硫酸锌浊度试验（锌浊，ZnTT）：21.1U；谷丙转氨酶（GPT）：226U/L，诊断为：慢性活动性乙型肝炎，经治疗无好转，故就诊于刘老。就诊时见：身目俱黄，其色晦暗，面色黝黑，胁痛有定处，腹胀，不思饮食，肢体困倦，畏寒乏力，大便溏泄；舌质青紫，苔白厚腻，脉沉迟。

中医诊断： 黄疸；西医诊断：慢性活动性乙型肝炎。

辨证： 寒湿困脾，气滞血瘀。

治法： 温中健脾，活血化瘀。

处方： 茵陈术附汤加减，茵陈24g，白术12g，附子9g（先煎），干姜9g，丹参12g，赤芍12g，红花6g，桃仁6g，泽兰9g，郁金9g，甘草6g。水煎服，日1剂，7剂。

1988年9月23日二诊： 服药7剂后，患者黄疸减轻，已不畏寒，大便正常，仍感胁痛隐隐，腹胀纳差。前方加川楝子10g、柴胡9g，继续服用10剂，患者黄疸消退，胁痛停止，食欲二便正常，复查肝功能，各项指标均恢复正常。

按语： 寒湿阻滞中焦，阳气不宣，胆液被阻，溢于肌肤而发为黄疸，又因寒湿为阴邪，故黄色晦暗；湿困中土，脾阳不振，运化失司，故见纳少、胸闷、腹胀等；然而邪气留蓄不解，停于血分，可致瘀血内生，湿瘀互结，阻于中焦，故黄疸久不消退。刘老在治疗黄疸时常加行气活血、发散血分瘀热之品，认为此是治疗黄疸久不消退的要法之一。方中茵陈、附子并用以温化寒湿退黄；白术、干姜、甘草健脾温中；郁金、丹参、赤芍、桃红、泽兰等行气活血利湿。二诊时诸症大减，仍感胁痛，加川楝子、柴胡以疏肝利胆，盖肝胆疏泄失职乃黄疸发生的根本病机所在。诸药配伍，故见显效。

黄疸（湿热内蕴）

冯某，男，55岁，1989年10月18日初诊。
主诉：胁痛、乏力2年，伴身目俱黄2周。
病史：患者患乙型肝炎2年，常感乏力、低热、右胁痛、纳呆，乙肝表面抗原多次检查均为阳性，屡服"肝必复""葡醛内酯"等药物，未见明显缓解。近2周来，自觉低热、纳呆、右胁隐痛较前明显加重，并伴恶心腹胀、身目俱黄，于当地医院就诊，查其谷丙转氨酶1 500U/L、黄疸指数39U、麝香草酸浊度试验18U，诊断为：慢性活动性乙型肝炎。后经治疗，但效果不显，故前来求诊于刘老。就诊时见：乏力、低热、右胁隐痛、恶心腹胀、纳呆、口干、口苦、身目俱黄，小便黄赤，大便稍干；舌红，苔黄腻，脉弦数。
中医诊断：黄疸；西医诊断：慢性活动性乙型肝炎。
辨证：湿热内蕴。
治法：清热解毒，利湿退黄。
处方：茵陈蒿汤合五苓散加减，茵陈15g，栀子9g，大黄9g，柴胡9g，黄芩10g，白术9g，猪苓30g，泽泻15g，茯苓15g，郁金3g，牡丹皮9g。水煎服，日1剂，10剂。

1989年10月28日二诊：上方服用10剂后，黄疸明显消退，低热、恶心除，仍觉乏力、神疲、纳呆、口干，右胁隐痛，小便清长；舌红，苔薄黄，脉沉无力；此为肝郁脾虚，气阴两伤，治宜疏肝健脾，益气养阴扶正。处方：逍遥散加味，当归12g，柴胡9g，白芍12g，茯苓9g，白术9g，黄芪15g，太子参12g，沙参9g，郁金10g，焦三仙^各9g，砂仁9g，牡丹皮9g。水煎服，日1剂，10剂。

1989年11月7日三诊：低热渐退，身觉有力，精神转佳，食欲大增，胁痛、呕恶俱失，仍伴口干、咽痛、小便黄、大便稍干；舌红、苔薄黄，脉弦细；治宜益气养阴扶正。处方：太子参12g，沙参10g，麦冬9g，生地黄9g，当归9g，赤芍

9g。水煎服，日1剂，7剂。

1989年11月15日四诊：诸症基本消失；后随访1年，健康如常，乙肝五项指标复查皆阴性。

按语：外感湿热之邪，肝胆失于疏泄，胆汁外溢，故见身目俱黄，刘老治以清热利湿，方以茵陈蒿汤合五苓散加减。其中茵陈蒿汤清热利湿退黄；五苓散去桂枝以化气利湿，使湿从小便而去。虞抟《医学正传》云：治湿不利小便，非其治也。然黄疸日久，耗气伤阴，损肝伐脾，又以气阴两亏、木郁脾虚、肝脾同病为主要病机，故此时治疗当在益气扶正前提下，疏肝健脾、养阴清热、利湿解毒。

乙肝病程迁延，缠绵难愈，治疗应时时顾护脾胃，用药宜平和，慎用大苦大寒，以防损脾伤胃；补气勿太过，以防壅塞；肝脏体阴而用阳，理气药不宜久用，当中病即止，加入养血之品，更为妥当。

黄疸（肝胆湿热）

钱某，女，18岁。1982年6月5日初诊。

主诉：胁痛，伴身目俱黄5天。

病史：患者5天前开始出现两胁肋部疼痛，以右侧剧烈，寒战高热，汗出热退，每日反复发作3~5次，伴胸闷恶心、大便秘结；曾在外院以抗生素治疗，症状无明显改善，遂来求诊。就诊时见：寒热往来，两目发黄，胁肋疼痛，胸闷恶心，食欲不振，头涨痛，口苦尿赤，大便干结；舌质红，苔黄腻，脉濡数。查体：体温39.6℃，巩膜黄染，肝区叩击痛（+），肝上界第五肋间，左叶在剑突下7指；白细胞14.2×10^9/L，中性粒细胞百分比88%；尿胆红素（+），尿胆原（+）；血清谷丙转氨酶85U/L；黄疸指数21U。

中医诊断：黄疸；**西医诊断：**急性胆囊炎。

辨证：肝胆湿热。

治法：清热化湿，疏肝利胆。

处方：茵陈蒿汤合三仁汤加减，茵陈24g，栀子9g，大黄9g，郁金9g，川楝子9g，川朴6g，薏苡仁12g，杏仁9g，蔻仁6g，佩兰9g，柴胡3g，茯苓9g。水煎服，日1剂，7剂。

1982年6月12日二诊：头涨痛减轻，体温下降，略思饮食，口苦而干，两胁疼痛，胸脘胀闷不舒，白腻之苔较前轻微，舌尖红起刺，脉细数。上方加黄芩 6g,水煎服,日 1 剂,继服 7 剂。

1982 年 6 月 19 日三诊: 寒战发热停止,胁痛缓解,黄疸渐退,其他症状均逐步减轻。

按语: 本例寒热往来,胁肋疼痛,恶心纳呆,两目发黄,乃邪在肝胆,病性属实,辨证为肝胆湿热。湿热内蕴、胆汁外溢是其基本病机;从病邪性质辨证,则为湿热;舌苔黄腻、口苦尿赤、大便干结、脉濡数等,均为热之表现,治宜清化湿热、疏肝利胆。本案湿邪偏重,为黄疸发生的病机关键,必须着重化湿。湿热之症,如湿邪不除,热亦留恋不解,必湿去而热方易解。方用茵陈清热利湿除黄,栀子、大黄清热泻下,柴胡疏泄肝胆,佩兰、蔻仁等燥湿,用薏苡仁、茯苓等利湿,厚朴、川楝子、郁金疏肝理气。

黄疸(湿热蕴结,气滞血瘀)

何某,女,38 岁,1973 年 8 月 18 日。

主诉: 胁肋疼痛反复发作 5~6 年,加重伴身目俱黄 20 天。

病史: 患者右侧胁肋疼痛反复发作 5~6 年,每于情绪郁闷及暴食后加重。20 天前患者饮酒后,遂感胁肋抽掣绞痛,痛引肩背,寒战发热,继之出现目黄、身黄、尿黄诸症,于当地医院就诊,B 超检查示:胆囊多发性结石;胆囊炎。治疗 10 余天,虽疼痛减轻,但身目俱黄迁延不退,故前来求诊于刘老。就诊时见:身目发黄,鲜如橘色,口苦心烦,腹胀纳差,恶心呕吐,大便秘结,小便黄赤;舌红苔黄,脉弦数。

中医诊断: 黄疸;**西医诊断:** 慢性胆囊炎;胆石症。

辨证: 湿热蕴结,气滞血瘀。

治法: 清肝利胆,活血化瘀。

处方: 柴胡 6g,枳壳 9g,金钱草 9g,黄芩 9g,川楝子 9g,郁金 9g,红花 6g,赤芍 12g,桃仁 9g。水煎服,日 1 剂,7 剂。

1973 年 8 月 25 日二诊: 黄疸减轻,腹部胀满,口苦口干,大便干结;舌红,苔薄黄,脉弦细稍数。守前方加生大黄 10g,续服 7 剂。

1973 年 9 月 1 日三诊: 大便畅通,体温正常,右上腹疼痛仍有发作,但疼痛减轻;舌质红,苔薄黄,脉弦。治拟疏肝理气,守前法再进,原方去生大黄。处方:柴胡 3g,当归 9g,赤芍 9g,栀子 9g,牡丹皮 9g,郁金 9g,川楝子 9g,枳壳 9g,木香 6g,甘草 3g。水煎服,日 1 剂,再进 10 剂。

1973年9月12日四诊：上方服后，疼痛缓解，白细胞计数、谷丙转氨酶均恢复正常。

按语：中医学认为肝气不舒，气滞血瘀，夹胆经湿热是形成结石的重要因素，仲景即有"脾色必黄，瘀热以行"之理论；治疗黄疸，尤其是黄疸久不消退者，活血化瘀乃其重要一法，因此治疗胆结石应该注意疏肝理气、活血化瘀，并根据病人的病情变化而随症加减，方中红花、桃仁、赤芍活血化瘀；川楝子、柴胡、枳壳、郁金理气行滞；金钱草清肝利胆、排石消瘀；黄芩清肝胆郁热；当归补血；甘草和中。

此案同前案相比，同为黄疸，湿热壅盛，然此案乃黄疸久治不愈，瘀血内生，湿热瘀阻，胆汁外溢所致，治疗上刘老以为宜佐以活血化瘀之品，方能邪去正安。二诊时患者大便干结，热结肠腑，故加生大黄以通腑泄热；三诊时，大便已通，症状减轻，再去大黄。

黄疸（湿热蕴结，腑气不通）

张某，男，26岁，1972年3月7日初诊。

主诉：右上腹胀痛反复发作4年，加重伴身目俱黄3天。

病史：患者患慢性胆囊炎合并胆结石4年，经常出现右上腹部胀痛，甚者累及右侧肩背部。近日因饮酒而病情加重，右上腹绞痛难忍，向右肩背部放射，伴恶寒发热、恶心、呕吐；前往某医院诊治，查肝胆B超，诊断为"胆囊炎合并胆结石"，经抗感染等对症治疗3天，病情未见好转，故请刘老会诊。就诊时见：患者右上腹及右侧肩背部剧痛难忍，目黄，身黄，频发呕吐，大便秘结，小便短赤；舌红，苔黄腻，脉弦滑数；尿胆素原（+++）。

中医诊断：黄疸；**西医诊断：**慢性胆囊炎急性发作，胆石症。

辨证：湿热蕴结，腑气不通。

治法：清肝利胆，通腑泄热。

处方：大柴胡汤合调胃承气汤加减，柴胡15g，赤芍9g，香附9g，郁金9g，黄芩9g，金银花15g，茵陈9g，大黄15g，金钱草12g，甘草6g。水煎服，日1剂，5剂。

1972年3月12日二诊：大便已通，一天多则大便3次，脘胁疼痛缓解，呕吐止，体温36.9℃，黄腻苔渐退，身目仍黄。前方去大黄、茵陈，加木香以通调气机，再进7剂。

1972年3月19日三诊：黄疸尽退，腹痛止，能进饮食，复查肝胆B超示：胆囊炎，但结石影未见，痊愈出院。刘老嘱其饮食调养，切忌饮酒，后随访半年未见复发。

按语：慢性胆囊炎迁延日久，湿郁化热，蕴结凝聚成石，加之感受湿热之邪，故急性发作时，症见脘腹胀痛剧烈或绞痛，痛彻肩背，恶寒，发热，纳呆呕恶，口干不欲饮；甚者身黄，目黄，小便黄赤，大便秘结，身重倦怠，头昏目眩。刘老选用《伤寒论》大柴胡汤合调胃承气汤化裁，诸药合奏清肝利胆、通腑泄热、利湿导滞之效；湿热发黄加茵陈蒿；发热加金银花；合并胆结石加金钱草。

酒为熟谷之液，其性剽悍，能生湿热，酒气直入肝胆，气满则令"肝浮胆横"，《金匮要略》有"酒疸"之说。肝胆久病，湿热未消，加之饮酒，湿热内蕴，熏蒸肝胆，胆汁外溢而见黄疸复发，故对于久患肝胆疾病者，刘老均嘱咐应禁酒食等湿热之品。

黄疸（水湿内停，瘀血阻滞）

张某，男，45岁，1987年3月6日初诊。

主诉：发热20天，伴面目发黄15天。

病史：20天前，患者突觉恶寒发热，纳差乏力，恶心欲吐，胁肋隐痛，随即出现面目暗黄、小便黄赤等症，就诊于当地医院，查：黄疸指数40U；胆红素定性试验(++++)；总胆红素9mg；硫酸锌浊度试验10.9U；麝香草酚浊度试验15.7U；谷丙转氨酶365U/L，诊断为急性肝炎。虽治疗半月，但身目俱黄持续不退，黄疸指数增至80U，故前来求诊于刘老。就诊时患者目黄、身黄如橙色，面色晦暗，身痒夜甚，睡眠难安，尿色深黄，大便稍硬，色如陶土；舌淡红，苔黄腻，脉弦细数。

中医诊断：黄疸；西医诊断：急性肝炎。

辨证：水湿内停，瘀血阻滞。

治则：利湿退黄，活血化瘀。

处方：泽兰9g，茵陈24g，虎杖12g，大黄10g，薏苡仁6g，丹参12g，赤芍15g，红花6g。水煎服，日1剂，10剂。

1987年3月17日二诊：服药10剂，患者黄疸有所消退，食欲增进，小便仍黄，大便稍溏。前方去大黄加白术10g，再进15剂，黄疸消退，复查肝功恢复正常。

按语： 黄疸的治疗，临床多以阳黄、阴黄治之：阳黄者，以清热利湿退黄；阴黄者，以温阳健脾祛湿退黄。然而对于黄疸久不消退者，治以上法，效果欠佳，刘老以活血祛瘀之法退黄，治疗黄疸久不消退者效果颇佳。临床应根据具体病情灵活应用：肝胆湿热盛者，加金钱草、黄柏；寒湿偏盛困脾者，加附子、白术；肝阴不足者，加白芍、熟地；肝郁不舒者，加郁金、川楝子；兼有痞块者，加牡蛎；大便干结者，加大黄。

胁痛（湿遏热壅，肝郁气滞）

李某，男，32岁，1992年3月15日初诊。

主诉： 反复肝区隐痛、发热2年，加重伴目黄10天。

病史： 患者自1990年始，反复出现肝区疼痛，曾就诊于当地医院，多次检查肝功能，均示：谷丙转氨酶增高，一般在200U/L左右；硫酸锌浊度试验10U；乙肝表面抗原阳性。诊断为：慢性迁延性乙型肝炎。患者长期以乙肝宁及西药护肝药物治疗，病情时轻时重，每因劳累或感冒病情加重。1992年3月初，患者因出差劳累合并感冒，出现畏寒、发热之症，体温达39.5℃，其肝区之痛也较前加重，同时伴恶心呕吐、口苦口黏、乏力、纳少、小便黄等症，故前来就诊。就诊时见：发育正常，营养较差，巩膜轻度黄染，肝肋下2指，质软，边缘清，触痛明显，脾未触及，轻度肝掌；舌质稍暗，舌苔黄，脉弦滑。谷丙转氨酶420U/L；麝香草酚絮状试验（++）；硫酸锌浊度试验16U；黄疸指数15U。

中医诊断： 胁痛；**西医诊断：** 慢性活动性乙型肝炎。

辨证： 湿遏热壅，肝郁气滞。

治法： 利湿清热，疏肝理气。

处方： 茵陈五苓散加减，茵陈12g，泽泻9g，猪苓9g，云苓12g，白术9g，焦栀子9g，滑石12g，通草9g，柴胡12g，半夏9g，黄芩9g，黄柏皮9g，生甘草9g。水煎服，日1剂，10剂。

1992年3月25日二诊： 服药10余剂后，恶心、呕吐、口苦口黏、肝区痛等症状基本消失，黄疸消退，肝脏缩小，继以上方合化坚丸加减治疗2个月，临床症状完全消失，肝功能完全恢复正常。追踪1年未见复发。

按语： 慢性乙型肝炎多属中医学"胁痛""肝胃痛""积聚""臌胀""黄疸"等病范畴。慢性肝炎病程长，病机复杂，中医认为其多由湿热疫毒所致，加之毒邪入侵、正气虚弱、气机郁滞、瘀血阻滞等因素相互影响，易出现虚实夹杂、寒热错杂等复杂情况。

本例患者由于肝气不疏,胆失降泄,肝郁日久,业已化热;同时肝郁胃热及肝热脾湿又可进一步转化为湿遏热壅,湿重于热之证,故治宜利湿清热、疏肝理气。茵陈五苓散出自《金匮要略》,功能利湿清热退黄,在临床上使用已将近两千年,多用于湿重于热之黄疸,为历代医家所推崇。方中茵陈有清化湿热、利胆退黄之效,为治疗黄疸要药;栀子为清利三焦邪热之要药;五苓散淡渗化气利水,兼具清、利两法,故为治疗黄疸之主方也。如高热不退、昏迷者,可加芳香开窍之药;更重者,可予安宫牛黄丸急救之。

胁痛(肝脾不和,湿热内蕴)

黄某,男,40岁,1994年12月22日初诊。

主诉: 右胁痛,伴恶寒、发热7天。

病史: 12月15日,患者受凉后出现恶寒、发热,体温39.5℃左右,继而出现右胁肋部疼痛、乏力、纳差、便溏、小便黄诸症,就诊于当地医院。查:谷丙转氨酶298U/L;乙肝五项,HBsAg 阳性,HBcAb 阳性,HBeAb 阳性;诊断为:慢性迁延性乙型肝炎。后经治疗,但疗效不佳,故来求诊。就诊时见:精神不振,面黄无华,腹软,右胁痛,舌质红,苔薄黄腻,脉细弦滑。肝肋下2.5cm,质软,边缘清,有触痛;脾未触及,无移动性浊音;可见肝掌。

中医诊断: 胁痛;西医诊断:慢性迁延性乙型肝炎。

辨证: 肝脾不和,湿热内蕴。

治法: 调和肝脾,清利湿热。

处方: 柴胡9g,半夏9g,黄芩9g,太子参12g,白芍12g,连翘12g,栀子9g,茵陈9g,藿香9g,枳壳9g,白术12g,炒三仙27g,甘草9g。

1995年1月14日二诊: 服药20剂,上述诸症有所减轻,原方加生黄芪30g,继续服用。

1995年3月20日三诊: 继服60剂,肝脏缩小,肝功能恢复正常,原方又加茯苓15g,继续服用。

1995年5月22日四诊: 再服60剂,复查乙肝五项,HbsAg 及 HbeAg 转阴;后追踪1年,多次复查肝功能均正常。

按语: 肝失条达,脾胃不和,湿热中阻,斡旋不利,乃成肝脾不和、湿热内蕴之证,肝郁脾虚,后天失养,生化无源,故见面黄无华等症,治宜调和肝脾、清利湿热。方中柴胡疏木,使半表之邪得以外宣;黄芩清火,使半里之邪得以内彻;半夏开结痰,豁浊气,使痰浊得以清化;参、芪、术、苓、草等健脾益气,以资化源;茵陈、栀子清肝利胆。根据刘老多年临床经验,腹泻明显者可以加生薏苡仁、藿香等。

刘老认为肝炎发病机制与肝胆及脾胃湿热密切相关,而慢性肝炎实乃虚实夹杂之证。肝郁气滞,血行不畅,久之则瘀血内停,此实也;病程日久,湿热伤阴,或治疗中过用苦寒,致肝阴内耗,甚则肝肾阴虚,加之肝郁脾虚不运,精血生化乏源,此虚也。故治疗之中应分清虚实,虚实同治,如此方能取效。

胁痛(肝郁气滞,湿热内蕴)

王某,男,38岁,1993年12月8日初诊。

主诉: 右胁疼痛2周。

病史: 患者自觉右胁疼痛2周,其痛持续不休,兼伴烦躁易怒、口干、口苦、小便色黄,故来就诊。就诊时见:胁痛,以右侧明显,压之其痛不甚;烦躁易怒,口干、口苦,纳差,眠可,小便色黄,大便偏干;舌红,苔黄腻,脉弦滑。谷丙转氨酶150U/L;甘油三酯166mg/dl;既往乙型肝炎病史10年。

中医诊断: 胁痛;西医诊断:慢性乙型肝炎。

辨证: 肝郁气滞,湿热内蕴。

治则: 疏肝理气,清热利湿。

处方: 小柴胡汤加减,柴胡12g、党参12g、半夏9g、甘草9g、黄芩9g、白芍12g、当归12g、栀子12g、连翘12g、生黄芪18g。水煎服,日1剂,7剂。

1993年12月15日二诊: 患者诉近日劳累后感觉肝区疼痛,并伴大汗出,余无不适,舌红,苔黄腻,脉弦。谷丙转氨酶下降到86U/L;HBsAg阳性;HBcAb阳性;HBeAb阳性;处方:上方加枳壳12g、丹参9g、郁金9g。水煎服,日1剂,7剂。

1993年12月23日三诊: 生气及劳累后仍感肝区疼痛,余无不适;谷丙转氨酶50U/L。原方加川楝子9g。水煎服,日1剂,7剂。

1993年12月30日四诊: 服药20剂,诸症消失;谷丙转氨酶44U/L。

按语: 肝郁日久,易于化火,火热伤阴,肝阴不足,血不养肝,肝失疏泄则易怒难眠;肝胆之热上冲,则口干、口苦;肝热故小便黄。方以小柴胡汤和解少阳、清肝胆郁热,并疏泄气机;白芍、当归养血滋阴柔肝;栀子、连翘清热解毒；黄芪益气扶正；丹参、郁金、川楝子活血、行气、通络止痛。

以上三例均为慢性乙型肝炎迁延不愈所致胁痛，或为湿遏热壅、肝郁气滞，或为肝脾不和、湿热内蕴，或为肝郁气滞、湿热内蕴，辨证方药亦有所差异，然其病机总不离"湿热"之邪留恋，治疗时亦应根据湿热轻重予以区别对待。

胁痛（湿浊内困，阳气不振）

周某，男，39岁，1977年10月27日初诊。

主诉： 两侧胁肋部胀痛5年，加重1周。

病史： 患者1972年患无黄疸型传染性肝炎，至今未愈，平时感觉两胁胀痛，全身乏力，厌食油腻，恶心呕吐；查谷丙转氨酶持续在400U/L以上，曾住院治疗，无明显效果。1周前劳累后，再次出现发热症状，待热退之后，出现畏寒，精神倦怠，嗜睡，大便溏薄，小便清长诸症；舌淡，苔白腻，脉弦滑。

中医诊断： 胁痛；西医诊断：慢性活动性肝炎。

辨证： 湿浊内困，阳气不振。

治法： 化湿通阳。

处方： 柴胡9g，桂枝9g，前胡9g，厚朴9g，茯苓9g，木香9g，陈皮9g，白芷6g，苍术6g，甘草6g，生姜6g。水煎服，日1剂，15剂。

1977年11月12日二诊： 畏寒减轻，但肝区仍痛，夜寐不安；腻苔渐化，脉弦滑，加板蓝根15g，茵陈9g，夜交藤9g。水煎服，日1剂，15剂。

1977年12月4日三诊： 畏寒已解，精神渐复，夜寐较安，偶有肝区疼痛。苔腻渐化，脉弦滑。仍守前法调理至症状基本消失，肝功能恢复正常。

按语： 本案患者虽呈畏寒、嗜睡、便溏、尿清、苔白舌淡等阳虚证候，但其脉弦滑，不见虚象，可知此乃湿浊内困、阳气不得伸展所致，故不宜作阳虚论治，而应以疏通表里、化湿通阳治之。方中柴胡、前胡、白芷疏散表邪；桂枝、生姜、木香通阳化湿；陈皮、甘草、茯苓和中运脾；苍术、茵陈化湿；板蓝根清热解毒。如此则阳气得通，湿浊自然分化。

腹痛（湿热蕴结，肝胆不舒）

王某，女，69岁，1979年4月11日初诊。

主诉： 右上腹部绞痛反复发作10余年，加重2天。

病史： 患者右上腹部绞痛反复发作10余年，其痛连及右胁肋部；1979年年初再次发病，就诊于当地医院，诊断为：胆囊炎，并建议其手术治疗，但患者虑及年老体弱而未同意，后经他人介绍，前来求诊。就诊时见：右胁肋及右上腹部剧烈疼痛，经常发作，多由劳累过度、受凉或生气引起；发作时绞痛难忍，连及右肩背和右胁肋部，伴发热、恶心、大汗淋漓，一般需注射吗啡、哌替啶等药物，疼痛方能缓解；食欲减退，大便不调，每日1~2次，2日前吐蛔虫2条；舌质红，苔薄腻，脉弦细滑。

中医诊断： 腹痛；西医诊断：慢性胆囊炎急性发作，胆道蛔虫症。

辨证： 湿热蕴结，肝胆不舒。

治法： 清热利湿，疏肝利胆。

处方： 小柴胡汤加减，柴胡9g，黄芩9g，半夏9g，白芍9g，金钱草24g，郁金9g，泽泻12g，滑石12g，玄明粉4.5g，枳壳6g，党参9g，三仙各9g，甘草6g。水煎服，日1剂，8剂。

1979年4月19日二诊： 服上药8剂，右上腹部疼痛及腹胀均有减轻，食欲略有增加，大便已经正常，1日1次，但腰背部感酸痛，小便频数；舌质红，苔薄黄，脉弦细滑；此乃湿热邪气未尽之象。处方：柴胡9g，黄芩9g，半夏9g，白芍12g，金钱草24g，陈皮6g，泽泻9g，滑石12g，川续断12g，川楝子6g，茯苓9g，桑寄生15g，当归9g，太子参9g，三仙各9g，甘草9g。水煎服，日1剂，7剂。

1979年4月26日三诊： 再进7剂，右上腹部疼痛消失，腹胀止，二便正常，唯腰背部稍稍不适。湿热已清，气机已畅，故原方去陈皮，加生薏苡仁18g，再进7剂，巩固疗效；并嘱咐患者避免受凉、生气、饱食。后随访3年，未再发。

按语： 胆为"中精之腑"，而"六腑以通为用"，故治疗胆囊炎宜采用疏肝利胆、清热利湿，结合苦寒攻下的方法。本案虽属湿热蕴结、肝胆不舒之证，但考虑患者年近古稀，病程日久，反复发作，不宜峻下，故用小柴胡汤加减，去姜、枣，加郁金、枳壳、陈皮等疏肝理气；泽泻、滑石、金钱草、茯苓祛湿利胆；白芍配甘草柔肝止痛；三仙消食；用少量玄明粉泄热导滞以通腑气，《药品化义》谓其味咸，性苦寒，能泄六腑邪热，其作用缓和，而无大黄峻下克伐之虞。二诊邪去大半，遂减玄明粉，加当归、川续断、桑寄生，配以太子参、甘草补肾益气和血。本例患者治疗既立足于证，又着眼于人，扶正以祛邪，祛邪而不伤正，灵活运用，故疗效满意。

胆道蛔虫症属中医"蛔厥"范畴，多由饮食不洁引起，脏腑失调，气机不畅，虫体进入胆道内而致肝气逆乱，故见发作性绞痛或钻顶样疼痛。《伤寒论·辨厥阴病脉证并治》曰："蛔厥者，乌梅丸主之。"本例以小柴胡汤加减清热利湿、疏肝利胆，疗效显著，随诊未再发，可谓殊途同归。

胁痛（肝胆气滞，湿热蕴结）

陶某，男，28岁，1967年7月19日初诊。

主诉： 胁痛2年。

病史： 右胁疼痛，时作时止，已有2年，在某医院就诊，经胆囊造影诊断为"慢性胆囊炎"，西药治疗未见明显效果而又不愿手术治疗，故前来求诊于刘老。就诊时见：右胁胀闷疼痛，纳呆口苦，神疲乏力，烦躁易怒，胸闷气短，嗳气，无明显黄疸，小便黄赤；舌尖红，苔黄腻，脉弦细。

中医诊断： 胁痛；西医诊断：慢性胆囊炎。

辨证： 肝胆气滞，湿热蕴结。

治法： 疏肝理气，兼利湿热。

处方： 金铃子散加味，金铃子9g，延胡索9g，苏梗9g，陈皮6g，枳壳6g，郁金9g，茵陈6g，薏苡仁12g，木香6g。水煎服，日1剂，7剂。

1967年7月26日二诊： 服药7剂，胁痛减轻，胸闷缓解，情绪好转，口不苦，继续服用原方5剂。

按语： 胁痛时作、胀闷不舒、烦躁、胸闷、嗳气均为肝胆气滞、气机不畅之证；舌尖红、苔黄腻、口苦、小便黄赤，为内有湿热之象；湿热困脾，则有神疲乏力、纳呆。治疗以疏肝理气为主，兼予清利湿热。方中苏梗、郁金、枳壳、陈皮、木香等疏肝理气；茵陈、薏苡仁清利湿热；金铃子散疏肝泄热、活血止痛。胆囊炎多属气滞与湿热蕴结而成，急性者多以湿热为主，慢性者多以气滞血瘀为主，因此疏肝理气、化湿、清热、活血各法，随症状的不同而有所偏重。

腹痛（肝胆气郁，湿热内蕴）

李某，男，34岁，1978年8月3日初诊。

主诉： 右上腹疼痛5年，加重2天。

病史： 患者患有慢性胆囊炎合并胆结石5年，常因情志郁怒或饮食不节而诱发。2天前因生气,再次发作,右上腹绞痛难忍,痛彻胁背,于当地医院就诊,查:白细胞 $16×10^9/L$;B 超示慢性胆囊炎合并胆结石急性发作,经抗生素及止痛药治疗,腹痛未减,故前来就诊。就诊时见:恶寒发热,痛苦面容,不断呻吟,右上腹疼痛,口苦,嗳气频频,不欲饮食,厌油腻,大便干燥;舌质红,苔微黄而腻,脉弦滑数。

中医诊断: 腹痛;西医诊断:慢性胆囊炎急性发作,胆石症。

辨证: 肝胆气郁,湿热内蕴。

治法: 疏肝理气,祛湿清热。

处方: 四逆散合黄芩汤加减,柴胡 12g、白芍 9g、黄芩 9g、虎杖 9g、郁金 6g、延胡索 9g、香附 9g、木香 10g、金钱草 12g、川楝子 6g、大黄 9g、甘草 6g。水煎服,日 1 剂,7 剂。

1978 年 8 月 10 日二诊: 药进 7 剂,大便得通,腹部绞痛缓解,复查体温及白细胞已正常,原方加减治疗半月,诸症消失,复查 B 超未见胆石显影。停药观察,随访半年未见复发。

按语: 胆为六腑之一,以通降下行为顺,病则肝胆疏泄失常,影响脾胃升降之机,形成湿、滞、热、瘀诸证;不通则痛,故治疗以"通"为法。本案刘老治以疏利肝胆、理气祛湿,方由《伤寒论》四逆散合黄芩汤化裁组成,方中柴胡、川楝子、郁金、木香疏肝解郁;白芍养血柔肝;黄芩、大黄清热除湿;虎杖清热解毒、利胆退黄;延胡索行气止痛;金钱草清热利湿排石;芍药、甘草缓急止痛。二方相伍,加减化裁,疗效显著。

臌胀(水气搏结,脾肾阳虚)

高某,男,43 岁,1991 年 3 月 18 日初诊。

主诉: 腹部胀大,伴尿少 3 个月。

病史: 患者消瘦,腹部胀大,纳差,尿少 3 个月,在某县医院诊断为:肝硬化失代偿期;虽经西药保肝、抗菌消炎、门静脉减压等综合治疗 3 个月,但腹水未见减少,故前来求治于刘老。就诊时见:患者面色晦暗,如烟熏色,少气懒言,四肢骨瘦如柴,单腹胀大,饥而不敢进食水,食则腹胀加重;舌红,苔薄白,脉弦细无力。腹壁静脉曲张;腹水征(+);脐周叩之呈鼓音,双下肢水肿。

中医诊断: 臌胀;西医诊断:肝硬化(失代偿期)。

辨证: 水气搏结,脾肾阳虚。

治法： 攻逐水饮，健脾温肾。

处方： 牵牛子6g，大戟2g，茯苓9g，泽泻9g，冬瓜皮12g，车前子9g（包煎），黄芪15g，当归12g，肉桂6g，木香9g。水浓煎服，日1剂，3剂。

1991年3月21日二诊： 服药3剂，大便日行2次，便质稀溏，然便后腹中自觉舒服，每日尿量增加至1 000~1 500ml；服药1周，腹水明显减少，能少量进食；连服4周，腹水消失。后以益气兼补肝肾之法治其3月，诸症消失。

按语： "臌胀"被古人列为"风、痨、臌、膈"四大难症之一，现多见于"肝硬化腹水"，以腹部胀大如鼓、皮色苍黄、脉络暴露为主要特征，如《灵枢·水胀》曰："腹胀，身皆大，大与肤胀等也。色苍黄，腹筋起，此其候也。"其病机主要为肝、脾、肾三脏功能失调，水、气、血郁积搏结体内。临床多表现为虚实夹杂证候，既有腹水潴留之实，又有气血大亏之虚，而见正气不支、脾阳不运，所以治疗宜攻补兼施。在大量腹水时，急则治其标，宜驱逐水饮（因腹水不去，各内脏功能均受影响，病更难治愈），以温阳行气利水为法。方中用少量牵牛子、大戟以逐水，因其量少，药力不甚峻猛，以防伤害正气；肉桂温肾助阳暖脾，脾阳得运，腹水才有去路；木香理气行水除胀满；茯苓、泽泻、冬瓜皮渗湿利水；黄芪、当归益气补血，气血调和，以利水肿消退。诸药相合，标本兼顾，攻补兼施，腹水得消。

臌胀（脾胃虚弱，湿热阻滞）

庄某，男，44岁，1979年5月2日初诊。

主诉： 腹胀3年，加重而致腹部胀满膨隆，伴目黄1月。

病史： 患者自1976年被确诊为慢性肝炎肝硬化以来，一直以中、西医保肝、护肝之法治疗，虽病情反复，时有加重，但总体病情稳定。然自上月开始，病情迅速恶化，胸部胀闷，腹部膨隆，气促，食欲不振，失眠，肝区疼痛严重，故前来就诊。就诊时见：目黄，胸部胀闷，气促，食欲不振，失眠；舌红，苔薄黄，脉弦数。腹部胀满膨隆，移动性浊音阳性，肝脏中等硬度，如触鼻头，压痛明显，脾未触及。谷丙转氨酶659U/L；硫酸锌浊度试验18U；麝香草酚浊度试验11U；黄疸指数8U。

中医诊断： 臌胀；**西医诊断：** 肝硬化腹水。

辨证： 脾胃虚弱，湿热阻滞。

治法：清热利湿退黄，行气健脾。

处方：茵陈 6g，茯苓 15g，薏苡仁 12g，柴胡 15g，板蓝根 15g，郁金 9g，党参 15g，白术 15g。水浓煎服，日 1 剂，7 剂。

1979 年 5 月 10 日二诊：服上药后，黄疸、腹胀、肝区疼痛等症减退，食欲转佳，但仍有少量腹水；上方加利水之品。处方：茵陈 9g，猪苓 12g，茯苓 9g，泽泻 9g，薏苡仁 9g，桂枝 6g，郁金 9g，板蓝根 15g，白术 15g。水浓煎服，日 1 剂，14 剂。

1979 年 5 月 24 日三诊：药后腹水消、目黄退、食欲可，但肝区仍隐隐作痛，胸腹略胀闷；舌红，苔薄黄，脉沉弦。以逍遥散调理；后随访半年，未见复发。

按语：臌胀之病机为肝脾失调，木郁克土，脾失健运，水湿不化，积聚不泄而见腹胀；肝郁脾虚，湿浊阻滞，胆汁外溢而见目黄。本案以正虚为主，不能峻下逐水，宜健脾理气，兼清湿热。方中板蓝根、茵陈、薏苡仁清热解毒、利湿退黄；慢性肝炎多有肝气郁滞，经云"木郁达之"，故用疏肝解郁、行气健脾之品治之；五苓散利水渗湿、温阳化气，使湿邪从小便而去矣。

臌胀（脾虚湿困）

何某，女，66 岁，1973 年 6 月 14 日初诊。

主诉：腹胀 2 月。

病史：患者自觉腹胀已有 2 个月，其症逐日加重，伴形体渐消，疲乏无力，面浮肢肿，食欲减退，泛恶不吐，两胁痞满，嗳气不舒，小便短少，大便秘结等，于宣武医院就诊，诊断为：肝硬化腹水，并予保肝、利水之法治疗，然效果不佳，故求治于刘老。就诊时见：腹胀，形体渐消，疲乏无力，面浮肢肿，食欲减退，泛恶不吐，两胁痞满，嗳气不舒，小便短少，大便秘结；舌质淡红，苔薄白，脉迟细。肝大可触及，腹部移动性浊音阳性；肝功能异常；麝香草酚浊度试验 7U；硫酸锌浊度试验 14U；白蛋白 2.8g%；球蛋白 3g%；凡登伯试验间接反应阳性。

中医诊断：臌胀；**西医诊断：**肝硬化腹水。

辨证：脾虚湿困。

治法：补脾益气，运化水湿。

处方：四君子汤加减，党参 24g，苍术 9g，白术 9g，茯苓 12g，泽泻 9g，陈皮

9g，桑白皮9g，神曲9g，大腹皮9g，草豆蔻3g。水浓煎服，日1剂，10剂。

二诊：服上方20余剂，腹水消，腹胀除。后以平胃散合四君子汤调理30余剂而痊愈。

按语：臌胀因其胀多在腹部，而四肢无恙，故又有医家称其为"单腹胀"。喻嘉言《医门法律·胀病论》云"胀病亦不外水裹、气结、血瘀"。肝硬化腹水，因肝之气血郁结不疏，横犯脾土，脾土受克，运化失常，清阳不升，浊阴不降，水谷之精微不能奉承脏腑，水湿之浊阴不能转输排泄，清浊相混，壅塞而成；其本为脾土之虚，标为水湿之实，治疗宜标本兼顾，但关键在于健运脾气，而不在分利水湿；脾气一振，水湿自化矣。《张氏医通》引丹溪曰："单臌胀，乃脾虚之甚……正气虚而不能营运，浊气滞塞其中，今扶助正气，使之自然健运，邪无所留，而胀消矣。"又指出治疗时"必用大剂参、术，佐以陈皮、茯苓、苍术、浓朴之类"。此患者虽苦于胀急，但不可予利药以图一快，因破气活血、攻下逐水诸法，最伤脾胃，用之不当不仅腹胀不能消除，反而伤耗正气而犯虚虚之戒。病属初起，尚有可救之机；倘若日久病深，则虽竭尽全力亦难图功。

以上三例均为肝硬化引起臌胀，多为虚实夹杂之证，虚证责之脾、肾，实证责之水饮、湿热。盖肝病迁延失治，或过用寒凉，脾胃虚弱，水湿不化，郁久化热，终成臌胀。治疗时应切中病机，补伐兼施，方能取效。

第六章 肾系病证

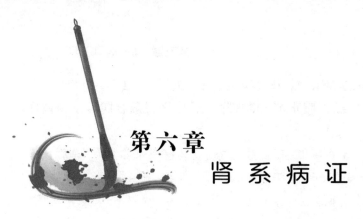

水肿（湿热蕴结）

杨某，男，19岁，1989年4月2日初诊。

主诉： 全身水肿，肉眼血尿2个月。

病史： 2个月前患者受凉，出现咽喉肿痛及发热之症，当时体温39℃，以青霉素等药物治疗，虽体温恢复正常，但颜面及双下肢出现水肿，并伴全身无力、腰酸痛、小便量少、肉眼血尿等症，于当地医院就诊。查尿蛋白（+++）；肉眼血尿，镜检红细胞满视野。诊断为：急性肾小球肾炎，故前来求诊于刘老。就诊时见：精神欠佳，目胞肿如卧蚕，咽部充血，扁桃体Ⅱ度肿大（双侧），双下肢凹陷水肿，食欲欠佳，眠差，小便色黄，大便偏干；舌质红，苔薄黄而腻，脉弦滑数。

中医诊断： 水肿；西医诊断：急性肾小球肾炎。

辨证： 湿热蕴结。

治法： 清热利湿。

处方： 猪苓汤加味，猪苓12g，茯苓12g，泽泻12g，阿胶12g（烊化），滑石15g（包煎），连翘12g，赤小豆15g，车前子9g（包煎），白茅根18g，石韦18g，川牛膝9g，桑寄生12g，甘草6g。水浓煎服，日1剂，10剂。

1989年4月12日二诊： 服用药物10剂，尿量增加，水肿明显减轻；尿蛋白微量；红细胞3~8个/HP，颗粒管型0~1个/HP。在原方基础上加减治疗3个月，面部及肢体水肿消失，腰酸痛亦除，体力增加，尿检正常。1年后复查，未见异常。

按语： 肾为水脏，主一身水液代谢，司膀胱气化，开窍于二阴，尿液的形成与排泄过程和肾脏的关系最为密切,故小便的变化首先反映了肾脏的变化。唐代王冰在注释《黄帝内经》时进一步指出:"溲变者,水火相交,火淫于下也,而水脏、水府皆为病也。"肾炎患者,随着小便的异常变化,常见面浮、身肿、腰酸乏力、脉沉滑等症,皆因湿热之邪伤肾所致,如《诸病源候论·淋病诸候》:"诸淋者,由肾虚而膀胱热故也。"在多年的临床实践中,刘老发现猪苓汤是治疗肾炎湿热病机的一张良方,该方出自张仲景《伤寒论》,由猪苓、茯苓、泽泻、滑石、阿胶等五味药组成,清代柯琴称其"为少阴枢机之剂……能升水降火,有治阴和阳,通理三焦之妙",《长沙药解》谓:"猪苓利水,较之茯苓更捷。"猪苓汤既可清下焦湿热,又可以滋少阴之源,切合湿热伤肾的病机特点,为临床治疗肾炎的基本方剂,根据症情适当配伍,灵活运用,确能取得卓效。

水肿(湿热蕴结,气阴亏虚)

刘某,男,18岁,1985年3月28日初诊。

主诉: 颜面及下肢水肿3个月。

病史: 3个月前,患者因喉痛、咳嗽、发热等症就诊于当地医院,考虑感冒,以抗生素消炎治疗,喉痛、咳嗽好转,体温基本恢复正常;未经休息而坚持上课,至眼睑、头面部及双下肢水肿出现,伴腰部酸痛、全身软弱无力,方再次就诊。查尿蛋白(+++);红细胞4~10个/HP,白细胞0~2个/HP,颗粒管型0~1个/HP。诊断为:急性肾小球肾炎,以中西医综合治疗,然效果不佳,故求治于刘老。就诊时见:颜面水肿,咽部充血,全身软弱无力,偶有咳嗽,腰部酸痛,双下肢水肿,纳差,眠差,小便色黄,大便稍干;舌质红,苔薄黄而腻,脉细弦滑。

中医诊断: 水肿;西医诊断:急性肾小球肾炎。

辨证: 湿热蕴结,气阴亏虚。

治法: 清热利湿,益气养阴。

处方: 猪苓汤加味,猪苓12g,茯苓12g,泽泻12g,滑石15g(包煎),车前子9g(包煎),太子参18g,生黄芪18g,桑寄生12g,阿胶12g(烊化)。水浓煎服,日1剂,7剂。

1985年4月4日二诊: 服药7剂,尿量增加,水肿减轻,尿常规正常。前

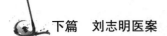

方稍增减,调治4个月,面部及肢体水肿消失,腰部酸痛亦除,体力增加,恢复正常学习;后追踪治疗1年,健康状况良好。

按语: 患者外感风热之邪,肺气郁闭,水道失调,湿热内生,复加劳累过度,湿热邪气内陷,蕴结下焦发为水肿。方以猪苓汤加减,方中猪苓、茯苓渗湿利水;滑石、泽泻、车前子通利小便;太子参、生黄芪益气健脾行水;稍加阿胶滋阴。诸药合用,利水而不伤阴,滋阴而不恋邪,使水气得去,邪热得清,诸症自除。方中桑寄生补肾健骨,《神农本草经》云"主治腰痛,小儿背强",则肝肾得补,筋骨得健,腰酸痛除。

水肿(湿热蕴结,脾肾两亏)

刘某,男,23岁,1984年4月27日初诊。

主诉: 全身水肿4个月。

病史: 1984年元月,患者突发水肿,于当地医院住院治疗,诊断为"急性肾小球肾炎",经治疗症状缓解后出院。半年来,患者面肢水肿反复发作,经中、西药物治疗,效果不佳,故求诊于刘老。就诊时见:头面、四肢水肿,晨起头面、上肢为甚,目胞肿如卧蚕,手掌肿胀;午后下肢为甚,足背按之凹陷不起;腰酸腿软,头晕乏力,易疲劳,烦躁多梦,纳呆,小便短黄;舌质红,苔薄黄而腻,脉细滑。尿蛋白(+++);白细胞0~1个/HP,颗粒管型0~1个/HP,透明管型1~2个/HP。

中医诊断: 水肿;西医诊断:急性肾小球肾炎。

辨证: 湿热蕴结,脾肾两亏。

治法: 清利湿热,健脾滋肾。

处方: 白术12g,茯苓12g,泽泻12g,车前子9g(包煎),大腹皮9g,熟地15g,生黄芪18g,党参18g,川牛膝9g,阿胶12g。

二诊: 服药7剂,尿量增加,水肿减轻;此药已中的,故守前法,随证加减。后调治4个月,面部及肢体水肿消失,体力增加,其面红润;尿蛋白(-);白细胞及颗粒、透明管型消失。1年后复查,未见异常。

按语: 水肿病其制在脾,其本在肾,迁延日久,必然伤及脾肾两脏。本例患者病久不消,湿蕴化热,导致脾虚不运,加之肾阴又亏,治疗时若一味利湿,更伤肾阴;若单纯滋阴,又易敛湿困脾,故刘老以清利湿热、健脾滋肾之法,双管齐下；方中熟地、牛膝益肾；白术、茯苓、党参、生黄芪益气健脾；阿胶补血；泽泻、车前子、大腹皮利水消肿。

水肿（湿热困脾）

单某，女，45岁，1979年12月23日初诊。

主诉： 面浮肢肿、腰酸乏力半年。

病史： 6个月前，患者突发面部水肿，双下肢肿胀，并伴尿量减少（每日约800ml），其感腰酸、乏力明显，纳少（每日食量约250g），上腹胀满，时有恶心呕吐之感，遂就诊于当地医院。查尿蛋白（++）；红细胞1~2个/HP，颗粒管型1~2个/HP；酚红排泄试验18%；尿素氮40mg%；二氧化氮结合力35容积%；后住院治疗1个月，然症状无明显改善，遂以"慢性肾炎，肾功能不全"出院，继而求诊于刘老。就诊时见：慢性病容，面部轻度水肿，双下肢轻度凹陷肿，腰酸，乏力，纳差，上腹胀满，小便量少色黄，大便稍干；舌质红，苔薄黄，脉弦细滑；血压140/90mmHg；尿蛋白（+++）；颗粒管型0~1个/HP。

中医诊断： 水肿；**西医诊断：** 慢性肾小球肾炎。

辨证： 湿热困脾。

治法： 清利湿热，和中运脾。

处方： 猪苓汤合胃苓汤加减，生黄芪18g，苍术12g，茯苓9g，泽泻12g，阿胶12g（烊化），白术15g，生薏苡仁18g，扁豆24g，干姜9g，藿香12g，半夏6g，黄芩6g，太子参12g，焦三仙各9g。水浓煎服，日1剂，10剂。

1980年1月13日二诊： 服用上方3周后，食纳增加，精神好转，水肿亦消，复查尿常规：蛋白（++），颗粒管型消失。继以上方调治1月余，尿常规恢复正常，酚红排泄试验、血尿素氮、二氧化氮结合力基本恢复正常。后予六味地黄丸善后，以资巩固疗效。追踪治疗2年，健康状况良好，料理家务无碍。

按语： 湿热伤肾为肾炎发生的基本病机，同时刘老认为湿热之邪亦可影响到中焦脾胃，使其升降失常，临床见水肿日渐加重，同时出现胸闷腹胀、身重疲乏、纳呆食少、二便不利等症。此时应从调理脾胃升降入手，促使脾胃健运，水湿自化，常用补中益气汤或胃苓汤加减，方中重用生黄芪、太

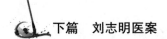

子参、白术以健脾升阳；扁豆、薏苡仁、白术、苍术、三仙化湿和胃，胃和则降，脾健则升，脾胃升降得调，湿热之邪自化；黄芩、半夏清痰热，邪去正自安矣。

水肿（下焦湿热，脾气虚弱）

杨某，女，40岁，1989年2月20日初诊。

主诉： 全身水肿1年余。

病史： 患者近1年来，面部及双下肢水肿反复发作，兼伴尿少、腰酸乏力、精神倦怠、食欲不佳、少气懒言、失眠健忘、大便或干或稀、月经提前诸症，于北京某医院就诊，确诊为"慢性肾小球肾炎"，经中、西医治疗，效果不佳，故求治于刘老。就诊时见：慢性病容，精神倦怠，少气懒言，面部水肿，腰酸乏力，双下肢中度水肿，食欲不佳，失眠健忘，尿少，大便干，月经提前；舌淡，苔薄，根部黄腻，脉细滑。血压112/90mmHg；尿蛋白（+++）；红细胞0~3个/HP，白细胞3~8个/HP，颗粒管型1~2个/HP。

中医诊断： 水肿；西医诊断：慢性肾小球肾炎。

辨证： 下焦湿热，脾气虚弱。

治法： 清利湿热，健脾益气。

处方： 参苓白术散加减，党参12g，黄芪15g，茯苓12g，泽泻12g，佩兰12g，厚朴12g，薏苡仁15g，车前子9g（包煎），藿香9g，砂仁9g。浓煎，日服1剂，14剂。

1989年3月6日二诊： 服药14剂，尿量增加，面部及双下肢水肿明显减轻，纳食好转，但仍感乏力。尿蛋白（++）；红细胞0~1个/HP，颗粒管型0~1个/HP，白细胞0~4个/HP。原方去薏苡仁，加当归9g，牛膝12g，又服12剂，尿常规正常；面部及双下肢水肿消失。为巩固疗效，嘱咐病人继续服药3~6个月，半年后复诊，健康状况良好。

按语： 此例慢性肾炎为下焦湿热蕴积，病久而致脾虚之证；脾虚则运化失常，上不能输送精微于肺，下不能化湿浊于肾；况脾肺母子相生，脾虚致肺虚，肺气不足，皮毛不固，外邪乘虚而入，亦可下传于肾，故治疗肾炎之中，亦应兼顾脾运。方中薏苡仁、砂仁、厚朴、车前子利湿清热；藿香、佩兰燥湿醒脾、开胃消食，如此则中下二焦湿热尽除；生黄芪、党参健脾益气。全方利湿而不伤正、补益而不滋腻，故其效速也。

水肿（阴阳两虚）

张某，女，19岁，1976年3月2日初诊。

主诉： 全身水肿3年。

病史： 3年前患者因肢体水肿反复发作就诊于当地医院，确诊为"慢性肾炎"，长期以抗炎药及利尿剂治疗，病情时好时坏，以致全身水肿，腹部胀大如鼓，故前来求诊于刘老。就诊时见：颜面及双下肢水肿，腹部胀大，面色白，四肢不温，小便量少；舌淡苔白，脉两尺细滑无力。

中医诊断： 水肿；西医诊断：慢性肾炎。

辨证： 阴阳两虚。

治法： 补阴启阳，水中求火。

处方： 理阴煎加减，熟地20g，当归10g，白芍15g，肉桂1g，干姜3g，甘草12g。水浓煎服，日1剂，7剂。并嘱其多食鲤鱼，或红烧，或糖醋，但不放盐。宗此法调治半载，水去肿消而收全功，未复发。

按语： 临床观察，不少慢性肾炎患者，久治不愈，蛋白尿持久不消，水肿反复发作，切不可续进通利之剂；若妄施之，则邪不但不去，反致阴伤阳衰。慢性肾炎，肾之阴阳两虚，正气不支，水肿泛滥，发汗、利小便不但不能收效，更伤阴阳。此时应用"塞因塞用"之法，补阴和阳，水中求火，使阴生阳长，气化得利，水肿自消。张景岳的理阴煎配合《备急千金要方》的鲤鱼汤即宗此法。

刘老认为水肿病的辨证关键为察明虚实，分清寒热，从宣、利、清、补、活血化瘀等角度论治。临床常见的类型有风水、臌胀、功能性水肿等。风水临床表现以全身浮肿伴有发热恶寒之表证为特点，与急性肾炎的初起症状很相似。治疗原则是宣肺，只要不失这个原则，遣方用药有相当大的灵活性，越婢汤、荆防败毒散等宣肺方均可用。肝硬化腹水治疗重点是补益脾胃、运化水湿，标本兼顾，而关键在于健运脾气，不在分利水湿。因为脾气一振，水湿自能运化。治疗时需用大剂人参、白术，佐以陈皮、茯苓、苍术之类。功能性水肿当调气血，刘老临证中多以归脾汤加减，其中党参、黄芪、白术、茯苓、薏苡仁等健脾益气，当归、白芍等养血调血，并酌用酸枣仁、远志等养心安神。而本例肾炎患者高度水肿，缠绵不愈，可谓难治之证，而前医皆投温阳利水之剂，水肿非但不除，反而日趋严重。患者病程已久，又迭进分利之品，阳损及阴，阴阳两虚。无阳则水不化，徒温阳则阴更伤。刘老认为此时不能拘泥于常法，唯景岳理阴一法，可望取效。塞因塞用之法乃《黄帝内经》反治法。若不明景岳阴阳互根之理，何能用理阴煎方？方中重用熟地、白芍、当归以养阴；少佐姜、桂以水中求火；本方妙在熟地、干姜、甘草三者配伍，熟地守下焦阴分，甘草守中焦气分，干姜通中焦气分，如此通守兼施，刚柔互用，而名理阴。服鱼之法，又是借鉴《备急千金要方》鲤鱼汤之义，前文回溯方药源头，知熟鲤鱼主治水肿胀满，能清热利湿、降气止咳。参以现代科学，鲤鱼又能补充血浆蛋白之不足。可见刘老将《内经》《千金》、景岳及现代科学的知识融会贯通，灵活运用。

水肿（肾虚水泛，湿热蕴结）

杨某，女，30岁，1990年7月20日初诊。

主诉： 全身水肿2年，伴腹胀、恶心、呕吐半年。

病史： 1988年6月，患者突感全身乏力，并见眼睑、面部水肿，后遍及全身，尿少（每日约500ml），饮食减少，于当地医院就诊，查尿蛋白（++++）、颗粒管型（++）、红细胞（+）；诊断为"慢性肾炎"，以激素等药物治疗，虽病情缓解，但血压升高。近半年来，患者恶寒、发热、咽痛反复发作，尿量持续减少，水肿渐进加重，并伴纳呆、腹胀、恶心、呕吐诸症。再次就诊于医院，查血清尿素氮100mg%；肌酐8.5mg%；二氧化氮结合力20容积%；血红蛋白65g/L；尿蛋白（++++）；红细胞（+），白细胞（+），颗粒管型0~3个/HP。诊断为"慢性肾炎"（尿毒症期），经中、西药物治疗病情无好转，故前来求诊于刘老。就诊时见：面色苍白晦暗，精神萎靡，头晕，气短，气促，口有浊气，头面水肿，腹膨隆，移动性浊音（+），恶心，呕吐，纳呆，腹胀，腰部酸胀，下肢压之凹陷不起，小便量少色黄，大便稍干；舌淡，苔黄腻，脉弦细滑；血压158/110mmHg。

中医诊断： 水肿；西医诊断：慢性肾衰竭（尿毒症期）。

辨证： 肾虚水泛，湿热蕴结。

治法： 益气养阴，清化湿热。

处方： 猪苓汤加减，猪苓12g，茯苓12g，车前草9g，黄芩9g，白豆蔻24g，生黄芪30g，当归9g，生地18g，太子参30g，白术12g，川牛膝9g，阿胶12g，生姜9g。水浓煎服，日1剂，7剂。

1990年7月27日二诊： 服药7剂，尿量渐增至每日1 500ml，水肿逐渐减轻，腹胀亦减轻，恶心、呕吐基本消失，食欲增加。守原方加减调理4个月，全身水肿基本消退，面色红润，血压恢复正常；尿蛋白（+）；非蛋白氮及血肌酐正常；血红蛋白82g/L。追踪2年，病人体健，操持家务无碍。

按语： 在慢性肾功能不全的病变过程中，湿邪内蕴，日久化热，无形之热邪与有形之湿邪相结合，逗留三焦，损伤脾肾气阴，导致升降开阖失常，当藏不藏，当泄不泄，当升不升，当降不降，精微不摄而漏出，水浊反而滞留；更由于热灼伤阴、虚阳上扰，故患者血压升高，头晕、咽痛，头面及全身水肿，腰脊酸楚，尿少色赤，舌苔薄黄或黄腻，舌质红，脉象弦细滑。西医检查出现尿蛋白增多、颗粒管型、红细胞增多等肾功能损害的表现。本病例属少阴肾气本虚，复感外邪，湿热交阻之证，故必当标本兼治，以猪苓汤为基本方加减。

水肿（脾失健运，秽浊阻滞，水湿内停）

张某，男，19岁，1982年6月12日初诊。

主诉： 全身反复水肿1年，加重半年。

病史： 患者1年来反复出现全身水肿，近半年明显加重。腰以下肿甚，伴有腰酸痛、腹胀、身重乏力、纳差、大便时稀时干，在北京友谊医院查尿常规：尿蛋白（++++），可见颗粒管型，诊断为"慢性肾炎（肾病型）"。用泼尼松及利尿剂治疗2个月，病情时好时坏，近期因水肿加重，来我院寻求中医治疗。查体：满月脸，面色萎黄，一身悉肿，双下肢为甚，按之凹陷不起，腹部膨胀，移动性浊音阳性，腹围100cm；舌苔薄，黄白相间，脉沉细滑。化验检查：尿蛋白（++++），颗粒管型0~2个/HP；血清总蛋白40g/L，白蛋白14g/L，球蛋白26g/L，血胆固醇10.1mmol/L。血压115/75mmHg。

中医诊断： 水肿；**西医诊断：** 慢性肾炎（肾病型）。

辨证： 脾失健运，秽浊阻滞，水湿内停。

治法： 健脾和胃，行气利水。

处方： 四苓汤合平胃散加减，猪苓10g，茯苓12g，泽泻15g，白术10g，苍术10g，陈皮10g，厚朴10g，甘草6g，生黄芪30g，太子参30g，生姜5g。水煎服，日1剂，5剂。

嘱咐病人低盐饮食，并每日食新鲜鲤鱼250~500g。

1982年6月18日二诊： 服药5剂后，腹胀减轻，尿量由原来每日500ml增至1 500ml左右。在原方基础上加车前子12g（包煎）、白茅根30g。继续服用

20剂。

1982年7月10日三诊： 服药20剂后，每日尿量2 500~3 000ml，全身水肿及腹水消失，腹围减至70cm；腹胀、口干、腰酸痛症状亦消失，全身轻松有力，尿量明显增加，饮食量明显增加；守原方继续服用30剂。多次查尿常规正常，血胆固醇恢复正常。追踪1年未复发。

按语：《证治汇补》云："肾虚不能行水，脾虚不能制水。"脾主运化、升清，脾失健运，生化乏源，升降失司，则肾失水谷精微充养；加之水液内停，又可壅滞伤肾，使肾失封藏，而出现蛋白尿及水肿。肾主蛰藏，受五脏六腑之精而藏之，肾气充则精气内守，肾气虚则精关不固，故蛋白精微失守而漏于尿中。

刘老在长期临床实践中认识到在治疗肾病时除强调补肾外，还重视保护脾胃之气，他认为，病者有胃气则生，无胃气则死，反对使用败伤胃气之方药。因药物的作用须借胃气敷布，所以他非常重视调理脾胃功能，以强后天而养先天。凡见脾胃虚弱者都以健脾和胃入手，喜用甘缓和络、扶正祛邪原则。本患者虽为青年，但久病则虚，虚中夹实，所以刘老以四苓汤合平胃散化裁，具有健脾和胃、行气利水作用。方中二苓甘淡入肾经而通膀胱之腑；泽泻甘淡、性寒入肾、膀胱经以通利水道；以白术苦温健脾祛湿，苍术辛烈燥湿而强脾，益土所以制水；厚朴苦温除湿而散满；陈皮辛温利气而行痰；甘草为中州主药能补能和；重用生黄芪、太子参以健脾升阳而不助火，胃和则降，脾健则升，脾胃升降得调，湿热之邪能化。

对于慢性肾病，西医强调优质蛋白饮食，刘老宗《备急千金要方》鲤鱼汤之意，嘱患者每天食新鲜鲤鱼，既可补充精微物质，又可利水消肿。全方利中有补，补中有行，利而不伤正，补而不留邪，故临床疗效显著。

水肿（阴虚阳亢）

段某，男，75岁，1991年11月13日初诊。

主诉： 双下肢水肿反复发作5年，加重半月。

病史： 1986年以来，患者经常出现双下肢水肿，夜间小便次数亦逐渐增多，每夜可达5~7次，同时伴有腰酸及心烦失眠等症。近半月水肿加重，并出现腹胀、恶心、呕吐、纳呆，尿频量少，大便干结，于当地医院就诊，查尿蛋白（++）；红细胞0~2个/HP，白细胞0~2个/HP；血非蛋白氮80mg%；血肌酐6mg%；血红蛋白76g/L。诊断为"肾动脉硬化性肾功能不全"，经中、西医药物治疗效果不佳,故求诊于刘老。就诊时见:面色晦滞,颧红,心烦失眠,恶心,呕吐,纳呆,腹胀,腰酸,双下肢中度凹陷性水肿,尿频量少,大便干结;舌质淡红,苔黄腻,脉弦滑数。患者既往高血压病40余年,长期间断服用西药降压,血压控制不稳定,今测血压180/110mmHg。

中医诊断: 水肿;**西医诊断:** 肾动脉硬化性肾功能不全(失代偿期)。

辨证: 阴虚阳亢。

治法: 滋水涵木。

处方: 六味地黄汤加减,熟地18g,白术12g,山药12g,山萸肉12g,牡丹皮5g,泽泻9g,茯苓12g,生黄芪24g,猪苓12g,桑寄生18g,阿胶9g。水浓煎服,日1剂,15剂。

1991年11月28日二诊: 服药15剂后,水肿消退,腹胀缓解,食欲增加,睡眠正常,大便一日2~3次;尿常规正常。本方加减调治3个月,大便恢复正常,肌酐恢复正常,随访2年,病人情况良好。

按语: 慢性肾病日久,可致肾阴亏虚;或过用温补,刚燥伤阴,或清利耗阴,损耗肾阴,阴阳不能维持正常的平衡,故出现阴虚火旺的病理现象。病人可出现头痛、心悸、耳鸣、失眠、腰膝酸软、颧红等症。肾之阴阳为人身阴阳之根本,两者相互依存、相互滋生、相互制约,处于动态平衡之中;若阴阳偏颇,则必然会产生阴虚阳亢或阴阳俱虚等证候。故以六味地黄汤加减治疗,该方遵守"损者益之,实者泻之"的原则,滋阴以潜阳。肾阴充盛,则阴可制阳,亢阳自平。

水肿(脾肾亏虚,水湿泛滥)

邓某,男,70岁,1992年10月3日初诊。

主诉: 双下肢水肿反复发作7年,加重3个月。

病史: 1985年以来,患者尿少、双下肢水肿症状反复发作,劳累时加重,夜尿次数增多,每晚可达6~8次,并伴心烦失眠、乏力、胸部闷痛等症,曾就诊于当地医院,诊断为"冠心病、肾动脉硬化性肾病",长期以硝酸甘油及利尿剂维持,水肿可减轻,胸部闷痛亦缓解,病情尚属稳定。近3个月,无明显诱发因素,患者突觉上述症状加重,伴纳呆、恶心、头晕、大便干燥等,服用常规药物无效,遂求治于刘老。就诊时见:面色晦暗,心烦失眠,乏力,眼睑结膜略显苍白、头晕、胸闷、恶心、纳呆,双下肢中度凹陷性水肿,大便干燥;舌质淡红,苔薄黄,脉弦滑数;血压150/98mmHg;尿蛋白(++);红细胞0~1个/HP,白细胞0~3个/HP;血红蛋白85g/L;尿素氮40mg%;二氧化氮结合力40容积%。

中医诊断: 水肿;**西医诊断:** 肾动脉硬化性肾功能不全(失代偿期)。

辨证: 脾肾亏虚,水湿泛滥。

治法: 滋肾健脾,利水化湿。

处方: 六味地黄汤加减,熟地18g,生地24g,白术12g,山药12g,山萸肉12g,牡丹皮5g,泽泻9g,茯苓12g,扁豆12g,党参18g,薏苡仁9g。水浓煎服,日1剂,7剂。

1992年10月10日二诊: 服药7剂,尿量增多,水肿减轻,恶心好转,食欲增加,睡眠、心烦均好转。守原方出入再服15剂,上述症状全部消失,大便日1次,复查尿常规正常,尿素氮也恢复正常,为巩固疗效,嘱病人长期服用。

按语: 本案患者多脏同病,加之肾精匮乏,脾气虚衰,水湿失运,阻于中焦,溢于肌肤而成邪实之证,故出现尿少、水肿、恶心、呕吐诸症,因此治疗上必须标本兼顾,以六味地黄汤治之。吴昆《医方考》谓:"熟地黄、山萸肉味厚者也,味厚为阴中之阴,故能滋少阴,补肾水;牡丹皮气寒味辛,寒能胜热,苦能入血,辛能胜水,故能益少阴平虚热;山药、茯苓味甘者也,甘从上化,上能防风水,故用之制水脏之邪。"党参、扁豆健脾升阳除湿,使清升浊降,全方相参,滋补肝肾,以"养阴中之真水,化阴中之真气,利阴中之滞",用于肾虚之水肿,意在补而不滞,利而不伐。

风水(邪犯肺卫,宣肃失常)

肖某,男,6岁,1985年10月20日初诊。

主诉: 水肿1周。

病史: 1周前,患者感受风寒,咽喉疼痛,恶寒发热,身疼痛,咳嗽,痰少;继而眼睑及面部水肿,渐至四肢及阴囊水肿,小便短赤。于当地医院就诊,查尿蛋白(++++);白细胞1~2个/HP,红细胞3~5个/HP,颗粒管型0~1个/HP。诊断为"急性肾小球肾炎",以抗炎及利尿剂治疗,效果不佳,故来求诊于刘老。就诊时见:急性重病面容,身热,咳嗽,咽部充血,颜面及双下肢水肿,足背按之凹陷不起,阴囊水肿亦甚,纳差,眠差,小便短赤(每日约500ml),大便稍干;舌质红,苔薄,黄白相间,脉浮滑数;体温:38.2℃。

中医诊断: 风水;**西医诊断:** 急性肾小球肾炎。

辨证： 邪犯肺卫，宣肃失常。

治法： 疏风解表，宣肺利气。

处方： 荆防败毒散加减，荆芥9g，防风9g，柴胡6g，金银花12g，连翘12g，麻黄6g，杏仁6g，茯苓9g，枳壳5g，前胡6g，桔梗5g，薄荷5g，甘草5g。水浓煎服，日1剂，3剂。

1985年10月23日二诊： 服上方3剂，喉痛、咳嗽除，寒热解，尿量明显增加，水肿逐渐消退。守原方继续服用5剂，水肿消退，尿常规多次复查均正常。后追踪2年，未见复发。

按语： 风水以全身水肿伴恶寒发热为特点，《素问·水热穴论》曰："勇而劳甚则肾汗出，肾汗出逢于风，内不得入于脏腑，外不得越于皮肤，客于玄府，行于皮里，传为胕肿，本之于肾，名曰风水。"《金匮要略·水气病脉证并治》曰："风水，其脉自浮，外证骨节疼痛，恶风。"可见风水是由于风邪外袭，肺气不宣，不能通调水道，水液难以下输膀胱，与风搏结，溢于肌肤而致。其病机是肺气失宣，故其治疗应以宣肺为主，而不宜分利。仲景指出风水恶风，越婢汤主之，是方重用麻黄以宣肺，肺气得通，水湿得下，风水自除。

刘老在八十余年的临床实践中，本《黄帝内经》之旨，师仲景之法，取各家之长，用荆防败毒散治疗风水，疗效卓著，较之越婢汤更加切合病证。本方有发汗解表、散风祛湿之效，常用于外感风寒、内有痰湿及湿毒流注之脚肿、腿肿等疾病，方中荆芥、防风、麻黄辛温，薄荷、金银花、连翘辛凉，温凉相参，表里双解；荆芥、防风又有疏风宣肺之功；麻黄宣散水湿；柴胡散热升清；前胡、枳壳降气行痰，协桔梗、茯苓泄肺热除湿消肿；甘草和里而发表。全方以祛除风、热、郁、湿诸邪为主，并兼安内之功，祛邪而不伤正矣。

水肿（表虚不固）

陶某，女，42岁，1980年6月27日初诊。

主诉： 双下肢水肿4年，加重2周。

病史： 患者双下肢水肿反复发作已4年，近2周症状明显加重，下午及临睡前为甚，劳累之后更加严重，虽经反复检查，却鲜有明确病因，平时自汗较甚，易感冒，饮食无味，故前来就诊。就诊时见：精神不振，面色无华，唇淡，自汗，纳差，双下肢凹陷性水肿，皮肤色淡，体凉，睡眠一般，小便色淡，大便稍干；舌淡红，苔薄白，脉濡细。

中医诊断：水肿；**西医诊断：**功能性水肿。

辨证：表虚不固。

治法：益气祛风，健脾利水。

处方：防己黄芪汤加味，防己12g，黄芪15g，白术9g，茯苓9g，当归9g，薏苡仁12g，泽泻9g，冬瓜皮6g。水浓煎服，日1剂，7剂。

1980年7月3日二诊：服上药，水肿渐退，精神好转，为巩固疗效，在原方基础上化裁，继续服用7剂。后随访1年，未再发。

按语：防己黄芪汤源自仲景《金匮要略》，以治风水为先，方中重用黄芪补气固表；防己祛风行水；白术、薏苡仁健脾胜湿；茯苓、泽泻、冬瓜皮利水渗湿；黄芪配当归又有补血、活血之意，气血调和，水肿消退矣。

清·唐容川《血证论》曰："人之一身，不外阴阳，而阴阳二字即是水火，水火二字即是气血。"刘老宗前贤之言认为治疗水肿，除渗湿利水外，益气活血亦是重要方法，俾气充则血行，血行则水动易消，故常于利湿之剂中兼加黄芪、党参、白术、当归、川芎等益气活血之品。

水肿（气血不调）

王某，女，42岁，1993年2月12日初诊。

主诉：双下肢水肿3年，加重半月。

病史：3年来患者双下肢水肿反复发作，每于月经前后2周加重，兼伴痛经、经量多色暗、夹血块、尿少等症；劳累后甚觉腰膝酸痛、乏力；多次于当地医院就诊，查尿常规、肾功能、肝功能、心电图等，均无异常发现，故多以"不明原因性水肿"治疗，利尿剂虽可使水肿减退，然随即便有加重之势，病人极度痛苦，故前来求治于刘老。就诊时见：精神萎靡，面色少华，唇淡，畏寒肢冷，腰膝酸痛，乏力，双下肢中度凹陷性水肿，纳差，夜寐增多，小便量少色淡，大便尚可；舌质淡红，苔薄白，脉弦细。

中医诊断：水肿；**西医诊断：**功能性水肿。

辨证：气血不调。

治法：健脾调气，养血和血。

方药：归脾汤加减，当归12g，生黄芪12g，白芍10g，白术10g，茯苓12g，太子参15g，香附10g，阿胶12g，酸枣仁10g，远志10g，甘草6g。水浓煎服，日1剂，5剂。

1993年2月17日二诊：服药5剂，水肿、腰痛、寐多等症均明显好转，体力增强。守原方再进15剂，水肿消，诸症除。

按语：水液代谢与气血生化密切相关。《素问·经脉别论》云："饮入于胃，游溢精气，上输于脾，脾气散精，上归于肺，通调水道，下输膀胱。"《灵枢·营卫生会》云："人受气于谷，谷入于胃，以传于肺，五脏六腑，皆以受气。其清者为营，浊者为卫。"都说明人体气血与水液本同出于一源，均化生于后天之脾胃。张景岳在《景岳全书·肿胀》中更明确指出"凡病水者，本即身中之血气"，气血之气化正常，则水液为正常之营养物质，若气血之气化失常，则气血可成水湿之邪而留于肌肤之中，遂成水肿之证。可见，水肿与气血功能失调有密切关系。刘老依其多年临证经验告诉我们：功能性水肿多属气血不调之类，诚如清·吴鞠通《温病条辨·治血论》中指出"盖善治水者，不治水而治气"，刘老认为所谓"治气"，乃益气及调气二者也。盖气为阳，血为阴，欲达到阴平阳秘、气血调和，健脾益气、养血和血必同时并举，况本案患者兼伴经血不调之症，养血之品焉能缺乎？刘老认为功能性水肿的病因病机与一般水肿有所区别，故治疗不能拘泥于常法，因其为气血失调所致，属本虚标实之证，故治疗应以补虚扶正为主；若重用分利之品，不仅水肿不能消除，反而容易耗伤正气；若气血得补，气血得调，则水液代谢归常而肿自消也。刘老于此多以归脾汤加减治之，方中党参、黄芪、白术、茯苓、薏苡仁等健脾益气；当归、白芍养血和血；酸枣仁、远志养心安神；诸药相合，共奏养血益气、健脾养心之功矣。

水肿（气血不和）

郝某，女，54岁，1993年4月23日初诊。

主诉：双下肢水肿反复发作2年，加重7天。

病史：2年前，患者双下肢无明显诱因出现水肿症状，兼伴腰膝酸痛，于当地医院就诊，未能明确病因，后因腰膝酸痛、水肿有所减轻，故未进一步治疗。本次月水来潮前1周，渐觉双下肢水肿加重，甚者颜面水肿，故来求诊于刘老。就诊时见：精神不佳，少气懒言，面色少华，颜面水肿，略感麻木，唇淡，心烦，失眠，纳差，腰膝酸痛，双下肢凹陷性水肿，大便不爽；舌质淡红，苔薄黄，脉沉细；月经周期正常，无痛经。

中医诊断：水肿；**西医诊断：**功能性水肿。

辨证：气血不和。

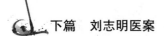

治疗：调和气血。

处方：四物汤合归脾汤加减，当归15g，生地15g，白芍12g，川芎8g，丹参10g，太子参15g，茯神10g，酸枣仁10g，白术10g，夜交藤12g，桑椹15g，桑寄生15g，牛膝15g，黄芩10g，甘草6g。水浓煎服，日1剂，14剂。

1993年5月8日二诊：服药14剂，病情明显好转，头面麻木明显好转，睡眠转佳。

按语：该患者虽经多方检查，然始终未能明确病因，故西医多以"功能性水肿"治疗之。功能性水肿，其发病原因不明，男女均可发生，以女性居多，往往局限于双下肢，也有扩展至全身者，多为轻度或中度水肿，可间歇发生，也可持续数年，常伴头晕、乏力、纳差、失眠等。应用利尿剂，水肿或可减轻或消失，但停药后，症状往往反复，难以根治。

水肿之治，汉、唐以前已有攻逐、发汗、利小便之法，后又增健脾、益肾、温阳、攻补兼施之则，然于此证之中，效果往往不佳。刘老认为水肿之成，多责之肺、脾、肾三脏，以气血失调为先；盖气化失常，水液易为水湿，留于肌肤也。故治疗上，刘老多重调补气血之法，本案既以四物汤补血活血、归脾汤补脾益气治之，又加夜交藤、桑椹、桑寄生、牛膝之类强健腰肾，固气血生化之先天之源。如此，可使气血调和，水液代谢复常，水肿自消矣。

石淋（湿热下注，气机阻滞）

王某，女，17岁，1977年9月21日初诊。

主诉：腰痛1周。

病史：1周前，患者突发右腰部阵发性绞痛，向右下腹及右大腿内侧放射，痛后尿中带血，每日下午发作频繁、绞痛剧烈，于当地医院就诊，行B超及X线检查确诊为"输尿管结石"。因结石体大，药物排石恐难根治，建议患者手术治疗，然患者忌惮风险，故拒绝之，后经人介绍前来求治于刘老。就诊时见：表情痛苦，身体屈曲不能平卧，右侧腰痛剧烈，辗转反侧，昼夜难眠，口中黏腻，食欲不佳，小便艰难，排尿时疼痛加剧，尿液呈红色；舌质红，苔薄黄，脉弦数；右肾区叩痛（+）。

中医诊断：石淋；**西医诊断**：输尿管结石。

辨证：湿热下注，气机阻滞。

治法：利湿通淋，理气止痛。

第六章 肾系病证

处方：生地 12g，木通 3g，萹蓄 9g，瞿麦 9g，石韦 12g，金钱草 9g，通草 3g，芍药 6g，木香 12g，枳壳 9g，陈皮 9g，黄柏 9g，生甘草梢 6g。水煎服，日 1 剂，7 剂。

1977 年 9 月 28 日二诊：服药 7 剂，右腰痛明显减轻，右下腹部疼痛仍较明显，排尿时更甚，伴轻微血尿；X 线示：膀胱结石；静脉肾盂造影示：右侧肾盂轻度积水。后续服原方 1 周，排出结石 4 粒，腹痛、尿血等症状消失；复查尿路平片，已无结石。

按语：本案患者以腰痛为主，其痛剧烈，并伴血尿、排尿困难，加之小便红赤、舌红苔黄、脉弦数等内热之象，故辨证当属湿热下注、气机阻滞、膀胱气化失司。刘老认为：结石一症，宜按清利下焦湿热治疗，但"新病在气，久病在血"，故于本案之中，尚应加入理气之品。方中金钱草、萹蓄、瞿麦、黄柏、生甘草梢清热利湿；木通、通草、石韦通淋排石用；木香、枳壳、陈皮理气止痛；芍药、甘草缓急止痛；生地凉血止血；诸药相合，共奏利湿通淋、理气止痛之功。

石淋（湿热蕴结）

董某，男，44 岁，1966 年 8 月 21 日初诊。
主诉：后腰部疼痛 3 年，加重 1 月。
病史：3 年前，患者因后腰部疼痛，伴排尿困难就诊于当地医院，经 X 线及 B 超检查，确诊为"输尿管结石"，以手术治疗，但病症未及根治，后多次以手术治之。近 1 个月，病情再次反复，并有加重之势，故前来求诊于刘老。就诊时见：两侧腰部疼痛难忍，向下放射于少腹，神疲倦怠，面容憔悴，面色萎黄，恶心欲呕，食欲减退，眠差，小便红赤，点滴而下，涩痛，大便尚可；舌质红，苔薄黄，脉弦滑数。
中医诊断：石淋；**西医诊断**：输尿管结石。
辨证：湿热蕴结。
治法：清热利湿通淋。
处方：八正散加减，金钱草 15g，萹蓄 9g，瞿麦 9g，木通 3g，滑石 9g（包煎），栀子 9g，车前子 12g（包煎），小蓟 9g，生地黄 6g，川续断 9g，生甘草梢 6g。水煎服，日 1 剂，7 剂。

1966 年 8 月 29 日二诊：服上药，小便较前畅行，睡眠、饮食转佳，但仍觉精神疲怠,腰部酸痛,排尿甚剧;舌质红,苔薄黄腻,脉弦滑数。再予前方7剂。

1966年9月5日三诊: 服上药,诸症消失,并排结石3粒。

按语: 刘老分析本案患者诸症,认为其病机乃湿热蕴结下焦也。湿热蕴内,煎熬尿液,聚而为石,阻塞水道,则腰痛、小便涩痛;膀胱气化不利,不能通调水道,内蕴湿热,则尿路壅阻更甚。故治疗以清热、利湿、通淋为法,方用八正散加减。方中重用金钱草通淋排石;栀子清利三焦湿热;木通、车前子、萹蓄、瞿麦、滑石清热利湿通淋;小蓟、生地凉血止血也。

血淋(湿热下注,迫血妄行)

梁某,女,46岁,1982年9月13日。

主诉: 尿中带血3天。

病史: 3天前,患者突觉尿时涩痛不爽,点滴而下,其色深红,并伴腰部及小腹疼痛,患者甚是恐惧,即就诊于当地医院,行B超及X线检查,却未见明显异常,故仅以止血及止痛药物治疗,症状无明显缓解,现求诊于刘老。就诊时见:神慌不安,面色少华,心烦,食欲不振,眠差,腰痛,小便频数涩痛,点滴而下,其色深红,大便尚可;舌质红,苔黄腻,脉滑数。

中医诊断: 血淋。

辨证: 湿热下注,迫血妄行。

治法: 清热利湿,凉血止血。

处方: 小蓟饮子合导赤散加减,小蓟24g,藕节12g,蒲黄9g,金钱草9g,栀子9g,生地9g,木通3g,滑石12g,当归9g,竹叶6g,生甘草梢6g。水煎服,日1剂,7剂。

1982年9月20日二诊: 服上药后,小便频数及涩痛大减,但仍觉右侧腰骶部酸楚,偶觉少腹作胀;舌质红,苔黄腻,脉滑数。上方加山药9g、白术9g、杜仲9g、陈皮3g以健脾摄血、理气导滞。续服上药14剂,病即痊愈。后随访1年,未见复发。

按语: 刘老常教导我们,血淋与尿血虽都以小便出血、尿色深红、甚至尿出纯血为临床主症,然血淋必兼排尿涩痛不爽感,多为湿热迫注膀胱,络伤血溢所致;于本案之中,亦是如此。故治疗以清热利湿、凉血止血为法,方以小蓟饮子合导赤散加减治之。方中小蓟、藕节、蒲黄、生地凉血止血;木通、竹叶降心火;生甘草梢泻火,并能走达茎中以止痛;当归引血归经;栀子、金钱草、滑石清热利湿。二诊患者少腹作胀,乃脾虚气滞之象,故加山药、白术、陈皮健脾益气,况脾健气充自能摄血也;杜仲者,强腰膝矣。

膏淋(肾虚不固,血虚夹瘀)

赵某,女,31岁,1987年2月12日初诊。
主诉: 尿液浑浊2年,加重3个月。
病史: 1985年2月,患者突然发现其尿液呈乳白色,偶尔兼见红色,每因劳累加重,曾以抗生素治疗,症状略有好转,但疗效难以持久。近3个月来,以上诸症又因疲劳复发,中、西药物无效,故来求诊于刘老。就诊时见:小便乳白色,浑浊如米泔水样,兼夹血液,腰膝酸软,白带量多,神疲乏力,面色淡白少华,嗜睡,形体消瘦;舌质淡,边有瘀斑,苔薄腻,脉细无力。化验检查:血红蛋白76g/L;红细胞2.36×10^9/L;尿蛋白(+~++),尿中红细胞(+~++),尿中白细胞0~3个/HP;乙醚试验:找到脂肪球。
中医诊断: 膏淋;西医诊断:乳糜尿。
辨证: 肾虚不固,血虚夹瘀。
治法: 益肾固精,养血活血。
处方: 熟地12g,山药12g,白芍9g,茯苓9g,当归9g,芡实9g,龙骨18g,牡蛎18g(先煎),三七6g,阿胶9g,益母草9g。水煎服,日1剂,5剂。
1987年2月17日二诊: 服上方5剂,乳白色尿消失,尿常规正常,脂肪球未见;续服14剂,病即痊愈。
按语: 刘老依其多年临床经验,多把乳糜尿归属中医学"膏淋""尿浊"范围,认为其病机当有虚实之分:实者,湿热下注,壅塞膀胱,气化不利,膏脂失约,下注尿中也;虚者,脾肾亏虚,精关不固,水谷精微不化,下入尿液也。于本案之中,分析患者诸症,可见其当属虚证无疑,加之其舌见瘀斑,故刘老立益肾固精、养血活血一法治之。方中熟地、茯苓、山药、芡实补肾健脾;芍药、当归、益母草、三七、阿胶滋阴养血、活血化瘀。

劳淋(脾肾两虚)

崔某,男,36岁,1973年8月14日初诊。
主诉: 小便淋沥不尽半年。

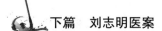

病史： 半年前，患者突觉小便淋沥不爽，排之不尽，时发时止，遇劳则发，伴腰膝酸楚、少腹胀痛。于当地医院就诊，查尿常规无异常，故未做进一步治疗；然此后该症反复发作，至今患者终觉难忍，故前来求诊于刘老。就诊时见：神疲乏力，面色无华，面浮肢肿，纳差，腰膝酸楚，少腹胀痛，小便淋沥不爽；舌质淡，苔薄白，舌体胖大，脉沉细无力。

中医诊断： 劳淋。

辨证： 脾肾两虚。

治法： 温肾健脾，通阳利水。

处方： 无比山药丸加减，黄芪12g，白术9g，茯苓9g，巴戟肉9g，补骨脂12g，川续断9g，杜仲9g，牛膝9g，桑螵蛸9g，五味子6g，泽泻9g，桂枝3g。水煎服，日1剂，7剂。

1973年8月22日二诊： 服上药，小便淋沥、腰酸等症大减，但面足水肿仍然不退，并觉头晕而重；舌质淡，苔薄白，舌体胖大，脉沉细无力。拟益气补肾、健脾化湿之法以善其后。处方：黄芪12g，熟地9g，白术9g，山药9g，茯苓9g，续断9g，肉苁蓉9g，扁豆12g，赤小豆12g，生姜3片。水煎服，日1剂，10剂。

按语： 刘老认为小便淋沥不尽，遇劳即发，应属劳淋一证。劳淋成因，有脾劳、肾劳之分，今淋、肿并见，乃是脾肾两亏，湿浊留恋不去，故治疗宜以温补脾肾为主，以化气行水为辅，方以无比山药丸加减治之。方中黄芪、白术、山药、茯苓健脾益气；杜仲、巴戟天、川续断、补骨脂、桑螵蛸温补肾阳；桂枝、泽泻、茯苓化气行水；熟地、续断者，滋养肝肾之阴，以达阴阳共调、水火既济之效。

气淋（肝郁气滞）

丁某，男，36岁，1978年7月2日初诊。

主诉： 小便涩痛不爽3天。

病史： 3天前，患者因工作不顺而精神不舒，忧愁思虑过甚，继而小便频急涩痛，少腹胀痛麻木，其势剧烈，以致坐卧不安、夜寐不宁、阳痿不举，故前来就诊。就诊时见：小便频急涩痛，少腹胀痛麻木，坐卧不安，夜寐不宁，阳痿不举，食欲不振，头晕乏力，嗳气频频，烦躁易怒；舌尖红，苔薄滑，脉弦数。尿蛋白定性（-），上皮细胞少许，白细胞少许。

中医诊断： 气淋。

辨证： 肝郁气滞。

治法： 疏肝理气。

处方： 沉香9g，乌药9g，白芍9g，香附9g，川楝子9g，青皮6g，吴茱萸6g，枳壳6g，小茴香6g，延胡索6g，车前子9g(包煎)。水煎服，日1剂，7剂。

1978年7月10日二诊： 服药7剂，症状已去大半，小便次数显著减少，少腹已不甚麻木；但排尿尚有淋沥不尽之感，少腹稍有急痛，胃纳依然不香，神疲头晕，两足疲软无力，但情绪安定；舌尖红，苔薄白，脉弦。原方加济生肾气丸调理至诸症消失。

按语： 刘老分析本案患者诸症，认为其当属气淋实证，主要由忧愁思虑、肝气郁结所致；肝经循行经过外阴和少腹部，故气淋症见小便频急涩滞、小腹胀痛，个别亦见阳痿不举，治疗以疏肝理气为法。二诊时头晕神疲，两足酸软，为肾气不足之象，加济生肾气丸补肾强腰。

淋证（湿热下注）

程某，女，65岁，1980年4月18日初诊。

主诉： 尿频、尿痛2年，加重10天。

病史： 2年前，患者因腰痛、尿急、尿痛、尿频诸症，于当地医院就诊，查尿红细胞0~5个/HP，白细胞7~15个/HP，尿蛋白(++)；诊断为"急性肾盂肾炎"，予抗生素治疗，症状缓解，但疗效难以持久，后常反复发作。10天前，尿频诸症又因思虑劳累复发，且病势甚剧，并伴周身不适、腰酸腿软，阴部发胀，再次就诊于当地医院，查尿蛋白(++)，白细胞40~60个/mm³，红细胞46~10个/mm³；尿培养大肠杆菌及厌氧菌(+)；药敏试验仅庆大霉素中度敏感；以抗生素治疗，但效果极差，遂求治于刘老。就诊时见：尿急，尿频，尿痛，精神差，面色无华，周身不适，腰酸腿软、阴部发胀，两肾区轻度叩击痛，纳差，眠差，大便尚可；舌质红，苔黄腻，脉细滑。尿蛋白(+)，红细胞0~5个/HP，白细胞5~10个/HP。

中医诊断： 淋证；**西医诊断：** 急性肾盂肾炎。

辨证： 湿热下注。

治法： 清热利湿。

方药： 猪苓汤合八正散加减，猪苓9g，茯苓12g，泽泻9g，阿胶9g，滑石

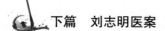

15g,木通 4.5g,萹蓄 12g,瞿麦 12g,白茅根 15g,车前子 9g(包煎),连翘 9g,栀子 9g,黄柏 6g,甘草 6g。水煎服,日 1 剂,14 剂。

1980 年 5 月 3 日二诊: 服药 14 剂,尿急、尿痛明显好转;尿常规正常;尿细菌培养(-);以清热利湿之剂调理善后。

1980 年 5 月 20 日三诊: 续服药 14 剂,诸症消失。为巩固疗效,防其复发,嘱其宜以上方续服 3 月。

按语: 刘老认为本案患者年逾六旬,肾气不足,正气内虚,加之平素嗜食肥甘厚味及滋补之品,湿热内蕴;又因思虑过度,精血内耗,正不胜邪,外邪乘虚而入,与内在湿热相合,留于下焦,斯证乃发。此乃本虚标实之证,急则治其标,故刘老立清热利湿一法,方以猪苓汤合八正散加减治之。方中猪苓、茯苓、滑石、车前子清热利湿;木通、萹蓄、瞿麦、白茅根利湿通淋;泽泻泄水湿于下也;连翘、栀子、黄柏清水湿所附之邪热,况热退湿亦退也;甘草一味,生者清热,甘者和中也。

淋证(湿热蕴结)

周某,女,29 岁,1992 年 6 月 2 日初诊。

主诉: 尿频、尿急、尿痛反复发作,伴腰痛 5 年,加重 1 月。

病史: 5 年来,患者尿频、尿急、尿痛、腰痛反复发作,间伴畏寒发热,多次就诊于当地医院,查尿常规:红、白细胞及尿蛋白(+),诊断为"慢性肾盂肾炎",间断肌内注射庆大霉素及服用诺氟沙星、呋喃妥因等,症状可稍有缓解,但效果不稳定。近 1 月来,上述症状加重,腹部胀痛难忍,夜尿频繁,以致难以入睡,并见肉眼血尿,遂来求诊于刘老。就诊时见:尿频,尿急,尿痛,腰痛,两肾区叩击痛(+),精神差,颜面水肿,纳差,眠差,大便尚可;舌质稍红,苔黄腻,脉弦滑。尿蛋白(+++),红细胞成堆,白细胞 10~20 个/HP;尿细菌培养革兰氏阳性球菌及革兰氏阴性杆菌(+)。

中医诊断: 淋证;**西医诊断:** 慢性肾盂肾炎急性发作期。

辨证: 湿热蕴结。

治法: 清热利湿。

处方: 八正散加减,石韦 18g,白茅根 18g,车前子 9g(包煎),木通 5g,猪苓 12g,滑石 15g,连翘 12g,黄柏 9g,熟地 12g,牛膝 15g,白术 12g,甘草 6g。水煎服,日 1 剂,5 剂。

1992年6月7日二诊：服药5剂后，尿频、尿急、尿痛等症状消失，但腰痛未缓解；尿蛋白（-），红细胞4~6个/HP，白细胞0~4个/HP。原方续服14剂，腰痛消失，尿常规正常。为巩固疗效，防其复发，嘱其宜以上方续服3个月。后随访，患者健康状况良好。

按语：本例慢性肾炎急性发作，属中医"淋证"范畴。刘老认为淋证有虚实之分，实者多为膀胱湿热，虚者多为脾肾两虚。患者久病体虚，又因劳累过度，正气不能胜邪，湿热留滞下焦，乃发此证。因本案属本虚标实之证，故以八正散清热利湿；加熟地、牛膝补肾；白术健脾矣。

癃闭（肾阳亏虚，气化不利）

路某，女，67岁，1977年3月25日初诊。

主诉：小便淋沥不尽多年，不通10天。

病史：患者素体虚弱，小便淋沥不尽多年。10天前患者小便突然不通，只能依赖导尿管维持，故来就诊。就诊时见：小便不通，四肢厥冷，面色无华，腰膝酸软，头晕气短，胸闷不舒，小腹胀满，乏力纳差，大便稍干；舌质淡，苔薄白，脉沉细无力。

中医诊断：癃闭。

辨证：肾阳亏虚，气化不利。

治法：温肾通阳，益气利水。

处方：济生肾气丸加减，附子6g（先煎），桂枝9g，熟地12g，茯苓9g，白术9g，山萸肉9g，泽泻6g，车前子9g（包煎），黄芪12g，山药9g，杜仲9g，枳壳9g。水煎服，日1剂，7剂。

1977年4月2日二诊：服上药，已能自行小便，但不甚畅通，点滴不爽，排出无力；头晕亦有减轻；自感胃脘不舒，时有作痛，腰背酸痛，面色无华，肢体不温；舌质淡，苔薄腻，脉细。前方加肉桂9g、牛膝9g，水煎服，日1剂，7剂。

按语：癃闭以排尿困难、小便滴沥甚或点滴不通、少腹胀痛为主症，其成因有湿热蕴结、肺热气壅、肾元亏虚、肝郁气滞、脾气不升等，其治法亦有不同。于本案之中，刘老认为患者面色无华、四肢厥冷、腰酸头晕、舌淡苔薄、脉细等，乃肾阳不足、气化不利所致，故用温肾通阳、益气利水之法治之，方以济生肾气丸加减处之。方中附子、肉桂、杜仲温补肾阳；桂枝通阳；黄芪、茯苓、

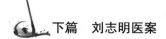

白术益气；泽泻、车前子、茯苓等利水；熟地、山萸肉、山药补肝肾。如此，则肾阳得以温通，水液得以气化，故小便顺畅，诸恙悉除矣。

癃闭（肾阴亏虚，膀胱湿热）

赵某，男，63 岁，1975 年 10 月 11 日初诊。

主诉：小便不利 5 天。

病史：5 天前，患者因事受惊，继而出现排尿困难，后至点滴不下，全赖导尿管维持，西医相关治疗无效，故前来求诊于刘老。就诊时见：小便点滴不下，依赖导尿管维持，神志尚清，形体消瘦，头晕，全身麻木，烦躁不安，夜不能眠，多梦，口干，口苦，不欲饮水，尿色黄，大便偏干；舌红，苔黄厚干糙无津，脉弦细。X 线检查未见结石。

中医诊断：癃闭。

辨证：肾阴亏虚，膀胱湿热。

治法：清热利湿，滋肾养阴。

处方：八正散合滋肾通关丸加减，萹蓄 12g，瞿麦 12g，木通 12g，车前子 15g（包煎），滑石 12g，通草 6g，知母 12g，黄柏 18g，栀子 10g，熟地黄 16g，山药 30g，何首乌 15g，肉桂 5g，大黄 5g，甘草 6g。水煎服，日 1 剂，5 剂。

1975 年 10 月 16 日二诊：服药 3 剂即有尿意，口干、口苦减轻，情绪好转，睡眠转佳，效不更方，原方继续服用 5 剂。

1975 年 10 月 21 日三诊：服上药后，小便已能自制，尿液无混浊，小腹无胀感，饮食较前增加；舌淡红，苔薄白，脉沉弱。考虑患者年老体弱，肾气亏虚，阴阳俱虚，以阴虚为主，此时邪气已去大半，改拟滋阴补肾，以善其后。处方：六味地黄丸加味，熟地黄 30g，山药 30g，茯苓 15g，泽泻 12g，山萸肉 15g，白术 12g，车前子 15g，何首乌 20g，当归 15g，枸杞 12g，玉竹 12g，黄柏 6g，甘草 6g。水煎服，日 1 剂，7 剂。

按语：刘老认为癃闭病位在膀胱，膀胱及三焦气化不利，乃致本病；但尚与肾脏关系密切，《诸病源候论·淋病诸候》曰"诸淋者，由肾虚而膀胱热故也"，"热气大盛"则令"小便不通"；《证治汇补·癃闭》亦指出"有热结下焦，壅塞胞内，而气道滞涩"。本案因恐惧而发，惊恐伤肾，加之患者年老肾衰，又兼下焦积热，津液耗损，肾阴亏虚更甚，故治宜清热利湿治其标、滋养肾阴固其本矣。

癃闭（肺脾气虚，肾元不足）

张某，男，76岁，1988年7月2日初诊。
主诉： 小便淋沥不尽、频数5年。
病史： 5年来患者总觉小便淋沥不尽、频次增加，排尿时疼痛，伴坠胀感，夜间尤甚，以致难以入睡。就诊于当地医院泌尿科，经B超检查诊断为"前列腺肥大"，建议手术治疗，但虑其患冠心病多年、心电图异常，手术风险大，故未施行手术，转而求治于刘老。就诊时见：小便淋沥不尽，频次增加，尿时疼痛，会阴部坠胀，精神欠佳，面色少华，胸闷，饮食一般，眠差，大便干；舌质稍红，苔薄白，脉弦细，尺脉无力。
中医诊断： 癃闭；西医诊断：前列腺增生。
辨证： 肺脾气虚，肾元不足。
治法： 益气滋肾，通阳利气。
处方： 太子参12g，生黄芪15g，桑椹15g，何首乌9g，茯苓12g，瓜蒌15g，薤白12g，川朴12g，枳壳9g。水煎服，日1剂，14剂。
1988年7月25日二诊： 服上方20余剂，排尿渐觉通畅，尿频、胸闷缓解，大便亦通，精神、睡眠好转；继续以上方加减治疗1月余，病即痊愈。后随诊1年，患者健康状况良好。
按语： 前列腺增生为老年人常见病，根据其临床表现，可归属中医癃闭范畴。老年癃闭多由下元不足、膀胱气化失司所致；由于肺为水之上源，脾居中州而主运化，故老年癃闭亦兼肺脾之气虚衰。刘老对老年癃闭之证，从肾论治，兼治脾肺，疗效卓著。方中太子参、黄芪、川朴、枳壳益气升降，气升水自降；茯苓助参、芪健脾补气；何首乌、桑椹滋肾；伍瓜蒌、薤白通阳。全方合用，虽平和无奇，但收效显著。

遗尿（阴阳不和，肾失温摄）

张某，女，19岁，1985年3月15日初诊。
主诉： 遗尿反复发作10年，加重1月。
病史： 患者9岁时无明显诱因出现遗尿，其父母觉其年幼，未予重视，然其后此症多次发作，每于劳累或功课紧张而加重，至今几乎每夜必发，虽休息

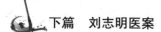

1月余,并严格控制夜间饮水,但遗尿仍未间断。多次就诊于当地医院,因无明显病因而疗效欠佳,故前来求助于刘老。就诊时见:体质瘦弱,面色白,头晕心悸,语音低微,饮水少,无食欲,睡眠欠佳,遗尿,大便稍干;舌质红,苔淡白,脉细弱。

中医诊断: 遗尿。

辨证: 阴阳不和,肾失温摄。

治法: 调和阴阳,益气固肾。

方药: 黄芪桂枝五物汤加减,生黄芪18g,桂枝9g,白芍9g,龙骨24g(先煎),牡蛎24g(先煎),甘草6g,生姜3片,大枣5枚。水浓煎服,日1剂,7剂。

1985年3月22日二诊: 服药7剂,其间遗尿未作,精神转佳。原方增加生黄芪至21g,再进7剂,虽因劳累,遗尿仅2次,但不似以前劳则必发。

1985年3月29日三诊: 精神自适,除体质稍弱外,余无所苦,生黄芪增加至24g,加桑椹15g、菟丝子12g、山药15g,嘱其坚持服药,以后随访未再发。

按语:《诸病源候论·小儿杂病诸候》曰:"遗尿者,此由膀胱虚寒,不能约水故也。"患者由先天不足、肾气虚衰、气化失职、膀胱失约而发生遗尿,疾病迁延不愈,加之劳累过度,耗伤心神,阳气受损,肾气失于固摄,以致遗尿频作,实属阴阳两虚、营卫不和。黄芪桂枝五物汤出自张仲景《金匮要略·血痹虚劳病脉证并治》,原为"血痹阴阳俱微"者而设,病虽不同,但机制一致,故于遗尿用之,每多效验。方中以黄芪益气扶正;桂枝、生姜温阳助气;白芍、大枣益阴和血;加入龙骨、牡蛎,取其镇静安神、潜阳定悸之力,全方共奏补益气血、调和营卫、安神定悸之功,遗尿乃除。

刘老治疗遗尿经常从调和营卫入手,虽另辟蹊径,不循常法,但疗效显著。其谨守病机,值得我们学习。

遗尿(心肾不足)

张某,男,12岁,1985年10月11日初诊。

主诉: 遗尿10余年。

病史: 患儿自幼遗尿,虽多方求诊,但始终无法根治,遗尿入夜必发,今经人介绍前来求助于刘老。就诊时见:精神差,面色淡白少华,畏寒,肢冷,饮食无味,但喜热食,眠差,遗尿,大便稍干;舌红,苔薄白,脉沉细弱。

中医诊断: 遗尿。

辨证: 心肾不足。

治法: 益气固肾。

处方: 桑螵蛸 24g,生黄芪 15g,益智仁 15g,龙骨 24g,熟地 18g,附片 12g(先煎),山药 24g,菟丝子 9g。

二诊: 服药 8 剂,遗尿痊愈,嘱家属将上方制成丸剂,坚持服用以巩固疗效。

按语: 遗尿一症多由先天不足、下元亏虚、膀胱之气不固所致,治疗当以补气温肾、固涩下元为法,兼以益气健脾。方中桑螵蛸为君药,具有补肾益精、固涩止遗的作用;配龙骨以敛心安神;附片配菟丝子温肾补火助阳、配生黄芪以生气,肾气充足则可约束膀胱水液;熟地、山药补脾肾之阴;全方妙在益智仁一味,吴昆在《医方考》中论曰:"脬气者,太阳膀胱之气也。膀胱之气,贵于冲和,邪气热之则便涩,邪气实之则不出,正气寒之则遗尿,正气虚之则不禁……益智仁辛热而色白,白者入气,故能壮下焦之脬气。脬气复其元,则禁固复其常矣。"全方共奏调补心肾、温肾止遗之功。

遗尿(肝郁化火,膀胱失约)

秦某,男,13 岁,1983 年 9 月 15 日初诊。

主诉: 遗尿 10 年,加重 1 月。

病史: 患儿自幼梦中遗尿,每夜 1~2 次,用中、西药物及针刺、推拿方法治疗无效。近 1 个月来,因学习紧张,午睡也遗尿,患儿本已困苦,如此则更加烦躁,严重影响学习和生活,现经人介绍,前来求助于刘老。就诊时见:精神紧张,烦躁,头晕,口干,口苦,饮食不佳,无食欲,睡眠不佳,遗尿,大便稍干;舌红,苔薄白,脉弦数。

中医诊断: 遗尿。

辨证: 肝郁化火,膀胱失约。

治法: 疏肝清火,养血柔肝。

处方: 丹栀逍遥散,牡丹皮 12g,栀子 9g,柴胡 6g,白芍 9g,茯苓 9g,当归 6g,白术 6g,薄荷 3g,甘草 3g。水煎服,日 1 剂,10 剂。

1983 年 9 月 25 日二诊: 服上药 10 剂,午睡遗尿未再发作,夜间遗尿次数也见减少;续以前方服用,至遗尿消失乃止;后随访 1 年,遗尿一症未再发。

按语: 刘老认为,遗尿一症,有虚实之分,虚者,责之肺、肾、脾三脏之虚;

实者,责之肝之郁滞太过。人之津液覆布,有赖肝之疏泄,肝郁,则津液难散,尽归于膀胱;况肝郁又可化火,火者,阳气太过也,夜寐,阳气入于阴分,阳气若过,迫阴液外泄,加之膀胱液积,遗尿则发。刘老于肝郁一证,多以逍遥散治之,结合本案郁火之象,故加丹、栀也。方中牡丹皮清内之郁火;栀子清肝,柴胡疏肝,二药相合,以达清肝解郁之能;白芍和血,当归养血,二药相合,共奏柔肝敛阴之功;薄荷透肝经郁热于外也。如此,则肝气得疏,肝火得化,津液得散,遗尿得止也。

遗精(肝经湿热,下扰精室)

赵某,男,21岁,1973年9月5日初诊。

主诉: 遗精1月。

病史: 患者1个月来遗精频频,开始偶尔有之,后逐渐加重,终至每日必遗,自购金锁固精丸内服,症情有增无减,心情紧张、苦恼,故前来求诊于刘老。就诊时见:精神差,面赤颧红,汗多,夜寐欠安,多梦纷扰,咽干,口苦,腹部胀满不舒,小便黄赤,大便燥结;舌红,苔黄腻,脉弦数。

中医诊断: 遗精。

辨证: 肝经湿热,下扰精室。

治法: 清热利湿,固精止遗。

处方: 龙胆泻肝汤加减,龙胆草9g,栀子9g,黄芩9g,黄连6g,柴胡9g,茯苓9g,木通6g,车前子12g(包煎),生地9g,泽泻6g,大黄9g,甘草6g。水煎服,日1剂,5剂。

1973年9月10日二诊: 服药3剂,腑气已畅,遗精一次,精神转安,舌苔转薄。再予上方5剂,遗精乃止;后给予知柏地黄丸以善其后。

按语: 刘老依其多年临床经验,认为遗精之疾,有因肾虚失于封藏、精关不固者,有因心相火旺、湿热下注、扰动精室者。病初则实证多见,而迁延日久则以虚证为多。其治疗,《景岳全书·遗精》云:"治遗精之法,凡心火甚者,当清心降火;相火盛者,当壮水滋阴;气陷者,当升举;滑泄者,当固涩;湿热相乘者,当分利;虚寒冷利者,当温补下元;元阳不足、精气两虚者,当专培根本。"故临证中不能见及遗精,就一味补肾涩精,而应审证求因,方能取得显著效果。分析本案患者诸症,可见其应属肝经湿热、下扰精室一证,故刘老用龙胆泻肝汤治之而疗效甚佳。

遗精（君相火旺）

邱某，男，33岁，1978年12月7日初诊。

主诉： 遗精2个月。

病史： 半年来，患者因夫妇分居，常手淫图快；近2个月，患者常梦中与异性交媾而精液遗出，至今几乎每晚必作，加之头昏、目眩、心烦较甚，故前来求诊。就诊时见：精神不佳，健忘，两颧泛红，唇暗，口干，五心烦热，腰酸乏力，入寐多梦，小便短赤；舌质红，少苔，脉弦细。

中医诊断： 遗精。

辨证： 君相火旺。

治法： 养心安神，泻火止遗。

处方： 酸枣仁汤加味。酸枣仁24g，茯苓12g，知母9g，黄柏9g，川芎6g，炙甘草6g，黄连6g，栀子9g。水煎服，日1剂，5剂。

1978年12月12日二诊： 服药5剂，睡眠转佳，心烦消失，五心烦热减轻，其间仅梦遗1次。续服上方5剂，遗精乃止，诸症乃消。半年后随访，患者身轻体健，恢复如常。

按语： 刘老认为遗精与心、肝、肾关系最为密切，而心于其中起主导作用。清·尤怡《金匮翼·梦遗滑精》说："动于心者，神摇于上，则精遗于下也。"方中重用酸枣仁养血宁心；茯苓、甘草健脾安神；川芎调血养肝；知母、黄柏泻相火以固精室；黄连、栀子清心火。诸药相合，共奏养心安神、泻火止遗之功。

遗精（阴阳两虚，精关不固）

王某，男，19岁。1973年8月4日初诊。

主诉： 遗精数月。

病史： 患者遗精已有数月，多则2~3日1次，甚则每日必作，兼伴夜寐不安、情绪焦虑、精神紧张、神疲乏力、记忆力明显减退诸症，于当地医院就诊，反复检查无结果，故前来求诊于刘老。就诊时见：神疲乏力，面色白，畏寒，记忆力减退，颧红唇暗，口干，腰酸乏力，睡眠欠佳，小便短赤；舌质红，苔薄黄，脉弦细。

中医诊断： 遗精。

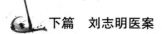

辨证：阴阳两虚，精关不固。

治法：补阳益阴，涩精止遗。

处方：桂枝加龙骨牡蛎汤加味，桂枝 9g，白芍 9g，五味子 9g，龙骨 18g（先煎），牡蛎 24g（先煎），甘草 6g，生姜 3 片，大枣 3 枚。水煎服，日 1 剂，7 剂。仅服 5 剂而愈。

按语：刘老以为，情志失调、劳神过度，意淫于外，或心阳独亢，或心阴被灼，均可致夜寐不安也；心火久亢，伤及肾水，阴阳失调，水不济火，相火动于下，则精室被扰，应梦而泄矣。对此一症，刘老常以桂枝加龙骨牡蛎汤治之，《金匮要略·血痹虚劳病脉证并治》谓："夫失精家少腹弦急，阴头寒，目眩，发落，脉极虚芤迟，为清谷亡血、失精；脉得诸芤动微紧，男子失精，女子梦交，桂枝加龙骨牡蛎汤主之。"分析本案患者诸症，刘老考虑其病机乃阴阳两虚、精关不固、封藏失守也，故治以补阳益阴、涩精止遗，令其阴平阳秘而精气内守之。方中桂枝温可补阳，甘可益阴；白芍酸寒，敛阴于内，两药相合，补阳益阴；五味子、龙骨、牡蛎收涩止遗；甘草者，合桂枝、生姜化阳，合白芍、大枣化阴矣。

不育症（湿热蕴结，瘀血阻络）

高某，男，29 岁，1976 年 4 月 11 日初诊。

主诉：婚后 3 年未育。

病史：患者婚后 3 年，至今未育，其妻身体健康。于当地医院就诊，查外生殖器无异常，然其精液乃前列腺液矣，以益精之药治之，但效果欠佳，故前来求诊。就诊时见：精神不振，面红色暗，心烦意乱，口干但饮水不多，口苦，食不知味，眠差，小便色黄，大便稍干；舌红，边有瘀斑，苔黄腻，脉弦滑。素有饮酒嗜好，常感小腹胀满。

中医诊断：不育症。

辨证：湿热蕴结，瘀血阻络。

治法：清热利湿，化瘀开结。

处方：当归贝母苦参丸加减，苦参 12g，黄柏 9g，车前子 12g（包煎），贝母 9g，当归 9g，五灵脂 9g（包煎），泽兰 9g。水煎服，日 1 剂，14 剂。

1976 年 11 月 26 日二诊：服药 14 剂，口干、口苦及少腹胀满除；舌红，苔薄黄，脉细；处方：五子衍宗丸化裁，枸杞 15g，覆盆子 12g，菟丝子 12g，黄精

15g,菖蒲 6g,淫羊藿 12g,牛膝 15g,天冬 9g。水煎服,日 1 剂,14 剂。

1976 年 12 月 10 日三诊: 服上药 14 剂,可一次排精约 1ml,活动率 10%,活动力弱;前方加狗脊 15g、肉苁蓉 12g,14 剂;加服六味地黄丸调理;后其妻怀孕,顺产一健康婴儿。

按语: 刘老综合本案患者种种临床症状,认为其病机系醇酒厚味,损伤中州,酿湿蕴热,灼伤精室也,而其病之关键在于"瘀结",其次方为阴精耗竭,故首以仲景当归贝母苦参丸开郁清热、化瘀通下;方中苦参、黄柏、车前子清利湿热;贝母、当归、五灵脂、泽兰化瘀散结;二诊乃邪去正虚,故宜益肾填精,以求其本。

不育症(心火亢盛)

庄某,男,33 岁,1984 年 9 月 15 日初诊。
主诉: 婚后 4 年未育。
病史: 患者婚后 4 年未育,其妻身体健康。自诉平素多愁善感、心烦意乱、心神不定,多处求治,然效果不佳,故前来求治于刘老。就诊时见:精神不振,面色晦滞,形体消瘦,头昏,心烦,心悸,纳差,夜梦繁多,小便色黄而热,大便稍干;舌质红,苔薄黄,脉细数。精液常规:量 1ml,活动力 15%。
中医诊断: 不育症。
辨证: 心火亢盛。
治法: 清心安神,交通心肾。
处方: 交泰丸加味,黄连 6g,肉桂 3g,石菖蒲 12g,酸枣仁 15g,茯神 12g,生地 9g,柏子仁 12g,麦冬 9g,远志 9g,玄参 30g,朱砂 1g(冲服)。水煎服,日 1 剂,7 剂。

1984 年 10 月 2 日二诊: 连服 16 剂,心火平息,心悸、心烦、梦多等症悉除,夜晚已能熟睡。处方:熟地 15g,山萸肉 12g,肉苁蓉 12g,当归 12g,麦冬 9g,五味子 9g,巴戟天 9g,菟丝子 12g,柏子仁 12g,茯苓 12g,黄柏 6g。水煎服,日 1 剂,10 剂。

1984 年 10 月 14 日三诊: 服药至 1 个月复查精液常规:活动力 65%,形态正常,量 3ml 左右,乃停药;不久其妻怀孕。

按语: 刘老分析本案患者诸症,以为其病机当属心肾不交、阴液暗耗。心火不能下交于肾则水寒,肾水不能上济于心则火亢,水火不济,则精不能自生矣。急则治其标，缓则治其本，故首宜清其君火，心君宁静，则肾气自安；继则缓图治肾，补肾填精而治其本。方药运用，前后有序，切合病机，故疗效卓著。

阳痿（肝郁气滞，命门火衰）

唐某，男，37岁，1983年11月3日初诊。

主诉： 阳痿5年。

病史： 阳事不举5年，经多方治疗，然效果不佳，以致夫妻不睦，故前来求诊。就诊时见：精神萎靡，面色晦暗，表情淡漠，畏寒，肢凉，头晕目眩，胁下胀闷，腰腿酸软，纳差，眠不佳，小便余沥不尽，大便尚可，困乏即有滑精之症；舌质淡，苔薄白，脉弦细；外生殖器无异常。

中医诊断： 阳痿。

辨证： 肝郁气滞，命门火衰。

治法： 疏肝解郁，温补命门。

处方： 柴胡12g，香附9g，郁金9g，枳壳9g，熟地12g，山萸肉15g，当归15g，白芍12g，肉桂3g，炙甘草9g。

二诊： 服药14剂，自觉精神转佳，畏寒、头晕、胁胀减轻，滑精止。继用原方40剂，诸症消失，病乃痊愈，房事正常。

按语： 头晕目眩、胁下胀闷，肝气郁滞也；畏寒、肢凉、滑精，命门火衰也。刘老认为人至中年，琐事繁多，或所愿不遂，忧郁气结；或怒气伤肝，肝气不调，皆能致肝木不疏，不疏则阳气郁滞也；人之活动，有赖阳气之灌输，气滞则灌输无能，故活动欠佳也；肝经之络入于茎中，肝郁气滞则阳事不举也；命门者，阳气之源也，其衰则阳事不举甚也。故刘老立疏肝解郁、温补命门一法治之；方中柴胡、香附、郁金、枳壳疏肝理气；熟地、山茱萸、肉桂温补命门；当归、白芍、炙甘草益阴、补益肝肾也。

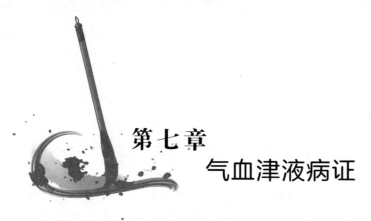

第七章 气血津液病证

汗证（营卫不和）

马某,女,42岁,1980年4月12日初诊。

主诉: 自汗、盗汗1个月。

病史: 近1个月,患者自感汗出甚多,入夜尤甚,睡后则汗出不止,恶风,周身酸楚,时寒时热,于当地医院就诊,未明确病因,故前来求诊于刘老。就诊时见:精神欠佳,面白色淡,唇淡,口微干,易汗出,恶风,周身酸楚,身微热,纳可,眠差,二便尚可;舌质淡,苔薄白,脉缓;既往胃溃疡病多年。

中医诊断: 汗证。

辨证: 营卫不和。

治法: 调和营卫。

处方: 桂枝甘草龙骨牡蛎汤,桂枝9g,白芍9g,生黄芪15g,浮小麦15g,牡蛎24g(先煎),甘草6g,生姜3片,大枣4枚。水煎服,日1剂,7剂。

服药7剂,自汗、盗汗明显好转,原方稍事调整,继续服药7剂,以巩固疗效。

按语: 汗出之多,有因阳盛之体者,有因湿热内蕴者,有因营卫不和者,有因阴精亏虚者。本案之恶风、汗出属卫气不足、表虚不固;面白色淡、唇淡属营血不利、肌肤失养;卫气者,以营血为养,营血不利,则卫气难充,故卫外不能,汗出也。刘老认为本案辨证当属营卫不和,并立调和营卫一法,方以桂枝甘草龙骨牡蛎汤治之。方中桂枝辛甘,益气充卫;白芍酸寒,敛阴合营,二药相合,卫充营利也;黄芪益气固表,合桂枝充卫;浮小麦、龙骨、牡蛎敛汗益阴;甘草者,合桂枝、生姜化阳,合芍药、大枣益阴也。

盗汗（肺阳素虚，卫表不固）

姜某，男，28岁，1980年5月3日初诊。

主诉： 盗汗2年，加重半年。

病史： 2年来患者每夜间入睡则大汗淋漓，衣衫尽湿，醒来自止，平素形寒便溏，多次就诊于当地医院，但始终未明确病因。近半年，汗出症状更趋严重，形体也渐消瘦，故前来刘老处求诊。就诊时见：盗汗，精神恍惚，神疲健忘，形体消瘦，烦劳尤甚，恶寒畏风，偶有胸膺憋闷，肢体不温，饮食不佳，眠差，小便欠利，大便溏薄；舌质淡，苔薄白，脉沉细。

中医诊断： 盗汗。

辨证： 肺阳素虚，卫表不固。

治法： 益气温阳，固表敛汗。

处方： 玉屏风散合牡蛎散加减。生黄芪9g，防风9g，白术9g，煅牡蛎9g（先煎），煅龙骨9g（先煎），浮小麦6g，五味子3g，糯稻根须12g。水煎服，日1剂，7剂。

1980年5月10日二诊： 服上药7剂，盗汗间日而作，程度减低；然四肢仍觉不温，便溏纳呆，头晕神疲。上方加附子6g（先煎）、党参12g，14剂。

1980年5月24日三诊： 服上方14剂，盗汗大减，偶有微汗。继予上方加减14剂，盗汗、恶寒基本消失，精神转佳，病遂痊愈。

按语： 盗汗者，眠中汗出，醒而自止，多属阴血虚、营不内守也，然《景岳全书》云："自汗者属阳虚……盗汗者属阴虚……不得谓自汗必属阳虚，盗汗必属阴虚也。"本案患者症见形寒、神疲、大便稀溏、舌淡、脉沉细等，未有阴虚之症，却见阳虚之象也。阳气者，内以温肢体，外以固肌表；若阳气不足，则卫表不固，腠理疏松，汗液乃出也。刘老综合患者诸症辨其属肺阳素虚、卫表不固之证，并以益气温阳、固表敛汗之法治之，方以玉屏风散合牡蛎散加减。方中黄芪、白术、防风合而益气固表；附子温阳益气；龙骨、牡蛎、五味子、浮小麦、糯稻根须涩表敛汗也。

盗汗（气阴两虚）

申某，男，61岁，1993年11月16日初诊。

主诉： 盗汗，伴五心烦热3个月。

病史： 近3个月，患者常觉睡中汗出明显，并伴五心烦热，自服鹿茸、高丽参等，然症未减轻，却见加重，兼感神疲乏力，故前来刘老处求诊。就诊时见：盗汗，神疲乏力，面白少华，唇淡口干，肌肤干燥，饮食一般，眠差，小便色微黄，大便偏干；舌质红嫩，少苔，脉沉细。

中医诊断： 盗汗。

辨证： 气阴两虚。

治法： 益气养阴。

处方： 何首乌15g，桑椹12g，生地黄12g，桑寄生10g，麦冬12g，西洋参6g（研末冲服），五味子9g，酸枣仁10g，珍珠粉15g（冲服），丹参9g。水煎服，日1剂，20剂。

1993年12月25日二诊： 服上药20剂，盗汗、五心烦热、口干、大便干、失眠等症状明显改善，乏力减轻，精神好转，面色渐红。处方：何首乌12g，桑椹12g，麦冬9g，西洋参6g（研末冲服），白芍9g，五味子6g，酸枣仁9g，知母6g，珍珠粉18g（冲服），丹参9g，甘草6g。水煎服，日1剂，30剂。

1994年1月28日三诊： 服药50余剂，诸症悉除。因患者要求续服药物以固疗效，故在原方基础上减去珍珠粉，改汤剂为丸剂，以备长服。

按语： 刘老依老年人生理特点，并结合自己多年临床经验，认为在治疗老年病时，应当重视其高年下亏、肝肾亏虚之性。《素问·上古天真论》云："五八，肾气衰，发堕齿槁。六八，阳气衰竭于上，面焦，发鬓颁白。七八，肝气衰，筋不能动。八八，天癸竭，精少，肾脏衰，形体皆极，则齿发去。"可知"肾气衰"是致人体衰老的根本原因，刘老在治疗老年病时，多用补肾填精之法，诚如张景岳《治形论》所说："凡欲治病者，必以形体为主，欲治形者，必以精血为先，此实医家之大门路也。"此外，刘老认为：老年之人，脾胃多有虚弱，故其补肾之法绝非以峻药投之，以免伤胃碍脾也。本案方中何首乌、桑椹、生地黄、桑寄生补肾阴、益肾精；西洋参、麦冬、五味子、酸枣仁、珍珠粉补心气、滋心阴、安心神；诸药之中，一派平和之象也。

紫癜（湿热内蕴，热伤营血）

刘某，女，16岁，1980年3月4日初诊。

主诉： 双下肢瘀斑2个月。

病史： 2个月前，患者无明显诱因双下肢先后出现簇状紫红色斑块，约蚕豆大小,压之不退色,于当地医院就诊,经血常规及免疫学检查,确诊为"过敏性紫癜",以泼尼松片治疗,但疗效不佳,病情时有反复,故前来求诊于刘老。就诊时见:双下肢簇状紫红色斑块,精神不佳,面色无华,肌肤无汗,但触久则汗液淋漓,口唇微干,饮食一般,眠可,小便色黄,大便尚可;舌质红,苔薄黄,脉细滑。

中医诊断:紫癜;西医诊断:过敏性紫癜。

辨证:湿热内蕴,热伤营血。

治疗:清热利湿,凉血止血。

处方:生薏苡仁 15g,栀子 12g,川黄柏 6g,黄芩 6g,生石膏 30g,知母 6g,青黛 15g,忍冬藤 12g。水煎服,日 1 剂,10 剂。

服上药 5 剂,紫癜减轻;服药 10 剂,皮损消退而愈。

按语:本案患者症见斑色紫暗、肌肤触久则汗出为甚、口唇微干、舌质红、苔薄黄、脉细滑等,刘老认为此乃湿热内蕴、热伤营血所致;湿热蕴久,则可内伤营血;营血久受煎熬,则易透发肌表而见斑疹也。治当以清热利湿、凉血止血为法:方中生薏苡仁、黄柏、黄芩、栀子清热除湿;生石膏、知母清泻内热;忍冬藤、青黛清热解毒、通络散结。

紫癜(脾肾阳虚,脾不统血)

单某,男,40 岁,1978 年 2 月 28 日初诊。

主诉:双下肢紫癜反复发作 1 年。

病史:患者双下肢紫红色瘀斑反复发作已 1 年余,瘀斑或稀疏散在,或集簇成片,兼伴有腹痛、便溏、肢凉等,于当地医院就诊,经血常规及免疫学检查,确诊为"过敏性紫癜",以激素治疗,但效果不佳,故前来刘老处就诊。就诊时见:精神不佳,面色萎黄无华,神疲懒言,畏寒肢冷,唇淡,食不知味,常觉腹胀,睡眠一般,小便清长,大便溏薄;舌质淡,苔薄白,脉细弱。

中医诊断:紫癜;西医诊断:过敏性紫癜。

辨证:脾肾阳虚,脾不统血。

治疗:温阳健脾,补火生土。

处方:附子理中汤加味,熟附子 9g(先煎),炮姜炭 12g,炒白术 9g,淫羊藿 9g,补骨脂 9g,茯苓 9g,炙黄芪 15g,升麻 6g,煨肉豆蔻 9g,大枣 3 枚。水煎服,日 1 剂,10 剂。

第七章 气血津液病证

在此方基础上加减调治半年,病即痊愈。

按语: 以上两案虽均为紫癜,然其性却有不同,不能见斑就一律以血热待之。刘老认为前者属热属实,故治以清泄;后者属寒属虚,故治以温补。刘老常告诫我们:病相同然证不同者,当"同病异治"矣;反之,病不同而证相同者,当"异病同治"也。

刘老于皮肤病的治疗中,常重视患者皮损部的表象,认为此能反映病之属性:如色红者偏热,色暗者偏寒;有光泽者偏实,无光泽者偏虚;脱屑者偏燥,滑腻者偏湿等。局部与整体相结合,主症与次症相结合,是刘老诊治的一大特色,是十分值得我们学习的宝贵经验。

虚劳(脾不统血,气血两亏)

梁某,女,32岁,1986年11月9日初诊。

主诉: 头晕、乏力、消瘦,伴多发性出血1年,加重半年。

病史: 1985年9月至今,患者常觉头晕、乏力、无食欲,并伴形体逐渐消瘦、皮下瘀斑、牙龈出血、月经量多等症状,于当地医院就诊,查血常规:红细胞 1.6×10^{12}/L、血红蛋白 45g/L、白细胞 3.5×10^9/L、血小板 25×10^9/L,诊断为"再生障碍性贫血",经予输血及激素治疗,病情转安。近半年,患者病情常反复发作,激素用量逐渐增大,不良反应逐渐增高,以致患者难于接受,故求诊于刘老。就诊时见:精神差,形体消瘦,面色萎黄,唇淡,头晕,乏力,心悸,气短,心烦,口渴喜饮,食欲不佳,食不知味,睡眠差,二便尚可;舌质淡,苔薄,脉沉细。血常规:红细胞 2.04×10^{12}/L,血红蛋白 60g/L,白细胞 4.5×10^9/L,血小板 31×10^9/L。

中医诊断: 虚劳;西医诊断:再生障碍性贫血。

辨证: 脾不统血,气血两亏。

治法: 补脾摄血。

处方: 归脾汤加减,黄芪 15g,当归 9g,党参 12g,白术 6g,茯苓 6g,白芍 9g,川芎 6g,龙眼肉 9g,肉桂 6g,陈皮 6g,鸡血藤 9g,甘草 6g。水煎服,日1剂,10剂。

1986年11月19日二诊: 服上药10剂,患者觉诸症减轻;血常规:血红蛋白 70g/L,红细胞 1.93×10^{12}/L;上方加阿胶 9g,10剂。

服汤药50剂,病情遂稳。

按语： 本案患者症见神疲乏力、胃纳不佳、食不知味、舌淡苔薄等，刘老认为此乃脾虚之象；脾者，主统血、摄血，若脾虚无力，则摄血不能，故患者症见出血也。此外，脾尚兼生血之用，若脾虚，血液生化无源，加之出血，则极易导致气血两亏；气血亏虚，心失所养，故心悸、气短；因此刘老于此立补脾摄血之法治之，方用归脾汤加减。方中黄芪、党参、白术、茯苓、甘草补脾益气，养血摄血；当归、川芎、鸡血藤、芍药、龙眼肉、阿胶补血活血，安神定志；肉桂温肾暖脾；陈皮健脾，以利气血再生；诸药合用，则脾摄有权，气血双补，诸症乃消也。

消渴（阴虚火旺，虚风内动）

赵某，女，64岁，1993年12月16日初诊。
主诉： 多饮、多食、多尿10年，伴全身皮肤丘疹、瘙痒7天。
病史： 近10年来，患者常感多饮、多食、多尿、口渴、乏力，于当地医院就诊，查空腹血糖偏高，尿糖（++++），诊断为"糖尿病"，服用苯乙双胍等，但病情无好转迹象，空腹血糖长期处于240mg/dl左右，尿糖处于（++++）左右。近1周，患者全身皮肤突然出现红色丘疹，并伴瘙痒，再次就诊于当地医院，查空腹血糖250mg/dl，尿糖（++++），建议其以胰岛素治疗，然患者不同意，故前来刘老处求诊。就诊时见：精神不佳，形体消瘦，面色稍红，五心烦热，入夜尤甚，唇干，语音清晰，全身皮肤见密集小丘疹，尤以躯干为多，抓痕明显，食多，饮多，眠差，常因皮肤瘙痒而彻夜难眠，小便频数，大便稍干；舌质红，舌苔少，脉细数。
中医诊断： 消渴；**西医诊断：** 2型糖尿病；末梢神经炎。
辨证： 阴虚火旺，虚风内动。
治法： 滋阴降火，息风止痒。
处方： 生地黄15g，白芍12g，黄芩9g，黄连9g，连翘12g，栀子9g，天花粉20g，生石膏20g（包煎），防风15g，生黄芪12g，丹参12g，白鲜皮12g，生甘草6g。水煎服，日1剂，7剂。并嘱患者服用阿卡波糖片（每次50mg，每天3次）、控制饮食及适量运动。

1993年12月24日二诊： 服上药7剂，患者觉口渴、多饮、乏力明显好转，尿量减少，全身丘疹结痂，瘙痒减轻，但仍觉食欲旺盛、五心烦热、大便偏干；空腹血糖120mg/dl；尿糖（+）；处方：原方加大黄4.5g，7剂。

1994年1月2日三诊： 服上药7剂，患者觉大便通畅，口不甚渴，饮水及尿量减少，乏力明显好转，饮食减少，丘疹消失，瘙痒轻微；空腹血糖正常，尿糖(±)。处方：生地黄15g，白芍12g，黄芩9g，黄连9g，连翘12g，栀子9g，天花粉20g，生石膏20g(包煎)，防风15g，生黄芪12g，丹参12g，白鲜皮12g，大黄3g(后下)，生甘草6g。水煎服，日1剂，7剂。

1994年1月10日四诊： 服上药7剂，患者已无明显不适，为巩固疗效，故令其以上方为底，继续服用。

按语： "消渴"病，始见于《素问·奇病论》，曰："此肥美之所发也，此人必数食甘美而多肥也，肥者令人内热，甘者令人中满，故其气上溢，转为消渴。"认为其发生多与过食肥甘、形体肥胖、情志不遂、五脏柔弱密切相关。刘老宗《素问·阴阳别论》"二阳结谓之消"之论，认为：二阳者，阳明矣；结者，热结也；阳明胃经有热，胃热上蒸，伤津耗液，故口渴多饮；胃中有热，故消谷善饥。对于本病的治疗，刘老常以滋阴降火为法。同时刘老又根据《素问·生气通天论》"高粱之变，足生大丁"之言，认为：消渴日久，极易变生他症，本案即属此类。刘老以为本案患者病消渴已有10年，近1周又兼瘙痒，乃阴虚生内热、热盛化内风所致，故立滋阴降火、息风止痒为法；方中生地黄、白芍、天花粉养阴生津；黄连、黄芩、连翘、栀子清体内浮火；重用石膏一味，直败阳明胃火；生黄芪益气固表，以避外风；白鲜皮燥湿止痒；如此则阴充火降、虚风自止也。二诊患者大便不通，故少加大黄。

消渴（气阴两虚）

王某，女，51岁，1993年4月2日初诊。

主诉： 腰部酸痛、口渴喜饮2年，加重伴纳亢、消瘦4个月。

病史： 1991年初，患者突觉腰部酸痛，活动及劳累后尤甚，后此症多有发作，自觉与季节及天气变化无关，畏寒不甚，但常觉口干，喜热饮，每日饮水量约3L，患者觉无大碍，故未予重视。近4个月来，患者自觉口渴渐甚，食欲也见增多，易饥，形体渐瘦，乏力，视力减退，故前来刘老处就诊。就诊时见：精神稍差，形体消瘦，面色潮红，乏力，口干，喜热饮，畏寒，多食易饥，视力减退，月经正常，睡眠欠佳，多梦，二便尚可；舌体胖，质淡红，苔薄黄，脉细弦偏沉；空腹血糖191mg/dl，尿糖(++++)。

中医诊断： 消渴；西医诊断：2型糖尿病。

辨证： 气阴两虚。

治法： 益气养阴。

处方： 生地黄 15g，生黄芪 18g，太子参 12g，山萸肉 15g，玉竹 12g，枸杞子 10g，五味子 6g，桑椹 12g，天花粉 20g，葛根 12g。水煎服，日 1 剂，7 剂。

1993 年 4 月 9 日二诊： 服上药 7 剂，精神转佳，口干除，腰酸痛缓解，但仍感乏力；舌质暗红，苔薄黄，脉沉细弦。守原方，10 剂。

1993 年 4 月 19 日三诊： 服上药 10 剂，诸症明显好转，腰酸痛明显减轻，乏力消失，但视物仍觉模糊，兼伴耳鸣；尿糖（+）；舌质淡，苔薄黄，脉细弦。原方加菊花 12g 清热明目。水煎服，日 1 剂，10 剂。

1993 年 4 月 29 日四诊： 服上方 10 剂，视物模糊、耳鸣好转；尿糖（±）；舌质暗红，苔薄黄，脉细弦沉。守原方再进 10 剂。

1993 年 5 月 10 日五诊： 近几日，患者因进食西瓜、糖菠萝、西红柿等，口干、易饥等复现，并觉腰痛隐隐，尿糖（++++），故来就诊；舌质淡，苔薄白，脉沉细弦。刘老认为此乃饮食不节、燥热内生、暗耗津液、阴虚热盛之证，故治宜滋阴清热并重，兼治腰部酸痛。处方：生地黄 15g，生黄芪 18g，麦冬 15g，玉竹 15g，枸杞子 9g，黄芩 12g，黄连 9g，太子参 15g，五味子 9g，酸枣仁 12g，何首乌 10g，牛膝 12g，羌活 12g。水煎服，日 1 剂，10 剂。

1993 年 5 月 20 日六诊： 服上药 10 剂，口干、易饥、腰痛明显减轻；舌质红，苔薄黄，脉细弦；空腹血糖（±），餐后 2 小时尿糖（++）。守原方再进 10 剂。

1993 年 5 月 30 日七诊： 服上药 10 剂，患者自觉病情稳定，精神好，面丰满红润，体重有所增加，虽时有腰痛、大便稍干，但已不甚；舌质淡红，苔薄白，脉弦细；尿糖（±）。原方去麦冬、黄连、五味子、酸枣仁，加杜仲、桑寄生、牡丹皮、泽泻、茯苓。10 剂。

按语： 刘老依其多年临床经验，认为消渴病的基本病机乃阴虚燥热，其中阴虚为本，燥热为标，故常以清热生津、益气养阴为其治疗法则。本病之发生，常以阴虚燥热开始，但随着病情发展，其损渐及元气精血，久则由阴损阳，因此治疗本病除清热养阴的基本治则外，刘老还常针对具体病情，选用清热泻火、健脾补肾等法。本案方中，刘老以生地黄、玉竹、枸杞子、麦冬、太子参、五味子、黄芪益气养阴；天花粉、葛根清热生津；菊花、黄芩、黄连清热，况菊花又兼明目之功；牛膝、杜仲、桑寄生、六味丸等补肾填精。全案先以滋阴为主，后则清热滋阴并重，最后以滋养肝肾固其本源，治疗思路之清晰，甚堪借鉴。

第七章 气血津液病证

消渴(气阴两虚,湿热瘀阻)

庄某,女,67岁,1993年3月12日初诊。

主诉: 右下肢肿胀、溃烂、化脓2年,加重3月。

病史: 1991年初,患者因右下肢肿胀、溃烂、瘙痒、脓性分泌物流出,就诊于当地医院皮肤科,诊断为"阻塞性静脉炎",给予泼尼松、诺氟沙星等治疗,局部瘙痒缓解,但肿胀、溃烂、脓性分泌物等无明显好转,后停用激素则局部瘙痒加重,并伴纳差、失眠等,医院建议其手术治疗,但患者拒绝,后长期以泼尼松维持。近3个月,患者觉右下肢局部症状明显加重,并伴腰痛、面肿、耳鸣耳聋、夜尿增多等症,再次就诊于当地医院,查空腹血糖178mg/dl,尿糖(++++),尿蛋白(±),诊断为"2型糖尿病;右下肢感染性静脉炎";以降糖药、泼尼松、抗生素治疗,但病情迁延不愈,时有反复,故前来求诊于刘老。就诊时见:慢性病容,精神差,面白无华,颜面水肿,乏力,语音低沉,呼吸急促,口臭难闻,轻微口干,心烦,失眠,纳差,双下肢轻度可凹性水肿,右下肢色黑紫肿胀,局部溃烂化脓,脓性分泌物及结痂较多,二便尚可;舌质暗,苔黄白腻,脉沉细弦;空腹血糖178mg/dl,尿糖(++++),尿蛋白(±)。

辨证: 气阴两虚,湿热瘀阻。

治法: 益气养阴,清热利湿,化瘀散结。

处方: 生黄芪15g,生地10g,当归12g,枸杞12g,何首乌12g,桑椹12g,白芍12g,川芎9g,玉竹12g,羌活15g,防风12g,丹参12g,生甘草6g。水煎服,日1剂,7剂。

1993年3月19日二诊: 停服泼尼松,并服上药7剂,患者右下肢色泽转红,肿胀、瘙痒、溃烂化脓减轻,脓性分泌物减少,局部结痂脱落;精神转佳,面色转红,口干缓解,头晕、耳鸣、耳聋、腰痛基本消失,乏力减轻,已能承担适量家务劳动;舌质稍红,苔薄白微黄,脉沉细;尿糖(±)。原方加北沙参12g、钩藤15g。水煎服,日1剂,10剂。

1993年3月29日三诊: 服上药10剂,口干、心烦、失眠、乏力除,已能承担正常家务劳动,右下肢溃烂、流脓基本消失,局部肿胀明显减轻;舌质淡,苔薄白,脉细弦;尿糖(-)。处方:生黄芪18g,太子参10g,生地12g,白芍10g,川芎6g,当归9g,麦冬10g,五味子6g,葛根12g,黄芩10g,防风12g,羌活12g,丹参10g,甘草6g。水煎服,日1剂,10剂。

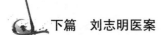

1993年4月10日四诊：服上药10剂，患者右下肢溃烂、化脓基本痊愈，下肢皮肤干燥、无肿胀、余无明显不适；舌质淡，苔薄黄，脉细弦沉。守原方14剂。

1993年4月24日五诊：服上药14剂，患者觉精神好，面色有华，右下肢溃烂痊愈，肿胀消失，色泽红润；舌质淡，苔少、黄白相间，脉沉细弦。原方去五味子、羌活、葛根，加白术12g，茯苓15g，半夏9g，健脾燥湿。水煎服，日1剂，14剂。

1993年5月8日六诊：服上药14剂，患者病情稳定，精神顺畅，面色红润，虽近日因劳累复发左腿局限溃烂、瘙痒，伴耳鸣、耳聋，但不甚严重；舌质淡红，苔薄白黄，脉沉细弦；尿糖（-）。加苦参9g、白鲜皮9g祛风止痒。调整处方：太子参15g，生地15g，当归10g，赤芍10g，白芍10g，川芎6g，葛根10g，牛膝10g，桑椹10g，杜仲10g，独活12g，黄芩10g，苦参9g，苍术9g，白术10g，白鲜皮9g，水煎服，日1剂，10剂。

1993年5月18日七诊：服药10剂，患者病情稳定，精神转佳，面色红润，耳聋、耳鸣消失，左腿溃烂基本痊愈，瘙痒亦除；舌质淡红，苔薄黄腻，脉沉细滑；尿糖（-）；方以四物汤合二妙散加减：太子参15g，生地15g，当归10g，赤芍10g，白芍10g，牛膝10g，杜仲10g，桑椹10g，苍术9g，黄芩10g，黄柏10g，黄连9g，牡丹皮10g，白鲜皮10g。水煎服，日1剂，10剂。

按语：刘老认为：痈疽一症，虽多为湿热瘀阻、腐肉酿脓所致，然于消渴之中，其病机基础却为气阴亏虚；气虚者，津液运化无力，多化湿邪；阴虚者，阳气亢盛，多转热邪；湿热交结，留而不去，腐肉酿脓而成痈疽一症矣。虽湿热瘀阻有在肺、在胃、在肾之分，但皆统于气阴亏虚之中，故病者多见口干、心烦、失眠、下肢黑紫、舌红等；况脉象沉细亦是气阴亏虚之象。因此刘老对于此证，常采用益气养阴，加清热燥湿、化瘀散结之法。方中生黄芪、太子参益气；生地、何首乌、桑椹、白芍养阴生津；玉竹养阴清热；羌活、防风、苍术燥湿；黄芩、黄柏、黄连泄热；当归、赤芍、川芎、丹参化瘀散结。

瘿病（肝郁气结，心肝阴虚）

孟某，女，29岁，1984年3月25日初诊。

主诉：消瘦、易饥1月。

病史：近1个月，患者自觉形体日渐消瘦，并伴乏力、心悸、畏热、多食易饥、自汗等,于当地医院就诊,查 T_3、T_4 上升,诊断为"甲状腺功能亢进",建议其手术治疗,患者拒绝,故来刘老处就诊。就诊时见:精神亢奋,急躁易怒,乏力汗出,畏热,面色红润,两目及颈部胀痛,耳鸣,口渴饮多,心悸不宁,多食易饥,食后脘腹作胀,嗳气频频,夜寐不佳,小便色黄,大便干燥,月经尚正常;舌质稍红,苔薄黄,脉弦细数;甲状腺Ⅱ度肿大,随吞咽运动,双侧均能闻及血管杂音;心率 120 次/min,律齐,心音可;肺(−);双手伸平震颤。

中医诊断:瘿病;西医诊断:甲状腺功能亢进。

辨证:肝郁气结,心肝阴虚。

治法:清肝散结,养阴宁心。

处方:柴胡 9g,半夏 9g,川贝母 9g,生地 15g,玄参 12g,沙参 12g,芍药 9g,茯苓 9g,酸枣仁 9g,牡蛎 18g(先煎),石决明 10g,甘草 9g。水煎服,日 1 剂,10 剂。

1984 年 4 月 26 日二诊:服上药月余,自觉诸症明显好转,心悸宁,体力增,自汗止,腹胀减,睡眠转佳,大便如常;心率 90 次/min,律齐,无杂音;舌质淡红,苔薄黄,脉弦细。守上方,10 剂。

1984 年 5 月 12 日三诊:服上药 10 剂,自觉已无明显不适,精神佳;甲状腺Ⅱ度肿大,无血管杂音;心率 70 次/min,律齐;T_3、T_4 正常。嘱原方再进 30 剂,以巩固疗效。

按语:颈部肿胀,中医学谓之"瘿瘤",关于其成因,历代医家多以为其与情志忧虑、肝郁气结、痰浊凝滞有关,如《诸病源候论》云"瘿者由忧恚,肝气郁结所生",《外科正宗》谓"人生瘿瘤……乃五脏瘀血浊气痰滞而成"等;其治疗亦多采用疏肝化痰之法。然刘老认为:本病的发生,除与肝郁、血瘀、痰结相关外,尚与阴精不足有关。七情不遂,肝郁不达,痰浊凝滞,日久化火,故患者症见精神亢奋、急躁易怒、汗出、畏热、口渴等;若阴液本已不足,则火热更易偏亢,加之心阴亏虚、心失所养,则心悸不宁、心烦少寐;肝阴亏虚、脉失所养,则倦怠无力;肝阴亏虚、虚风内动则双手颤抖;肝开窍于目,肝阴不足,不能濡养,则目痛而胀。故刘老于此采用清肝散结、养阴宁心之法治之。方中柴胡理气疏肝;半夏、贝母豁痰散结;芍药、生地黄、玄参、酸枣仁、沙参、甘草滋阴降火;石决明、牡蛎平肝潜阳。

第八章 肢体经络病证

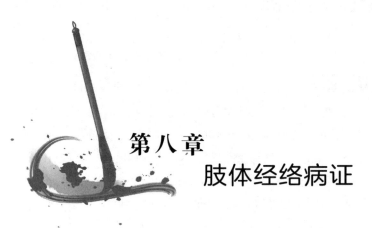

肢体胀痛（气血不畅，经络瘀阻）

王某，女，53岁，1980年10月17日初诊。

主诉：全身胀痛30余年。

病史：患者近30余年经常自觉全身胀痛，多方检查未发现异常，故求诊于刘老。就诊时见：上半身尤其是头颈部发胀，走窜疼痛，自觉发热、口干，纳呆，失眠；苔薄黄，脉弦细。血压正常。

中医诊断：肢体胀痛。

辨证：气血不畅，经络瘀阻。

治法：活血化瘀，行气止痛。

处方：血府逐瘀汤加减，丹参9g，当归9g，赤芍12g，川芎4.5g，生地12g，柴胡9g，枳壳9g，红花6g，桃仁6g，生黄芪12g，香附9g，甘草4.5g。水煎服，日1剂，5剂。

二诊：服药5剂后，肢体胀痛减轻，睡眠好转。停药后症状复发，肢体胀痛有走窜感，自觉胃脘部发热，口干喜冷饮，大便偏干，苔薄脉细。在上方基础上减辛燥伤阴之香附，加葛根升清阳，牛膝引血下行，再进5剂。

三诊：周身肿胀感稍减，肩颈不适走窜感已微，尿频。上方加桔梗4.5g。

按语：血府逐瘀汤为王清任治疗瘀血内阻胸部的代表方。头颈、上半身发胀疼痛为瘀血内阻、气机郁滞、清阳郁遏所致。发热、口干、苔黄为气血郁而化火伤阴之象。方中丹参、生地、赤芍均有清热凉血滋阴之效。该患者主诉肢体发胀，西医检查无明显异常，询问病史有长期失眠，重在辨证施治。刘老认为，气血郁滞之证多从热化，患者胀、痛、失眠、偏热，是判断其属血府逐瘀汤证的四个征象，虽然临床证候表现错综复杂，只要抓住主要特征，方药对证就能起到执繁就简的效果。

头痛（脾虚湿困，寒热错杂）

赵某，女，50岁，1984年5月10日初诊。

主诉： 头痛、头晕1年。

病史： 患者1年来经常头痛、头晕，劳累时加重。间断服中药治疗，病情无明显改善，故求诊于刘老。就诊时见：头痛、头晕伴肢体麻木如蚁行，心烦心悸，口干口苦，下肢肌肉抽搐，便溏；苔薄黄，脉弦。血压100/70mmHg。

中医诊断： 头痛。

辨证： 脾虚湿困，寒热错杂。

治法： 健脾化湿，寒热平调。

处方： 六君子汤合半夏泻心汤加减，台党参12g，白术9g，茯苓12g，半夏9g，陈皮9g，焦三仙20g，泽泻12g，苍术9g，黄芩9g，干姜6g，甘草6g。水煎服，日1剂，7剂。

二诊： 服药7剂后肢体麻木好转，头顶晕涨，睡眠不佳，便溏，脐周疼痛，苔黄腻，脉弦细。因患者新增脐周疼痛，苔黄腻，此为湿热阻滞于大肠，上方加黄连9g以清热燥湿，水煎服，日1剂，7剂。

三诊： 便溏减轻，感巅顶疼痛，肢体麻木如蚁行，性情急躁，手足心热，腿痛。改用半夏白术天麻汤合温胆汤加味以化痰息风，理气和胃。处方：天麻5g，半夏9g，白术9g，陈皮9g，云苓9g，竹茹9g，香附9g，枳壳9g，太子参12g，当归12g，白芍12g，牡蛎30g（先煎），甘草6g，栀子6g。水煎服，日1剂，7剂。

四诊： 腿痛及肢体麻木减轻，性情急躁缓解，但下肢发凉，梦多，苔黄腻，脉细。改用益气养血、化痰安神法善后调理，方用六君子汤合温胆汤加减。处方：太子参12g，半夏9g，陈皮9g，竹茹9g，枳壳9g，云苓9g，当归12g，白芍9g，栀子6g，酸枣仁12g，甘草9g，大枣5枚。水煎服，日1剂，7剂。

按语： 刘老认为内伤头痛，病情久暂是辨别虚实的要点。如属虚证，其病之根本为病久气虚，且多由风、痰、火热诱发，属本虚标实之证。治疗宗东垣之法，以补气健脾、化痰降浊为宜。本案患者头痛，因劳累伤气则加重，加之便溏，正是脾虚湿困之象，曾服补肝肾祛风通络之品，疗效不显，而运用六君子汤为正治之法。半夏泻心汤一般用于脾胃升降失常、寒热错杂引起的

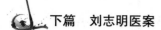

痞满、吐利之症,本案患者初诊时既有脾气虚弱之主症,又兼口干口苦、心烦等内热之象,用之切合病机。二诊见湿热阻滞大肠之象,加黄连增加清热燥湿之力。三诊脾气渐实,湿热内扰,改投半夏白术天麻汤合温胆汤加味以化痰息风,理气和胃;半夏白术天麻汤不仅能缓解头晕、头痛,对肢体麻木等症亦有明显改善。温胆汤常用于气郁痰扰之眩晕、心烦失眠、心悸等症。四诊该患者头痛缓解后肢体麻木仍不消退。肢体麻木、肌肉抽搐等症,医家以养血荣筋、祛痰息风论治为多,如李东垣《兰室秘藏》曰"如绳缚之久,释之觉麻作而不敢动,良久则自已,以此验之……乃气不行",治疗上主张"补其肺中之气,则麻木自去矣"。而刘老认为其主要病机在于气虚运血无力、导致肌肤筋肉失养,治疗上以补助气血培本为要,盖气行血畅,顽麻自除,不可一味补血,专用阿胶、地黄等滋腻之品。而用六君子汤益气健脾,加归、芍养血柔筋。

头痛(肝风上扰,瘀血阻络)

花某,女,23岁,1977年4月13日初诊。

主诉: 偏头痛2年,加重1个月。

病史: 患者平素急躁易怒,2年前无明显诱因,左侧头涨痛时有发作,或如针刺、眼前发黑、视物模糊;有时呕吐,反复发作。西医诊断为偏头痛,以麦角胺治疗,可暂时缓解,未能根除。近1个月来,病情加重,有时波及全头部,痛处不移,伴恶心呕吐,故求诊于刘老。就诊时见:左侧偏头痛时有发作,波及全头,痛处不移,伴恶心呕吐;舌红,舌下络脉迂曲,脉弦。

中医诊断: 头痛;**西医诊断:** 血管神经性头痛。

辨证: 肝风上扰,瘀血阻络。

治法: 平肝息风,化瘀通络止痛。

处方: 天麻钩藤饮加减。川芎15g,钩藤12g,茯神9g,菊花9g,石决明15g,白芍12g,牛膝12g,赤芍12g,天麻9g,菖蒲6g,葛根15g,半夏12g,竹茹9g,代赭石18g。水煎服,日1剂,5剂。

1977年4月18日二诊: 服药5剂后,头痛明显减轻,再进3剂头痛止。加减调理半年,随访未复发。

按语: 偏头痛,西医又称血管神经性头痛,属常见疑难病,西医多用麦角胺类治疗,但远期疗效不佳。中医认为,头为诸阳之会,脏腑气血聚集之所。

若六淫邪气外侵，气血痰浊内阻；或气血不足以上荣；或肾虚肝旺而风阳上逆，致空窍郁闭、清阳不运，头痛乃作。头痛病因虽繁，但大多与风有关，盖风为百病之长，头为至高之处，风性轻扬，易客犯头部而致头痛，因而前人又称头痛为"头风"。

本案患者属于偏头痛发作期，肝风上扰清窍，又有瘀血痰浊阻于脑络，刘老应用天麻钩藤饮加减以平肝息风、化瘀通络止痛。方中天麻、钩藤、石决明、代赭石、菊花平肝潜阳；石菖蒲、半夏、竹茹清热化痰；川芎、牛膝、赤芍活血行瘀，《本草经疏》谓牛膝"走而能补，性善下行"，刘老用之引血下行以折其上亢之阳；又用葛根升清阳、泄阴津，《本草经疏》言"葛根之用，妙在非徒如瓜蒌但泄阴津，亦非徒如升麻但升阳气，而能兼擅二者之长"；用茯神安神。如此加减调理半年，肝风息，痰瘀去，脑络通，而头痛症状除矣。

头痛（风阳上扰）

赵某，男，37 岁，1981 年 3 月 12 日初诊。

主诉： 头痛 3 个月。

病史： 患者 3 个月前曾因受寒后发热，继而导致头晕、头痛、眼花。经过治疗，头痛未止，仍有眼花、视物不清，此后头痛时轻时重，至今未愈，故求诊于刘老。就诊时见：不能忧思，遇到烦恼则头痛加剧，夜眠不安；面色萎黄，唇紫，形体消瘦，神疲纳呆，两目干涩；舌质淡红，苔薄白，脉弦细数。

中医诊断： 头痛；**西医诊断：** 神经衰弱性头痛。

辨证： 风阳上扰。

治法： 疏风清热，清利头目。

处方： 菊花茶调散加减，桑叶 9g，菊花 9g，薄荷 6g，蔓荆子 9g，赤芍 6g，黄芩 6g，川芎 3g，夜交藤 12g，珍珠母 12g，甘草 6g。水煎服，日 1 剂，7 剂。

1981 年 3 月 19 日二诊： 服药 7 剂后，头晕、头涨痛减轻，颈项微强，容易出汗，饮食少，两目干涩，舌质淡红，苔薄黄，脉弦滑。风邪已去，治拟平肝潜阳、养血育阴。处方：天麻 3g，石决明 9g，白蒺藜 9g，当归 9g，川芎 3g，石斛 9g，白芍 9g，麦芽 9g。水煎服，日 1 剂，7 剂。

1981 年 3 月 26 日三诊： 夜寐较安，头痛减而未止，但觉头涨，颈项仍觉拘急，饮食增加，前方加葛根 3g、海风藤 6g。水煎服，日 1 剂，7 剂。服药 1 个月，头痛止。

按语：《普济方·头痛附论》曰："若人气血俱虚，风邪伤于阳经，入于脑中，则令人头痛也。"本案患者素有阴血亏虚，虚火上炎，又外感风邪，与虚火搏结于脑络，干扰清窍，导致头晕、头痛、眼花、视物不清；忧思伤脾，清阳不升，则头痛加剧；面色萎黄，唇紫，形体消瘦，神疲纳呆，两目干涩，舌质淡红，苔薄白，脉弦细数，均为气血虚弱之象。

《素问·至真要大论》曰"必伏其所主，而先其所因"，刘老审因度势，处以《丹溪心法附余》之菊花茶调散加减治之。桑叶、薄荷、蔓荆子泄风阳、清头目；菊花、黄芩清肝热；赤芍、川芎养血活血；珍珠母、夜交藤平肝祛风安神。二诊患者风邪已去，治以平肝潜阳、养血育阴以固其本。用芎、归、芍养血调血；石斛养阴；天麻、石决明平肝息风；白蒺藜，《本草正》有言，"蒺藜，凉血养血，亦善补阴……去风解毒，白者良"，又《本草便读》曰"白蒺藜，善行善破……疏肝之瘀，故能治风痹目疾"，故刘老常用白蒺藜以养血补阴，祛风解郁明目；《本草正》言麦芽，"病久不食者，可借此谷气以开胃"，刘老用之和胃以培补后天之本，配伍精当。三诊患者觉头涨、颈项拘急，加入葛根、海风藤以祛风解痉，葛根入阳明经，可缓解颈部拘急。服药1个月，诸症痊愈。

头痛（瘀血阻络）

张某，男，19岁，1958年6月3日初诊。

主诉： 头痛反复发作10年。

病史： 患者10年前有头部受伤史，伴有昏迷，送医院抢救诊断为"脑震荡"，后遗症见头昏、头涨，继而出现头痛，痛势时轻时重，有时头痛如裂，导致夜不能寐，不寐则痛势更甚，病情反复发作，经久不愈，严重影响学习和生活，异常苦恼。迭经中、西医（包括针灸、推拿）诊治，均不能明显改善症状，遂来求诊。就诊时见：头痛如刺，固定于后脑受伤部位；舌紫，苔薄白，脉细涩。

中医诊断： 头痛；**西医诊断：** 脑震荡后遗症。

辨证： 瘀血阻络。

治法： 活血化瘀，通络止痛。

处方： 通窍活血汤加减，桃仁9g，红花9g，川芎6g，赤芍6g，麝香0.3g（研末冲服），生姜6g，细辛9g，白芷3g，蜂房9g，荆芥6g，防风6g，全蝎3g（研末冲服）。水煎服，日1剂，7剂。

1958年6月10日二诊： 服药之后痛势较前轻缓，效不更方，继续服用至头痛完全缓解,随访1年,未见复发。

按语: 本例患者有头部外伤史,头痛近10年,"久病多责之于瘀",外伤后离经之血瘀滞不去,久病入络,脉络不畅,致头痛经久不愈。刘老应用通窍活血汤加减治之,方中麝香芳香走窜,通行十二经,开通诸窍,和血通络;桃仁、红花、赤芍、川芎活血化瘀;虫类药全蝎搜络止痛;荆芥、防风、细辛、白芷理气通窍。其中用细辛9g,看似有悖"细辛不过钱"之理,然《神农本草经》谓细辛上品,主头痛,久服能利九窍,因其辛温行散,用之既能通窍止痛,又能鼓舞气血流行,小剂无以起效,故用9g。诸药配伍,则瘀血去,气血行而络通痛止。

腰痛(肾阳亏虚,寒湿困阻)

庄某,男,48岁,1977年12月8日初诊。

主诉: 腰痛10年。

病史: 患者10年前因腰及臀部受寒而出现腰部酸痛,遇劳累或持重物,痛必复发,遇阴雨天亦加重,久治不愈,故来求诊于刘老。就诊时见:腰痛如折,转侧不利;舌淡、苔薄腻,脉沉细。

中医诊断: 腰痛。

辨证: 肾阳亏虚,寒湿困阻。

治法: 祛寒除湿,益肾温阳。

处方: 肾着汤合独活寄生汤加减,白术9g,干姜9g,茯苓9g,炙甘草6g,桑寄生12g,川续断12g,杜仲9g,独活6g,狗脊9g,牛膝9g,桂枝9g。水煎服,日1剂,7剂。

1977年12月15日二诊: 服药7剂后,腰痛显著减轻,仍有食欲不振,苔薄,中部微腻,脉沉弦。考虑邪气已去,正气未复,予温肾健脾之品。处方:党参9g,白术9g,茯苓9g,炙甘草3g,杜仲9g,狗脊9g,续断9g,陈皮3g,肉桂6g,附子9g(先煎)。服药月余,病去体健。

按语: 腰痛病因复杂,慢性腰痛多因肾亏而外邪客之,以致气血瘀滞、脉络阻塞而痛作。本案患者腰痛10年之久,起于受寒之后,寒湿留着腰部,痹阻经络,气血不畅,寒性收引,湿性重着,腰部冷痛,腰痛如折,转侧不利;寒湿之邪易伤阳气,痹阻腰府,日久而伤及肾阳,辨证属于肾亏而寒湿停滞。

刘老选用肾着汤合独活寄生汤加减主之,以肾着汤加减祛寒除湿、益肾温阳。《本草求真》谓干姜有"去脏腑沉寒痼冷"及"发诸经之寒气"功用,与茯苓配伍暖土胜湿;白术、甘草健脾;加独活散寒湿且能祛风;桑寄生、狗脊、杜仲、川续断温补肾阳;桂枝、牛膝温通经络;陈皮,《本草纲目》曰:"其治百病,总是取其理气燥湿之功。同补药则补,同泻药则泻,同升药则升,同降药则降","但随所配而补泻升降",故用之理气燥湿,又取其协同补泻之功;诸药配伍,寒散湿去而腰府健,腰痛则止。二诊考虑寒湿已去,而正气未复,且饮食不振,改用四君子汤加温肾助阳药扶其正气,正气足则腰府强健,故能服药月余而病去体健。

痛痹(风寒湿邪侵袭)

刘某,男,24岁,1985年12月26日初诊。
主诉: 下肢关节肿痛3个月。
病史: 右膝、踝、足趾关节疼痛3个月,肌肉拘挛不舒,得热减轻,遇寒加重,自服止痛片等药物无好转,故求诊于刘老。就诊时见:下肢关节肿痛,遇寒则重,口干,纳差,睡眠可;苔薄白,脉细。
中医诊断: 痛痹;西医诊断:风湿性关节炎。
辨证: 风寒湿邪痹阻经络,以寒邪偏胜。
治法: 散寒除湿,通络止痛。
处方: 独活寄生汤加减,当归12g,白芍9g,羌活12g,独活12g,川芎6g,熟地18g,川续断12g,秦艽12g,生黄芪15g,茯苓12g,桂枝9g,生薏苡仁18g,炙附子9g(先煎),甘草6g。水煎服,日1剂,5剂。

1986年1月2日二诊: 服药5剂,疼痛减轻,肌肉稍舒,原方再进10剂而愈。

按语: 风寒湿三气杂至合而为痹,《素问·痹论》曰"其寒气胜者为痛痹",风寒湿之气,客于肌肉筋骨之间,凝结不散,阳气不行,故痛不可当。寒易伤人体阳气,血遇寒则凝,得热则行。《圣济总录》言寒痹"治宜通引荣卫,温润经络,血气得温则宜流"。刘老治以祛邪兼补,以独活寄生汤祛风湿、止痹痛、益肝肾、补气血。以熟地补肝益肾,壮骨强筋。归、芍、川芎和营养血,羌活、独活祛风胜湿;桂枝、附子助阳散寒,皆可以通行经络;茯苓、薏苡仁渗湿;川续断祛风湿而强腰膝。如此风寒湿三邪尽去,气血自得通行。景岳谓"惟血气不充,故风寒得以入之;惟阴邪留滞,故经脉为之不利,此痛痹之大端也"。此案祛风胜湿、助阳散寒，与补气血、助肝肾诸法合用，祛邪兼补同施而奏效。

痛痹（风寒痹阻经络）

赵某，男，37岁，1980年6月4日初诊。

主诉： 腰及左膝关节痛半年，加重10余天。

病史： 患者半年前因受凉诱发腰部、左膝关节疼痛，与气候变化有关，气候转冷时加重。近10余天因天气变化腰膝疼痛加重，遂来求诊于刘老。就诊时见：腰膝疼痛，不耐体力劳动，失眠多梦，纳可，便干，溲黄；苔薄，脉弦。

中医诊断： 痛痹；西医诊断：风湿性关节炎。

辨证： 风寒痹阻经络。

治法： 散寒祛风，益肝止痛。

处方： 独活寄生汤加减，当归9g，白芍9g，川芎6g，川续断12g，桑寄生15g，牛膝12g，茯苓12g，白术9g，党参12g，防风12g，羌活9g，独活9g，杜仲12g，甘草4g。水煎服，日1剂，5剂。

1980年6月9日二诊： 服上药5剂后，诸痛减轻，但不耐疲劳，纳可，溲黄赤，苔薄，脉弦。处方：原方加滑石15g（包煎），10剂。

按语： 本案同属风寒湿三气杂合而为痹，其寒气胜者为痛痹。本案患者风寒湿之气闭阻经络而关节疼痛；风寒之邪留滞腰府而腰痛，日久致肝肾亏虚；又有阴血亏虚，日久内生虚火之失眠多梦、便干、溲黄之象。方用独活寄生汤加减，以益肝肾，祛风寒，兼补气血。全方未见清火之品，乃是防寒凉之品伤正恋邪，且虚火由正虚日久、邪恋郁滞而生，正气得扬，邪气得去，则火自不能生。二诊诸痛减轻，为邪去络通之象；邪去而正未足则不耐疲劳，仍守原方扶正祛邪为用，此时加滑石导余热从小便去，如此则能邪尽正安而诸症缓解。

着痹（寒湿痹阻，湿邪偏胜）

霍某，女，21岁，1980年11月21日初诊。

主诉： 腰、腿膝及肩关节疼痛1年余。

病史： 患者1年余来腰膝疼痛，不红不肿，天气变化则加重，治疗1年效果不佳,遂来求诊于刘老。就诊时见:腰部及两腿酸沉无力,稍劳则加重,两肩酸痛,上肢酸沉,时有手指拘急,纳食及二便尚可;月经40余日一行,行经则腹痛难忍,量多,有血块,经来关节痛亦加重;无苔,脉弦紧。化验检查:抗链球菌溶血素O 1:600IU;血沉2mm/h。

中医诊断: 着痹;西医诊断:风湿性关节炎。

辨证: 风寒湿闭阻,湿邪偏胜。

治法: 除湿为主,佐以祛风散寒。

处方: 蠲痹汤合苓桂术甘汤加减,当归12g,白术12g,茯苓12g,桂枝9g,甘草6g,防风12g,羌活12g,独活12g,生黄芪12g,生地黄15g,川芎6g,香附12g,川续断12g,秦艽12g,桑寄生15g。水煎服,日1剂,5剂。

1980年11月26日二诊: 服药5剂后腰腿疼痛减轻。近日生气后觉腰痛、脚麻,纳佳,二便正常。处方:当归12g,白芍9g,桂枝9g,生薏苡仁18g,白术12g,川续断12g,桑寄生15g,牛膝12g,羌活12g,独活12g,防风12g,秦艽12g,生黄芪15g。水煎服,日1剂,5剂。

1980年12月2日三诊: 服药5剂后腰腿痛更减。然于11月28日不慎摔倒,腰腿痛稍有加重,口苦,纳可,大便干,二日一次,小便调,白带多,清稀;苔薄,脉弦。尿常规:蛋白(-),白细胞0~1个/HP,上皮细胞1~2个/HP。处方:当归12g,赤芍12g,防风12g,羌活12g,独活12g,秦艽12g,川续断12g,桑寄生15g,红花6g,桃仁6g,甘草6g,川大黄2g,三七2g(冲服)。水煎服,日1剂,5剂。

1980年12月7日四诊: 服药5剂后,腿痛减轻,腰痛亦减。以上方加减调理半年,诸痛若失。

按语: 风寒湿三气杂至,湿气胜者为着痹也。《张氏医通》有言:"湿痹也,留而不移,汗出,四肢萎弱,皮肤麻木不仁,精神昏塞。"刘老认为本案患者之关节疼痛,是由湿性重浊黏滞、留于肌肉、阻滞关节而致;同时又见经来腹痛有血块之瘀阻之象。故治以除湿散寒、祛瘀通络,方用蠲痹汤合苓桂术甘汤加减。方中防风、秦艽、羌活、独活除湿祛风散寒;当归、川芎活血通络止痛;川续断、桑寄生补益肝肾、强壮筋骨;茯苓、桂枝、白术、甘草健脾利湿、温化寒湿;又加香附合川芎化瘀通络。诸药合用,使留滞的寒湿之邪由络而去,则诸症减轻。二诊更加薏苡仁以强祛湿利关节之力,《本草正》言薏苡仁,"味甘淡,气微凉,性微降而渗,故能去湿利水,以其志湿,故能利关节、除脚气,治痿弱拘挛湿痹。"三诊患者有跌仆外伤,恐瘀血更留,增加桃、红、三七、大黄

第八章 肢体经络病证

以祛瘀通络。加减调理半年,寒湿去、郁滞通、经络通而不痛。

热痹(湿热互结,湿邪偏盛,痹阻经络)

徐某,女,43岁,1979年5月20日初诊。

主诉: 四肢关节疼痛,活动受限3年,加重4个月。

病史: 患者3年前因受寒引起右侧上下肢疼痛,疼痛逐渐加重,4个月前出现膝、腕、指关节肿胀作痛,四肢活动受限,并伴有肢体水肿。于1979年元月到某医院检查:抗"O"升高,血沉增快,类风湿因子阳性。西医诊断为"类风湿关节炎急性进展期"。曾用激素治疗1个月,后因副作用较大而停药,停药后病情加重,故来求诊于刘老。就诊时见:右侧肢体剧烈疼痛,呈现强直状态而不能抬举,腰不能弯曲,下肢活动受限,走路需他人搀扶,梳洗、穿衣需帮助,生活已经不能自理。上下肢肿胀,疲乏无力,食欲不振,每日发热,体温在37~38℃;舌苔薄黄腻,脉弦滑。化验检查:抗链球菌溶血素O 1∶800IU,血沉45mm/h,类风湿因子阳性。

中医诊断: 热痹;西医诊断:类风湿关节炎。

辨证: 湿热互结,湿邪偏盛,痹阻经络。

治法: 利湿清热,宣痹通络。

处方: 刘老经验方热痹饮,当归15g,薏苡仁18g,生甘草12g,忍冬藤15g,半夏9g,黄芩9g,海桐皮12g,防风12g,秦艽12g,防己12g,连翘12g,滑石15g。水煎服,日1剂,10剂。

1979年6月10日二诊: 上方加减20余剂,疼痛明显减轻,生活基本自理,然类风湿关节炎为慢性反复发作之全身性疾病,邪热已去其大半,补养气血势在必行,宜扶正祛邪并行。处方:原方加黄芪18g、白芍12g、当归12g,10剂。

1979年10月12日三诊: 以上方调治约半年,诸症全消,各项化验指标恢复正常,重新走上工作岗位。

按语: 热痹一证多为风湿活动期,或急性风湿热初起,其多表现为发热,关节红肿热痛,苔黄脉数,血沉快,抗链球菌溶血素O增高。热痹的发病,主要取决于患者体质和感受外邪两大因素。素体阴虚阳亢者,感受风寒湿邪,容易发为热痹;以感受外邪而论,风湿、热邪相兼侵入人体,湿热蕴蒸也能发为热痹;此外,风、寒、湿三痹经久不愈,邪留经络,郁而化热可以转化为热痹。由此可见热痹乃风湿与热相搏,流注关节,阻于经络,气血流通不畅所致。热痹的治疗原则是清热利湿,疏风通络。刘老热痹饮乃由《温病条辨》之"加减木防己汤"合"宣痹汤"化裁而来。方中当归辛温,属血中气药,养血活血,止一切风、气、血病,善止肌肉、关节、神经痛;黄芩苦能燥湿,寒能胜热,以利经脉,具有消炎、解痉、镇静功效;甘草能调和诸药,缓峻急之势,和寒热之性,生用大量更能凉泻火邪,善于消炎镇痛;防风能散风寒温痹、解热镇痛,治一身尽痛,称风药中润剂;防己苦寒,泻血中湿热,通其滞塞,十二经有湿热壅滞不通,皆可用此行经,消炎镇痛,松弛肌肉;海桐皮祛风湿,通经络,消肿止痛,痹痛严重者得此可减;连翘升浮宣散,流通气血,治十二经血滞气厚,总治诸火,泄诸经络脉之热;薏苡仁除湿而不助燥,清热而不伤阴,益气而不滋湿热;忍冬藤清热解毒,通经脉而调气血,对风湿性关节炎有良效。守方20余剂后,邪已去大半,此时增加补气血之黄芪、当归、白芍以鼓动血脉,使正气充实,气血得以流通,达到祛邪务尽之目的。

热痹(湿热互结,热邪偏盛,痹阻经络)

马某,男,27岁,1980年2月20日初诊。

主诉: 关节疼痛伴发热2周。

病史: 患者于2周前因感冒而发热恶寒,体温在38~39℃之间,伴头痛,咽痛,汗出较多,全身关节疼痛,以膝关节为甚,行动困难,两小腿有结节性红斑。曾在某医院就诊,给予消炎、退热处理,但是发热不退,又服用中药3剂,效果不佳,故来求诊于刘老。就诊时见:发热,头痛,咽痛,全身关节酸痛,热汗出;兼见胸闷,心悸,口干喜饮;大便秘结,4~5日一行,小便短黄;脉弦滑数,舌苔黄腻。体温:38.4℃,心率100次/min,律齐,肺部听诊无异常;两膝关节局部红肿,有触痛,两小腿可见结节状红斑。化验检查:白细胞$1.2×10^9$/L,中性粒细胞百分比86%,淋巴细胞百分比14%;血沉35mm/h;抗链球菌溶血素O 1:400IU,类风湿因子阴性;心电图示:右束支不完全性传导阻滞。

中医诊断: 热痹;**西医诊断:** 风湿热,风湿性关节炎。

辨证: 湿热互结,热邪偏盛,痹阻经络。

治法: 清热利湿,宣痹通络。

处方: 宣痹汤加减,当归12g,黄芩9g,知母12g,栀子9g,连翘12g,生甘草12g,生薏苡仁18g,防风12g,防己12g,羌活9g,独活9g,忍冬藤15g,海桐皮15g。水煎服,日1剂,15剂。

1980年3月6日二诊: 上方加减服用15剂,热退痛减,继续服用原方10剂。

1980年3月17日三诊: 调治1月余而诸症除,化验血沉正常,心律规整如前,以补气养血、宣痹通络之品善后。

按语: 西医所谓"风湿热"属于中医的"湿热痹"。《温病条辨·中焦篇》云"湿聚热蒸,蕴于经络,寒战热炽,骨骱烦疼,舌色灰滞,面目痿黄,病名湿痹,宣痹汤主之。"湿热痹的形成是由湿热蕴于经络而导致,以发热和关节红肿热痛为主要临床表现,其治疗又当以清利湿热、宣痹通络为法则。吴鞠通指出:"若泛用治湿之药,而不知循经入络,则罔效矣"。说明湿热病的治疗又与普通的湿温病不同,除清热利湿外,还当配以宣痹通络之品,宣痹汤固然是治疗湿热痹的方剂,但是湿热轻重各不同,邪正虚实有差异,可以取其法,不必拘泥其方。本方用药以黄芩、连翘清气分之湿热;配知母清气养阴;羌活、防风、防己、海桐皮、忍冬藤祛风湿、通经络而止痛;重用生甘草意在泻火清热、缓急止痛,是刘老治疗湿热痹证常用药物,在此甘草以生用为宜,因其生用则通,炙用则补,生用清火解毒,炙用补中益气;又当归一味为养血祛风止痛之品,即"治风先治血"之意,辨证处方切中病机,配伍用药丝丝入扣,故能取得满意疗效。

热痹(湿热痹阻,热盛伤阴)

王某,女,33岁,1980年3月27日初诊。

主诉: 关节疼痛4年余,加重2个月。

病史: 患者四肢关节疼痛已4年余,西医诊断为类风湿关节炎,曾长期服用激素等西药,疗效不显。于1978年经X线摄片证实指、趾及膝关节均有轻度变形。今年1月份又因流产后感受风寒而病情加重,四肢关节肿胀疼痛,尤以指、趾等小关节为剧,手不能抬举摄物,足不能抬步行动,故来求诊于刘老。就诊时见:四肢关节肿胀疼痛,午后低热,体温在38℃上下,常汗出甚多,形瘦乏力,咽燥,纳差,大便偏干,2日一行,小便黄;舌质干红,苔薄黄,脉弦细数。化验检查:类风湿因子阳性;血沉73mm/h;抗链球菌溶血素O正常。

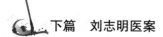

中医诊断: 热痹;**西医诊断:** 类风湿关节炎。

辨证: 湿热痹阻,热盛阴伤。

治法: 养阴清热,利湿宣痹。

处方: 当归拈痛汤合宣痹汤加减,当归15g,生地黄18g,知母12g,黄芩9g,连翘12g,生甘草15g,生薏苡仁24g,苦参12g,半夏9g,防己12g,防风12g,海桐皮12g,忍冬藤15g,滑石15g。水煎服,日1剂,10剂。

服上药10剂后,低热渐退,关节疼痛减轻。嗣后以上方随证加减,继续服药20余剂,关节肿胀基本消除,四肢活动度增大,已能独立行动。经治疗6个多月,患肢活动基本自如,类风湿因子检查转为阴性,血沉亦正常,仅有时稍觉关节疼痛,已能上班工作。

按语: 本案热痹迁延日久,患者正气已虚,热邪最易伤阴而致出现午后低热、汗出甚多、形瘦乏力、咽燥、大便偏干、小便黄等阴虚之象。刘老应用清热利湿、祛风通络之当归拈痛汤合宣痹汤,加用生地、知母以养阴清热;又用苦参清热利尿。本案患者阴伤之象明显,然方中养阴之品仅选生地、知母两味,且非大剂,乃因阴伤由久郁之热而致,若大剂养阴,必使已郁之邪更加留恋不去,风湿去则经络通,而久郁之热自散,热散而阴无以伤,则愈。故不用养阴而热去阴自复。

寒热错杂痹(寒热错杂,阳虚夹湿)

刘某,男,54岁,1987年12月5日初诊。

主诉: 关节疼痛间断发作20年,加重2周。

病史: 患者患有风湿性关节炎20年,近2周关节疼痛加重,红肿加剧,活动受限,故来求诊。就诊时见:左膝关节肿痛积脓,痛不可忍,呈被迫半屈位而不能着地;舌苔薄黄,脉弦数。

中医诊断: 寒热错杂痹;**西医诊断:** 风湿性关节炎合并关节感染。

辨证: 寒热错杂,阳虚夹湿。

治法: 清热祛湿,温阳通痹。

处方: 桂枝芍药知母汤加减,附子6g(先煎),桂枝6g,知母9g,生地9g,忍冬藤15g,生黄芪15g,当归12g。水煎服,日1剂,7剂。

共服药20余剂,症状全消,调治数月恢复正常工作。

按语: 本案患者感风寒湿邪,流注肢体关节20余年,郁久化热,而又兼见热象,属于寒热错杂痹,慢性风湿性关节炎风湿活动期及合并关节感染时尤为多见。对于寒热错杂痹,张仲景有"桂枝芍药知母汤"为临床医生常用,刘老以此为基础方,但并不拘泥于此方;只取桂枝、知母,一外一内,外散风寒湿邪,内清久郁之热;又加附子配桂枝以温里通经,祛散内外寒邪;生地配知母清热通络;忍冬藤清热解毒,通经脉而调气血,此药对风湿性关节炎有良效而常为刘老所用;配伍生黄芪、当归温养调和、益气养血。全方扶正祛邪、寒热并用、通补兼施,故能于寒热错杂之中求其本而获良效。

寒热错杂痹(寒热错杂,邪伏经络)

吴某,女,25岁,1980年7月17日初诊。

主诉: 关节疼痛反复发作8年,加重半个月。

病史: 1972年无明显诱因出现两膝及踝关节疼痛、肿胀,医院诊断为"风湿性关节炎"。半个月来又发生两膝部关节疼及腿痛,行走及抬步困难,今来刘老处求诊。就诊时见:双膝及双下肢有红斑,踝关节及足肿痛明显;纳食、二便、月经正常;低热,体温37.2℃;脉沉细滑,苔薄黄腻。

中医诊断: 痹证;西医诊断:风湿性关节炎。

辨证: 寒热错杂,邪伏经络。

治法: 清热宣痹,兼祛寒湿。

处方: 当归拈痛汤合宣痹汤加减,当归15g,薏苡仁24g,羌活12g,防风12g,茵陈15g,葛根12g,白术12g,知母12g,海桐皮15g,制附子12g(先煎),忍冬藤15g,连翘12g,防己12g,甘草15g。水煎服,日1剂,7剂。

1980年7月24日二诊: 服上药7剂后,上述症状大减,关节肿胀消失,下肢红斑基本消退,不发热,走路抬腿方便,不需人扶可上下楼,睡眠好,纳可。目前手指关节疼痛,双膝活动时仍觉发沉,大便每日一行,不成形;脉弦细滑,苔薄黄腻;血沉25mm/h。处方:上方加桑寄生12g,再进7剂。

1980年7月31日三诊: 服药7剂后手指关节痛消失,现膝、踝关节仍有轻微疼痛,不肿,自诉诸症好转,不发热;脉弦细稍滑,苔薄稍黄。处方:上方继服7剂。

加减调理2个月余,共历九诊,关节不痛,化验血沉正常,已无任何不适。

按语: 本案患者之寒热错杂痹是由患者素体阳热盛,而又感受风寒湿邪,寒热搏结,阻碍经络气血而导致关节红肿热痛,行走困难。刘老应用当归拈痛汤合宣痹汤加减治之。方中薏苡仁、知母、防己清热利湿而不伤阴；防风、羌活、海桐皮、忍冬藤祛风湿、通经络、止痹痛；连翘能泄诸经脉之热，茵陈导热下行；葛根发表散邪，当归、白术补益气血，附子气雄性悍，《本草正义》谓之"辛温大热，其性善走，故为通行十二经纯阳之要药"，刘老取其走而不守之性，温通诸经脉，驱散诸经脉久郁之寒湿之邪。如此寒热并行，清补兼施，扶正与祛邪并用，而痹痛证尤其注重通其经络，络通而痛自止。

脾痹（脾气闭结，经络阻滞）

田某，男，54岁，1984年3月30日初诊。
主诉： 手足麻木8年余，加重4天。
病史： 患者1975年因摔倒而致颈部受伤，当时全身麻木，不能活动，在宣武医院诊断为"外伤神经性反应"。1976年开始觉上肢及足底麻木，逐年加重；1983年又出现腰脊麻木。本月26日走路不慎摔跤后，足底似踩棉感，麻木加重，纳食减少，大便不成形，时有水样便；苔薄，脉微弦。化验检查：血沉3mm/h；类风湿因子(-)；抗链球菌溶血素 O 1：200IU；血压不高。
中医诊断： 脾痹；西医诊断：外伤神经性反应。
辨证： 脾气闭结，经络郁滞。
治法： 益气健脾，消积通络。
处方： 参苓白术散合保和丸加减，党参12g，茯苓12g，白术9g，半夏9g，陈皮9g，山楂9g，麦芽9g，神曲9g，砂仁6g，菖蒲6g，茯神6g，生姜1片，大枣4枚。水煎服，日1剂，5剂。

1984年4月5日二诊： 服药5剂后，麻木感减轻，纳食可，大便较前成形；双下肢自觉发凉，遇冷时尤甚，似有冷风刺骨，时有拘急感，但触之无凉感；苔薄，脉微弦。上方去菖蒲，加桂枝9g、白芍9g，7剂。

1984年4月12日三诊： 近日感寒后双手各小关节肿痛、发麻，局部发红，饮食尚可，大便稀，每日一次，控制不住；苔薄，脉弦细。更方以麻黄附子细辛汤合防风汤加减，麻黄6g，附子9g（先煎），防风12g，秦艽9g，羌活12g，独活12g，细辛3g，忍冬藤12g，当归12g，白芍9g，生黄芪12g，甘草6g。水煎服，日1剂，7剂。

1984年4月19日四诊： 诸症较前减轻，走路仍不稳，食不多；舌苔黄，脉弦细。改用四物汤和黄芪桂枝五物汤加减，生黄芪18g，桂枝9g，地龙9g，当归 12g、白芍 9g、生地 12g、葛根 12g、川芎 6g、木通 6g、制附子 9g（先煎）、肉苁蓉 12g、首乌藤 12g、甘草 6g。水煎服，日 1 剂，7 剂。

1984 年 4 月 26 日五诊： 服药后精神好，病症无明显变化，大便成形，一日一行，纳食增；舌苔黄，脉弦细。上方加白芍 3g、肉苁蓉 3g，再进 7 剂。

按语： 脾痹，是由"肌痹不已，复感于邪，内舍于脾"所致，其主要表现，《症因脉治》言："四肢怠惰，中州痞塞，隐隐而痛，大便时泻，面黄足肿，不能饮食。"本案患者因颈部受伤、经络受损、脾气闭结而发病。脾与胃以膜相连，经脉互络，脾胃之气位居中焦，起重要的斡旋转枢作用；若脾胃气机闭结、升降失常，一方面气血生化之源匮乏，精微物质不能荣养脏腑、四肢百骸，则出现肢体麻木、萎软有踩棉感；另一方面造成脾湿不运、胃失和降，出现腹胀、纳食减少、大便溏等症状。

本案刘老以参苓白术散合保和丸加减治之，参苓白术散益气健脾，保和丸消积化滞，如此则脾胃气机转枢正常，脉络通畅，而肢体得以荣养，痹痛麻木得除。二诊患者出现下肢发凉症状，乃是由脾痹营卫不畅而致，加桂枝、白芍调和营卫。三诊时患者脾胃气机基本恢复，感寒后寒邪内阻经络，郁于肢节而呈现红肿热痛，治以祛风通络解散寒邪为主，改投麻黄附子细辛汤助阳散寒，合防风汤加强散寒祛风之力，通络止痛。四诊以四物汤合黄芪桂枝五物汤加减调其气血，同时加入益肾通络之品。如此调养，壅塞之脾恢复升降功能，经络郁滞化解而获效显著。

肾痹（虚实夹杂）

黄某，男，31 岁，1993 年 11 月 1 日初诊。

主诉： 四肢关节不适，伴活动不利 8 年。

病史： 患者美籍华人，于 1985 年五六月突发全身皮肤不适，似痛非痛，尤以暴露的关节部位明显，在美国给予激素治疗，具体用量不详，此时仍能坚持上学。1985 年底因消化道大出血一次，上述症状加重，出现全身僵硬，生活不能自理，在美国某医院做免疫检查均异常，左前臂皮肤活检，诊断为"皮肌炎"，同时用大量激素，每日 12 片（5mg/ 片），服药后 1 个月逐渐减量，连续服用激素 7 个多月，改为维持剂量，每日 4 片，直至来北京仍在服用大剂量的激素。因服用激素过程中病情时好时坏，于 1986 年左右专程来北京寻找中医治疗，治疗一段时间后病情好转回国（此次治疗仍以激素为主）。回到美国后病情反复多次加重,每次加重后,为了控制症状,不得已加大激素用量,但未能控制病情。1989—1990年病情再次加重,出现行走困难,驼背,坐姿倾斜,腰不能直立,生活完全不能自理,靠母亲帮助穿鞋袜等。于1991年上述症状进行性加重,出现髋关节疼痛,摄片报告:左髋关节间隙变窄,左股骨破坏(推测为激素所致)。病人及家属因不能接受激素治疗所带来的副作用,专程来中国寻求中医治疗。先在北京多处求医,治疗2个多月,亦未见显著疗效,激素没有减量。于1993年11月1日求治于刘老。

就诊时见: 慢性病容,精神差,行走呈跛行,坐位倾斜,关节强直,尤以两上肢的中指、食指、小指不能伸直,呈弯曲样改变;坐位时两下肢只能伸直,不能屈曲。食欲正常,睡眠可,二便正常;舌质可,舌苔薄白,脉弦细。

实验室检查: 时间1993年8月1—17日,抗DNA抗体(Farr氏法):0%,抗核抗体(ANA)(魏氏法):1∶20,ESR(血沉):7mm/h,Cr(血肌酐):0.6mg,BUN(血清尿素氮):16mg%,SGOT(谷草转氨酶):15U/L,CPK(肌酸激酶):55U/L,LDH(乳酸脱氢酶):104U/L,2-HBDA:212U/L;抗链球菌溶血素O:(-);血清免疫球蛋白IgG:17g(正常值:6~16g),IgA:2.6g(正常值:0.2~5.0g),IgM:0.95g(正常值:0.6~2.0g),RF(类风湿因子):(-),SGPT(谷丙转氨酶):正常;尿常规:(-);Hb(血红蛋白):158g/L,PLT(血小板):237×10^9/L,WBC(白细胞):12.2×10^9/L。起病以来,患者经常反复发热,曾并发过肺炎、胸膜腔积液等。

中医诊断: 肾痹;西医诊断:皮肌炎,类风湿关节炎,股骨头坏死。

辨证: 肝肾亏虚,气血虚弱,湿阻经络。

治法: 补益肝肾,益气养血,除湿通络。

处方: 蠲痹汤加减,当归12g,黄芪24g,防风12g,白芍12g,秦艽15g,忍冬15g,党参12g,白术12g,生地15g,独活15g,薏苡仁24g,甘草12g。水煎服,日1剂,10剂。

1993年11月10日二诊: 患者服药后,已经将激素减量至每日3片(每片5mg)。减量后未见病情加重,仍守原方,续服10剂。

1993年11月21日三诊: 服药20剂后,关节活动明显改善,能采取正立姿势。服药同时激素逐渐减量,现已减至每日2片,无反跳现象,而且病情继续好转,髋关节疼痛缓解。建议半个月后再减用激素1/4片,直至全部停服。原方加汉防己9g、茯苓12g。水煎服,日一剂,10剂。

1993年12月1日四诊: 服药后病情稳定,自觉髋关节疼痛缓解,活动较前灵活。激素按每两周减量 1/4 片，目前服用量为一片半，无激素减量反跳现象。查体：一般情况可，面色红润；脉弦细，舌质稍红，苔薄白。处方：当归 15g，白芍 15g，生地 18g，独活 12g，防风 15g，秦艽 15g，甘草 15g，薏苡仁 24g，生黄芪 24g，党参 18g，白术 12g，忍冬藤 24g，茯苓 9g。水煎服，日 1 剂，20 剂。

1994 年 1 月 17 日五诊：自我感觉较前有好转，激素量已减至 5/4 片，髋关节疼痛进一步好转，行走步伐加大，坐姿由倾斜位变为正位；二便正常。诊查：面色红润，精神好转；舌质正常，舌苔薄白，脉弦细。上方去茯苓，水煎服，日 1 剂，再进 20 剂。

1994 年 2 月 6 日六诊：上方改忍冬藤为 18g，加桑寄生 15g、川续断 15g、川牛膝 12g。水煎服，日 1 剂，20 剂。

1994 年 3 月 20 日七诊：完全停服激素 25 天，无反跳现象。活动明显改善，能独自外出，但活动量稍大就感觉疲劳。精神、食欲好转，皮肤不适、瘙痒症状消失，二便调，但睡眠欠佳；面色红润；舌质、舌苔正常，脉弦细。上方去桑寄生，加杜仲 12g。水煎服，日 1 剂，30 剂。

1994 年 4 月 18 日八诊：停用激素近 2 个月，患者感觉活动后双腿乏力，无关节疼痛症状；精神食欲均好，二便调；1994 年 3 月 23 日实验室检查结果（停服激素 1 个月，服中药 4 个月）SGPT：34（正常 7~30U/L），ESR：27mm/h，抗核抗体（ANA）：+SN，1∶10，SGOT：15U/L，CPK：108U/L，LDH：164U/L，Cr：0.7mg，BUN：13mg%，2-HBDA：275U/L，尿常规：（-）；Hb：150g/L，PLT：240×10^9/L，WBC：8.1×10^9/L，酶联免疫吸附测定法：HBsAg（-）；髋、股骨摄片：与 1993 年 8 月 20 日比较有好转，并排除左股骨头无菌性坏死。上方再进 20 剂。

1994 年 5 月 10 日九诊：患者自诉目前虽停服激素，但现在感觉和服用激素时没有明显不同，无停服激素的反跳现象，关节疼痛缓解；久坐后站立起来仍感右腿僵硬，起立后需要站立片刻才能行走。近 1 个月来，常吃生黄瓜、梨等瓜果，大便常偏稀，每日 3~4 次，服汤药 10 分钟左右，即欲解大便，有时呈水样，无黏液，均为不消化食物；体重稍减轻。查体：一般情况尚可，精神尚佳，满月脸基本消除，面色红润；舌质稍红，舌苔薄，黄白相间，脉弦细。上方加炒三仙 27g、黄连 6g、白术 12g，减生地黄为 15g、当归为 12g，水煎服，日 1 剂，15 剂。

1994 年 11 月 7 日十诊：病人已回美国，目前病情好转稳定，坚持正常上班。来信索要中药处方继续治疗。处方：生黄芪 30g，当归 15g，白芍 15g，党参21g，羌活15g，独活15g，白术15g，续断15g，杜仲12g，生薏苡仁24g，防风15g，甘草12g，秦艽15g，怀牛膝15g，生地18g，忍冬藤24g。水煎服，日1剂，30剂。

1995年3月18日十一诊： 来信索要处方，上方部分药物增加用量，以金银花15g易忍冬藤，加防己12g，水煎服，日1剂，60剂。

按语：《素问·五脏生成论》曰"黑脉之至也，上坚而大，有积气在小腹与阴，名曰肾痹"；《素问·痹论》言"肾痹者，善胀，尻以代踵，脊以代头"；中医理论认为，肾痹的病理乃为：肾主骨，骨痹不已，久致肾亏，复感外邪，内舍于肾，肾阳虚衰，不能温煦筋骨；肾阴亏少，筋骨失于濡养。加之寒湿之邪内侵，留滞筋骨，气血闭阻，而见关节疼痛，四肢拘挛，骨重不举，腰背酸痛，偻曲不伸，坐卧难支，步履艰难。《圣济总录》用防风丸治疗肾痹，并言"此药宜久服"。本案患者西医用大量免疫抑制剂和激素控制病情，由此引发多种副作用，导致多种病证交织在一起，错综复杂，治疗颇为棘手。

刘老认为本案病人肝肾亏虚，气血虚弱，又有湿阻经络，为虚实夹杂、本虚标实之证；乃于补益肝肾、益气养血中加入祛湿通络之品。参、芪益气；归、芍养血；独活、秦艽、忍冬藤祛风除湿止痹痛；《名医别录》曰薏苡仁"主除筋骨邪气不仁"；《本草汇言》载防风"散风寒湿痹之药"，"与羌、独下行治腰膝之风；与当归治血风，与白术治脾风"，故刘老用防风与诸药配伍，既强正气，亦宣痹痛，共奏扶正祛邪之能事。患者就医10余诊，延续半年，治以补益肝肾、益气养血、除湿通络；投药百余剂，气血得充、肝肾坚实，痹痛自除；后期滋补肝肾同时调理脾胃，实后天化源之本，以强其体质。肾痹迁延日久，非一朝一药能愈，故一诊以"蠲痹汤"取得疗效，之后均在此方基础上加减用药，即所谓效不更方，贵在坚持。

痹证（风湿痹阻，郁而化热）

刘某，女，29岁，1993年2月17日初诊。

主诉： 反复发热，全身关节、肌肉疼痛12年，加重半月。

病史： 患者于1980年12月出现高热，体温40℃以上，持续不退，伴有全身关节疼痛难忍、怔忡、气促、水肿、神志不清，在北京某医院住院半月，体温未降，转北京某医科大学附属医院，经过抗核抗体以及狼疮免疫学检查，结合临床有多系统损害，确诊为"系统性红斑狼疮（systemic lupus erythematosus，

SLE）"，经过大量激素并辅助以维生素 C、钙、氯化钾等对症处理，病情好转出院。1981 年 5 月以及 1982 年 2 月先后出现 2 次昏迷，当时尿糖、尿蛋白均为（++++)，复查抗核抗体滴度 1∶2 520。全身关节肌肉疼痛，活动受限，病情垂危，诊断为：SLE 脑损害，后经过激素治疗病情好转；12 年来患者为维持治疗一直坚持服用激素，从未间断。1992 年 10 月因重感冒导致旧病复发并加重，高热不退，于某院急诊室治疗，抗核抗体滴度 1∶1 260，给予激素、葡萄糖酸钙、碳酸钙、维生素 C 等治疗，仍感觉全身关节疼痛难忍，生活不能自理，而求治于中医。

患者起病以来很少外出活动，关节僵硬，肌肉萎缩，尤其十指卷曲，关节松脱，四肢乏力，口干心烦，嗜冷贪凉，容易感冒；多年来只能维持治疗，不能根本好转。患者反复发热，关节痛甚，难以入睡，有晨僵现象，受凉加重，自汗；食欲时好时坏；大便稀溏，4~6 次每日，已经停经 2 年。就诊时见：患者呈慢性病容，满月脸，贫血貌，表情痛苦，唇淡，四肢肿大，小关节卷曲、变形、肿胀、活动受限，呈跛行步态，行走需人搀扶；生活完全不能自理，声音低微，吐字清楚，呼吸喘促，气不得续，无异常气味呼出；皮肤温度正常，关节局部发热，握力差；舌红，有裂痕，苔黄，脉弦细滑。查体：心率 92 次／min，律齐，双肺呼吸音稍粗，无啰音，右手背以及腕关节以上明显肿胀，局部有淤血。实验室检查：血常规 Hb：107g/L，WBC：6.3×10^9/L，PLT：300×10^9/L；尿常规：蛋白（++)，颗粒管型 0~1 个/HP；免疫学检查：抗核抗体 1∶10 000$^+$。

中医诊断：痹证；西医诊断：系统性红斑狼疮，狼疮性关节炎。

辨证：风湿痹阻，郁而化热。

治法：清热除湿，祛风通络，调理气血，兼补肝肾。

处方：葛根汤合麻杏苡甘汤、防己黄芪汤加减，葛根 15g，桂枝 9g，白芍 9g，麻黄 6g，甘草 9g，防风 15g，防己 12g，生地 18g，杏仁 9g，生薏苡仁 24g，忍冬藤 18g，当归 12g，生黄芪 18g。水煎服，日 1 剂，7 剂。

二诊：服用上药 7 剂后，症状明显改善，关节疼痛减轻，右手臂肿胀消退，稍有恶心，舌质淡红，脉弦细稍滑。守原方加生姜 3 片，7 剂。

三诊：患者受凉后出现发热，体温 38.9℃，病情加重，不能活动，只能卧床休息，伴有头痛、咽喉疼痛，大便稀，有时呈水样便，食欲下降。查：患者表情痛苦，卧床不起，咽部充血；舌红苔黄腻，脉弦细滑数。证属：风湿热痹复感外邪，原方加海桐皮 18g、连翘 15g、滑石 15g（包煎)，忍冬藤增加到 24g，5 剂。

四诊：服药5剂，体温降为正常（36.5℃），能起床活动，生活基本自理，头痛、咽喉疼痛消除，关节痛好转，食欲好转如常，唯有中午体温略有升高（37.2℃左右）。守三诊再进7剂。

五诊：病情反复，全身关节痛甚，卧床不起，有轻微咳嗽，胸部疼痛明显，活动及深呼吸时加重，大便稀，5~6次每日。查体：患者声音低微，左侧胸部有压痛，心率120次/min，心音低钝，无摩擦音，双肺呼吸音低，以左侧明显；舌红苔黄，脉弦细滑。处方：黄连5g，瓜蒌10g，薤白10g，半夏12g，杏仁12g，茯苓12g，橘红10g，枳壳12g，赤芍10g，白芍10g，白术12g，大青叶30g，生黄芪18g，桂枝9g，忍冬藤24g，海桐皮18g，生甘草9g，7剂。

六诊：体温恢复正常，能下床活动，腹泻停止，食欲上升。一般情况可，坐位，形态自如；舌淡红，苔薄白，脉弦细。上方加当归12g。

七诊：近日咳嗽，咳白色黏痰少许，心胸憋闷疼痛，大便呈糊状，一日2~3次，关节疼痛较前明显好转，面白；舌淡红有裂痕，苔薄黄，脉弦细。处方：紫苏子10g，紫苏叶10g，杏仁10g，瓜蒌12g，郁金12g，麻黄6g，党参12g，白术10g，枳实10g，大青叶30g，甘草6g，橘红6g，生黄芪12g，海桐皮18g。

八诊：胸痛除，咳嗽减轻，但仍感憋闷，精神好，体温36.7℃，舌脉同前。处方：葛根15g，桂枝9g，白芍9g，麻黄6g，射干9g，桔梗9g，杏仁9g，生地18g，生薏苡仁24g，忍冬藤24g，当归12g，白术12g，海桐皮20g，大青叶30g，生黄芪18g，7剂。

九诊：患者仍觉关节疼痛，以下肢为甚，但已能步行，生活部分自理，食欲可，大便稀，一日二行，小便可；舌红苔薄白，中有裂痕，脉细数。刘老认为麻杏苡甘汤治疗上半身疼痛好，桂枝芍药知母汤治疗下半身疼痛好，故处以桂枝芍药知母汤加当归、生地、生黄芪，处方：桂枝9g，芍药9g，甘草6g，麻黄6g，生姜15g，白术15g，知母12g，防风12g，附子6g（先煎），当归18g，生地18g，生黄芪18g，7剂。

十诊：右腿关节疼痛，右下肢肿胀，二便可，低热37.5~37.6℃。上方去生姜、附子、麻黄，加防己12g，忍冬藤24g，连翘12g，生甘草12g，生薏苡仁24g、海桐皮15g、滑石15g（包煎），7剂。

十一诊：服药后关节疼痛减轻，上肢肿胀消失，双下肢仍有轻度肿胀、疼痛，二便可。处方：当归拈痛汤加薏苡仁、滑石、秦艽、忍冬藤：当归15g，秦艽15g，防风12g，苍术10g，白术10g，苦参10g，知母10g，羌活10g，甘草12g，猪苓 10g,泽泻 10g,黄芩 10g,葛根 10g,薏苡仁 24g,大青叶 30g,忍冬藤 24g,滑石(包煎)15g,7剂。

十二诊:目前仅余双膝关节疼痛,双下肢肿未全消,考虑水肿为低蛋白血症所致,主要原因如下:①长期蛋白尿;②长期服用激素;③吸收障碍;④食量少。处方:改用猪苓汤合四君子汤、当归补血汤加减。处方:猪苓 10g,茯苓 10g,泽泻 10g,阿胶 10g,党参 15g,白术 10g,甘草 10g,当归 15g,防己 15g,赤小豆 15g,连翘 12g,海桐皮 18g,生黄芪 20g,生薏苡仁 24g,7剂。

十三诊:双下肢肿胀消退,关节疼痛较前明显好转,由不能行走到现在行走自如,且病情不再反复,治疗已见成效,目前仍以治肾为主,停用甘草、生地、当归,并建议静脉输液白蛋白,以促进水肿消退,处方:猪苓 10g,白术 10g,茯苓 10g,泽泻 10g,石韦 20g,党参 20g,生黄芪 20g,桑寄生 15g,防己 15g,防风 15g,海桐皮 24g,生薏苡仁 24g,冬虫夏草 3g(研末冲服),7剂。

又服药30剂,水肿消退,关节疼痛消失,偶有发作,症状轻微,已无大碍。

按语:痹证的发病,主要取决于患者体质和感受外邪两大因素,内因是发病基础,外因是发病的重要因素。本案患者年轻女性,先天禀赋不足,《灵枢·五变》言"粗理而肉不坚者,善病痹",风寒湿邪痹阻经络关节,久留不去,郁而化热而成热痹。经络关节气血不通,则关节局部红肿灼热,疼痛不能屈伸;热盛伤津,故易发热、口渴、烦闷不安;并见舌红、苔黄、脉滑数等热盛之象;痹证日久又伤及气阴,出现易感冒、停经、语声低微、气不得续等气虚之象以及关节变形、屈伸不利等肝肾亏虚症状;病情虚实夹杂、寒热错综。本案西医病属系统性红斑狼疮,是一种发病原因未明确的自身免疫性疾病,西医无法根治,目前治疗以控制病情、缓解临床症状为主,多应用免疫抑制剂控制病情发展。

刘老综合病情,首诊以祛邪为主,兼以扶正,综合应用葛根汤合麻杏苡甘汤、防己黄芪汤加减,以清热除湿、祛风通络、调理气血、兼补肝肾为法。《本草发挥》曰:"本草云轻可去实,麻黄、葛根之属是也。"用麻黄发表利水消肿,使湿从表而去;杏仁宣降肺气,通调水道,合薏苡仁渗湿,使湿从小便而去;葛根散阳明郁热,又可解肌;取轻可去实之意。《本草求真》言黄芪"入肺补气,入表实卫",防己"辛苦大寒,性险而健,善走下行,长于除湿、通窍、利道",防己、黄芪相配,补气利湿,扶正祛邪,使风湿去而不伤正。《本草纲目》言"桂枝透达营卫,故能解肌而风邪去",又合芍药调和营卫;归、芪益气养血;

生地补益肝肾。共加减用药 30 余剂,病患基本解除。

纵观本案,患者病情反复,变证丛生,刘老始终坚持扶正祛邪的原则,以清热除湿、祛风通络,兼调理气血、补益肝肾为治疗大法,根据病情发展,急则治其标,缓则治其本,几易其方,终获良效。

痹证(阳气不足,阴血内弱,寒滞经脉)

鲍某,女,19 岁,1994 年 8 月 9 日初诊。

主诉: 手指以及双膝关节疼痛 6 周。

病史: 患者于 6 周前感觉晨起手指僵硬,活动后症状减轻,后出现手指以及双侧膝关节疼痛,曾经在某医务所诊断为"冻疮",药物内服以及外敷均无效,转诊中医求诊于刘老。起病以来除上述症状以外,亦有局部红紫、活动受限,食欲可,大便不成形,3 日一行,13 岁月经初潮,停经 2 年;现患者呈慢性病容,手指及膝关节疼痛明显,无红肿,无畸形,手足厥逆;舌淡苔薄白,脉沉弦细。化验检查:"类风湿因子"阳性。

中医诊断: 痹证;西医诊断:类风湿关节炎。

辨证: 阳气不足,阴血内弱,寒滞经脉。

治法: 温养气血,散寒止痛。

处方: 当归四逆汤加减,当归 6g,白芍 6g,桂枝 4.5g,通草 6g,川芎 3g,细辛 3g,甘草 4.5g,大枣 12 枚。水煎服,日 1 剂,10 剂。

1994 年 8 月 19 日二诊: 患者服药后手指及双膝关节疼痛明显减轻,在原方基础上加生黄芪 12g,再服药 10 剂后,诸症消除。

按语: 本案患者血虚受寒,血脉凝滞,不能充养四肢,故手足厥逆,脉沉细;寒邪阻滞,阳气不能达于四末而手指末节僵硬;对于寒在经脉、血脉不利之证,治疗既要温经散寒,又要养血通脉,当归四逆汤最为适宜。方中当归甘温,入肝经,补血和血,为温补肝经之要药;桂枝辛温,温通经脉,以祛散经脉中凝滞的寒邪而畅通血行,两药共奏养血温通之效;白芍养血和营,补益营血;细辛辛温,外温经脉,内温脏腑,通达表里,以散寒邪;通草通关节利血脉,又能制当归、细辛之温燥;甘草、大枣益气健脾,调和诸药,重用大枣既补血又防辛燥误伤阴血。本案用当归四逆汤原方加一味川芎,《本草汇言》言川芎为"血中气药",能通达气血,使药力得以达四末而四肢血脉通畅。

第八章 肢体经络病证

产后痹证（气血不调，风湿痹阻）

张某，女，30岁，1980年9月13日初诊。

主诉： 周身关节疼痛1年，加重1个月。

病史： 患者于1979年9月生产后不慎触冒风寒，遂引起周身关节疼痛，开始痛如针刺，以食指关节为甚，经过多方求治未见好转，近1个月来病情加重，故来求诊于刘老。就诊时见：全身大关节包括肩、肘、膝、踝、腰、颈部走窜疼痛，活动明显受限，不能久坐及下蹲，行走困难；手指关节酸痛肿胀，不能握拳及自行穿衣，生活难以自理；畏风寒，受凉或天气变化则疼痛剧增；食欲减退，二便尚调；脉弦细，舌苔薄而滑。

中医诊断： 产后痹证。

辨证： 气血不调，风湿痹阻。

治法： 调理气血，祛风除湿。

处方： 四物汤合独活寄生汤加减，当归12g，白芍9g，川芎4.5g，生地15g，生黄芪15g，防风12g，秦艽12g，桑寄生15g，羌活12g，独活12g，牛膝12g，生薏苡仁24g，白术9g。水煎服，日1剂，7剂。

1980年9月20日二诊： 以上方化裁，投药30余剂，畏风寒明显好转，手指关节肿胀消除，疼痛止，全身关节活动自如，生活能够自理，仅感到周身略有酸楚。继续坚持服用药物半个月，各种症状消失。

按语： 痹者即气血闭塞不通之意，《素问·痹论》曰："风寒湿三气杂至，合而为痹也。"又曰："其不痛不仁者，病久入深，荣卫之行涩，经络时疏，故不痛；皮肤不营，故为不仁。"可见痹证乃因风、寒、湿邪侵袭，并与营卫相合而致病，多属于正气虚、邪气留滞，故刘老认为调理气血实为治病求本之法。然而此法经常被医者所忽视，临床常见一些医生治疗痹证只偏重于祛邪，处以大剂祛风药及活血化瘀之品，以为是遵循"通则不痛"之经旨，其实不然，正气不复，邪气何以能却？故古人有"治风先治血，血行风自灭"的经验。再观历代治痹之名方，如独活寄生汤、蠲痹汤、羌活续断汤、三痹汤等，皆为风药与人参、黄芪、当归、芍药同用，意在扶正与祛邪并施。

刘老在临证中视病程之久暂、邪正之虚实，于祛风之剂中配伍参、芪以益气，归、芍以养血。《本草纲目》载"黄芪去诸证之痛""当归治一切风""白芍除血痹,止痛",皆能补气血兼祛风湿、止痹痛,一药二功,故为刘老所习用。临床证明治疗痹证调气血与祛风湿并用,虚实兼顾,不仅痹痛可以较快缓解,而且往往使患者精神振作、体质增强,此为西药所不及。本案患者产后发病,不仅形体虚弱,而且精神上悲观失望。若只用攻法,往往伤正碍胃,于病不利;反之,祛风通络之中注意调理气血,则能从根本上改善机体状态。

血痹(荣卫虚弱,腠理不密,风邪外袭,痹阻血络)

王某,男,44岁,1982年12月12日初诊。

主诉: 右前臂麻木疼痛半年余。

病史: 患者半年余前无明显诱因出现右侧前臂肌肉麻木、疼痛,麻重于痛,活动自如,别无所苦。经西医检查未明确诊断;曾经服用祛风散寒、凉血息风之品未见效,今来刘老处求诊。细询病史,患者入寐时喜将手臂袒露于外,初起稍感麻木,继而麻木加重;舌质淡,苔薄白,脉沉涩。

中医诊断: 血痹。

辨证: 荣卫虚弱、腠理不密,风邪外袭、痹阻血络。

治法: 调和营卫,益气活血。

处方: 黄芪桂枝五物汤加减,生黄芪20g,桂枝10g,生姜15片,大枣10枚,赤芍15g,当归尾12g,陈皮5g。水煎服,日1剂,3剂。

1982年12月15日二诊: 患者服上方3剂后麻木减轻,疼痛尚存。上方加红花6g,以增强活血之功。水煎服,日1剂,3剂。

1982年12月18日三诊: 病情明显好转,继续服上方6剂。药后病即痊愈,随访3个月未复发。

按语: 血痹一证属中医痹证范畴,《灵枢·九针论》曰"邪入于阴,则为血痹",《素问·刺法论》曰"正气存内,邪不可干"。人体正气充足,在内则脏腑气血调和,在外可抗御外邪的侵袭;如人体正气不足,营卫不和,感受风邪,邪遂客于血脉,使气血闭阻,则发为血痹。血痹以肌表麻木不仁、甚则疼痛为主症,与风寒湿痹证治不尽相同。仲景《金匮要略·血痹虚劳病脉证并治》云"夫尊荣人,骨弱肌肤盛,重因疲劳汗出,卧不时动摇,加被微风,遂得之……外证身体不仁,如风痹状",以身体不仁为主症,但又不同于风痹,故以祛风散寒、凉血息风之疗风痹治法治之而不效。本案患者之痹痛为素体荣卫虚弱、腠理不密，又感风寒，风寒之邪与气血凝滞脉中，不通则痛。刘老治以调和营卫、温通气血、兼祛外风，方用黄芪桂枝五物汤为主益气温经、和血通痹，鼓舞气血运行。方中用生姜15片辛温散风寒之邪；加当归尾、红花活血通络；陈皮理气而通达脉络。诸药配伍精当，故使血痹证较快痊愈。

痿躄（肾精不足，筋脉失养）

王某，男，27岁，1985年3月12日初诊。

主诉：下肢无力3个月。

病史：患者结婚半年，婚后3个月即感腰膝酸软，但于生活、工作尚无大碍，而后两腿无力与日俱增，以致不能跑步、下蹲，起立及行走困难，上下公共汽车颇为不便，上楼亦极费力，严重影响生活、工作，曾到某医院神经科检查，未予明确诊断，今求诊于刘老，就诊时见：双下肢软弱明显无力已经3个月有余，并逐渐加重；头晕目眩，腰膝酸软，四肢无力，不能独自行走，需他人搀扶，畏寒；睡眠、饮食尚可，大便秘结，5~6日一行，小便失禁；舌苔薄白，脉来弦细。

中医诊断：痿躄。

辨证：肾精不足，筋骨失养。

治法：填精补髓，充养筋骨。

处方：地黄饮子加减。当归15g，牛膝15g，肉苁蓉15g，熟地24g，远志6g，茯苓12g，山萸肉15g，麦冬15g，菖蒲9g，五味子15g，附子12g（先煎）。水煎服，日1剂，10剂。

二诊：服用上方后，双下肢无力逐渐好转，治疗20余日，完全恢复正常，上车登楼，起立行走，一如常人，二便症状亦除。嘱其节欲慎养，以后未再服用其他方药。

按语：痿证指肌体筋脉弛缓、软弱无力，日久废用，甚至肌肉萎软瘦削之病证，多发生于下肢；临证施治多重视肝肾，盖肝主筋，肾主骨也。本例患者证属阴阳两虚，系新婚燕尔房劳过度，损伤肾精，骨髓失充，筋脉失养所致。丹溪用"泻南方，补北方"清内热、滋肾阴之法治之。刘老宗其法，取地黄饮子加减,以熟地再添麦冬,填肾阴;苁蓉、附子等补阴中之阳;萸肉、当归、牛膝温肝而强腰健膝;茯苓、菖蒲、远志补心通肾。弃薄、姜、肉桂、巴戟天等辛散温热之品,为免过于耗散,故而精气渐充而痿躄自复。成方活用,随证加减,不可拘泥,由此而窥一斑。

痿证(肝肾不足,气血两亏)

何某,男,28岁,1981年4月9日初诊。

主诉: 全身痿软无力1个月。

病史: 患者1个月前突然昏厥,醒后感觉全身无力,两下肢酸软不能行走,经某医院诊断为"神经功能障碍",今来求诊于刘老。就诊时见:头晕头痛,腰酸,下肢麻木、发凉,酸软不能站立;睡眠不佳,食欲不振,小便黄,大便干燥;舌红无苔,脉细涩。

中医诊断: 痿证;西医诊断:神经功能障碍。

辨证: 肝肾不足,气血两亏。

治法: 调理气血,补益肝肾。

处方: 党参15g,沙参9g,石决明9g,牡蛎15g(先煎),丹参9g,白术6g,赤芍9g,当归9g,牛膝12g,川续断9g,黄芪12g,肉桂9g,附子9g(先煎)。水煎服,日1剂,10剂。

1981年4月19日二诊: 下肢麻木感减退,感觉温热,但站立时间长尚有麻木发凉感觉,能被别人搀扶活动。继续服用40余剂后,两下肢能独立移动,按上方调治半年余而痊愈。

按语: 本例以下肢麻木、酸软不能站立为主症,属于中医"痿证"范畴,病机为本虚标实。《三因极一病证方论》言"属内脏气血不足",气血两虚,则筋骨络脉失于濡养,以致痿弱不用;《临证指南医案·痿》论曰:"肝主筋,肝伤则四肢不为人用而筋骨拘挛。肾藏精,精血相生,精虚则不能灌溉诸末,血虚则不能营养筋骨。"肾阳亏则见下肢酸软不能站立、麻木发凉、脉细;头晕头痛、舌红无苔,属阴虚阳亢之象。治疗当在调理气血、补益肝肾的同时养阴柔肝潜阳,补益肝肾用川续断、牛膝;柔肝潜阳用沙参、石决明、牡蛎;益气和血、充养筋脉用党参、丹参、赤芍、当归、黄芪、白术;肉桂、附子温补下元,促进气血的循行。诸药合参,用方40余剂,正气充足、气血调和、肝肾得以濡养,则能独立行走。

痿证(风热内伏,阻遏经络)

李某,男,3岁,1957年12月8日初诊。

主诉: 发热后出现肢体痿软无力10天。

病史: 患儿于1957年11月24日晚间开始发热,并伴有头痛、呕吐等症状;发热4天后出现右臂及左腿不用,而神志清楚,在儿童医院诊疗,检查为小儿麻痹症。诊其两脉细而数,身有微热,右臂及左腿不能举动,痿软无力。

中医诊断: 痿证;西医诊断:脊髓灰质炎。

辨证: 风热内伏,阻遏经络。

治法: 清热解毒,祛风活络。

处方: 生石膏(研细)9g,金银花12g,生甘草9g,川黄连9g,麻黄3g,白僵蚕9g,全蝎3g,全蜈蚣2条,广地龙9g,嫩桑枝18g,鲜生地18g,杭白芍18g,局方至宝丹1粒(化服)。水煎服,日1剂,3剂。

1957年12月11日二诊: 服前方3剂,左腿已能行动,尚缺乏力量;右臂亦能活动,但抬举无力,已不发热,饮食、二便均正常;脉弦微数。仍宜清热解毒、祛风活络。处方:金银花9g,条黄芩6g,生甘草9g,川黄连3g,葛根12g,白僵蚕9g,全蝎4.5g,全蜈蚣2条(研细),广地龙9g,嫩桑枝18g,鲜生地18g,杭白芍12g,紫雪丹3g(分次送服)。水煎服,日1剂,3剂。

1957年12月18日四诊: 左腿行步较前有力,右臂亦灵活,但仍抬举无力;脉象缓和,饮食、二便均好。处方:明天麻9g,葛根12g,全蝎4.5g,全蜈蚣2条,白僵蚕9g,广地龙9g,生杜仲9g,牛膝6g,川芎6g,桑寄生18g,生甘草9g,杭白芍12g,再造丸1粒(分化)。水煎服,日1剂,3剂。

1958年1月1日七诊: 左腿力量已同右腿,右臂尚不及左臂有力;脉缓和,当遵原法。处方:明天麻9g,白僵蚕9g,全蜈蚣1条(研细),广地龙9g,川续断9g,桂枝尖9g,杭白芍12g,薏苡仁15g,归尾6g,川芎6g,丝瓜络9g,生甘草9g。水煎服,日1剂,3剂。

本患儿共就诊12次,前后服药37剂,完全恢复健康。

按语: 脊髓灰质炎是由脊髓灰质炎病毒引起的急性传染病,因多见于小儿，故又称"小儿麻痹症"。中医认为本病是感受暑湿热毒所致，乃因人体正气不足导致外邪侵袭而发病。就临床表现本病可分为五期：前驱期、瘫痪前期、瘫痪期、恢复期、后遗症期；本案患者前来就诊时已至瘫痪期。观其脉症，应属风热内伏、阻遏经络，故法当清热解毒、祛风活络为主。方中生石膏大寒，黄连苦寒，合以清泄内热；金银花散风热于表，开邪之出路；麻黄量少，以取其宣肺之功，而去其助热之弊；蝎者，李杲评其为"治风要药"，李时珍曰："足厥阴经药也，故治厥阴诸病。"僵蚕，蚕之病风者也，用之治风化痰，散结行经也；盖行而疾者，唯风与蛇，蜈蚣能制蛇，故亦能截风；地龙者，善搜风通络，行十二经之气；桑枝以走上肢，通上臂经络之阻滞；生地、白芍补阴以养经络也。二诊之时，观其脉症，应为余邪将尽，当以祛风活络为法，加葛根舒筋通络；杜仲、牛膝、桑寄生之属，补肝肾、强筋骨，以充经络受养之源也。综合观之，本案之治：一则清热解毒，一则祛风活络。

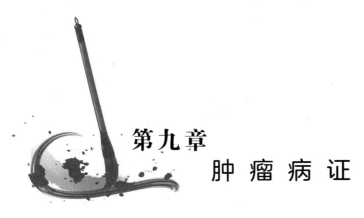

第九章 肿瘤病证

乳岩(肝肾阴虚,痰热蕴结)

吴某,女,48岁,1994年6月1日初诊。

主诉: 乳腺癌术后4年余,口干、乏力半月。

病史: 患者乳腺癌术后4年余,反复化疗多次,近半月来自觉口干、乏力,今求诊于刘老,就诊时见:大便秘结,小便调,纳食一般。查:一般情况可,舌质稍红,舌苔薄黄,脉细弦。左侧乳腺已行根治术,两腋部淋巴结不大,锁骨上窝淋巴结未触及。白细胞及血小板均低于正常。

中医诊断: 乳岩;西医诊断:乳腺癌。

辨证: 肝肾阴虚,痰热蕴结。

治法: 滋肝补肾,祛痰散结。

处方: 生脉饮合当归补血汤加减,当归12g,生黄芪18g,何首乌12g,太子参12g,西洋参5g(研末冲服),五味子6g,麦冬9g,黄芩9g,丹参6g,白芍9g,生地15g,冬虫夏草3g(研末冲服),白花蛇舌草20g,甘草9g。水煎服,日1剂,30剂。加服西黄丸,0.5g/次,2次/d。

1994年7月2日二诊: 患者诉服上药后,诸症减轻,口干、乏力、便秘消除,偶有大便稀溏,停药1~2天或是注意饮食,大便则可恢复正常,精神好。

处方: 原方去何首乌、西洋参、黄芩、丹参,改生地为12g、当归为9g,加茯苓12g、党参12g。水煎服,日1剂,20剂。加服西黄丸,0.5g/次,2次/d。

按语: "乳岩"一证,多因肝气郁结、情志不畅、膏粱厚味致病;而冲任失调、郁结伤脾为其发病的内因。《医学正传》曰"此症多生于忧郁积忿中年妇女",刘老认为本病的发生是在正气亏虚、脏腑功能衰退的基础上,外邪与内生的痰湿、瘀血等病理产物相搏,以致气滞、血瘀、痰凝、毒聚结于乳络而成,故本病的发生发展是因虚致实、因实而虚、虚实夹杂的过程。因病人患病日久，更加耗伤气血，故治疗原则宜扶正与祛邪相结合，攻补兼施，以补为主，正气复则邪气易除。一诊时刘老以生脉饮及当归补血汤为主，方中黄芪健脾益气、固护后天、健中州之气、助化血之源，合当归以益气补血；西洋参、五味子、麦冬滋阴润燥；何首乌、生地、白芍滋阴补肾、养血生血，以滋血源；丹参活血；黄芩清热；冬虫夏草、白花蛇舌草清热解毒、抗癌消癥；并予《外科全生集》之西黄丸（牛黄、麝香、乳香、没药等）以活血消癥，加强清热解毒力度。全方共奏滋阴、清热、补血之功效。二诊时患者诉疗效较好，但大便偏稀，可见患者脾胃虚弱，稍服滋阴之品即泻，故守原方并减少滋阴药及通便药物用量。本案治疗一攻三补，奏效明显。

癥瘕（肝肾阴虚）

于某，女，40岁，1993年2月27日初诊。

主诉： 患宫颈癌3年，排尿困难及全身水肿1年余。

病史： 患者3年前发现宫颈恶性肿瘤，但已至晚期，失去手术机会，长期反复化疗、放疗，近1年多来每次做完治疗后，排尿困难，水肿加重；经肾功能及肾脏超声检查未见明显异常，因排尿困难及水肿曾反复使用呋塞米，又因为利尿过度而出现低血钾、抽搐及一过性昏迷等情况，遂求诊于刘老。起病以来，一般状况尚可；化疗后水肿，小便困难，大便不畅，饮食、睡眠可；面潮红；舌质稍红，舌苔薄黄，脉弦细。

中医诊断： 癥瘕；西医诊断：宫颈恶性肿瘤。

辨证： 肝肾阴虚。

治法： 滋补肝肾，养阴利水。

处方： 六味地黄丸合猪苓汤加减，太子参18g，黄芪18g，生地18g，猪苓12g，泽泻12g，阿胶12g，茯苓12g，白花蛇舌草24g，白茅根24g，山萸肉12g，山药12g。

服药30剂后，排尿困难明显好转，一般情况良好。

按语：《金匮要略·妇人妊娠病脉证并治》："妇人宿有癥病，经断未及三月，而得漏下不止……为癥痼害。"《校注妇人良方》云："妇人腹中瘀血者，由月经闭积，或产后余血未尽，或风寒滞瘀，久而不消，则为积聚癥瘕矣。"妇科杂病之癥瘕，指妇女下腹部胞中结块，或痛或胀或满，甚或出血。故宫颈恶性肿瘤中医属"癥瘕"范畴。癥瘕的发生与正气亏虚及邪气结聚均有关，如《中藏经》云："积聚癥瘕，皆五脏六腑真气失而邪气并，遂乃生焉。"《景岳全书·妇人规·血癥》曰："瘀血留滞作癥，惟妇人有之。其证则或由经期，或由产后，凡内伤生冷，或外感风寒，或患怒伤肝，气逆而血留……或积劳积弱，气弱而不行。总由血动之时，余血未净，而一有所逆，则留滞日积而渐成癥矣。"本例病人患病日久，先后天之本亏损，血海空虚，邪气乘虚而入，故积结成块，阻于胞宫成癥瘕。脾肾亦为水液代谢之重要脏器，肾虚气化不利，膀胱开合失约，故小便不利、尿少。刘老认为治疗宜标本兼顾，故以滋补肝肾，兼利水养阴为基本法则，同时应注重保护胃气，培补后天之本，使先后天俱补。方选六味地黄丸合猪苓汤加减，方中地黄、山茱萸、山药滋补肾阴；泽泻降肾浊；茯苓配山药渗脾湿；配太子参、黄芪健运脾气，培补后天；配猪苓利水不伤阴；阿胶养血补血；加白花蛇舌草清热解毒、抗癌消癥。全方补中有利、补利兼施、利水养阴而不伤正、补而不留邪，临床疗效显著。

肠澼（脾失健运，气血亏虚）

常某，男，49岁，1991年8月12日初诊。

主诉：腹痛、泄泻、脓血便伴形体消瘦半年。

病史：患者1991年元月感觉低热，伴腹痛、腹泻。腹痛固定于右腹部，呈现阵发绞痛，腹痛时自觉右腹部有条索状肿物，腹泻每日10余次，为脓血便，有时为鲜血便。呈进行性贫血、食欲下降和消瘦，体重由60kg迅速降至45kg，全身极度衰竭。先后两次行纤维结肠镜检查，发现距离肛门20cm处结肠局部狭窄；前列腺活检：少许恶性组织。诊疗过程中肿瘤呈进行性增大，并出现严重的肠梗阻，频发腹部绞痛，于7月11日在北京某医院全麻下行剖腹探察，发现肿块8cm×10cm×6cm大小，肠末端、回肠坠入盆腔，与周围膀胱、肠管均有粘连，无法做肿瘤切除手术，仅对症治疗解除肠梗阻。经过放射治疗数周后复查腹部B超，肿瘤缩小至4cm×3.4cm×2.8cm。由于放射治疗使白细胞下降至2×10^9/L，血红蛋白降至70g/L，无法继续放疗，故于1991年8月出院，旋即求治于刘老。就诊时病人除仍有上述腹胀痛、泄泻、脓血便症状外，还感胸闷泛恶，纳呆，时欲呕吐，盗汗，四肢乏力；精神疲乏，形体消瘦，体重45kg，头发稀少，面色萎黄无华；舌质淡红，苔薄黄，脉细弦濡。

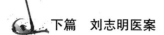

中医诊断：肠澼；西医诊断：小肠恶性纤维组织细胞瘤。

辨证：脾失健运，气血亏虚。

治法：醒脾益气，养血止痛。

处方：当归9g，白芍9g，苍术9g，厚朴9g，甘草6g，焦三仙27g，槟榔9g，黄芩6g，川楝子6g，延胡索6g。水煎服，日1剂，10剂。

1991年8月22日二诊：服上药10剂后，腹痛腹胀、胸闷泛恶好转，胃纳增加，精神好转，但盗汗、乏力无明显改善。原方去焦三仙、槟榔、黄芩、川楝子、延胡索；改苍术为白术；加太子参18g、生黄芪18g、云茯苓9g、广陈皮6g。水煎服，日1剂，继服30剂。另予西黄丸，0.5g/次，2次/d。

1991年9月25日三诊：服用上方40余剂，自觉症状消失，食欲好转，精神体力明显好转，大便恢复正常。复查血常规：血红蛋白135g/L，白细胞 4.5×10^9/L。守原方再进，另予制乳香60g，制没药60g，研成细末和匀，2g/d，分2次用汤药送服。

1993年2月20日四诊：共服药480余剂，患者自述无任何不适感觉，饮食、起居正常，体重增加至65kg，二便调，面色红润，精神、体力较前好转。复查CT示肿瘤较前明显缩小，且未见转移灶。该患者至今已存活18年，仍继续间断服用中药治疗，健康状况良好，生活质量亦较高。

按语：肠澼，即肠中澼积，指肠中气血积聚、壅滞。早在《素问·通评虚实论》即有肠澼"便血""下白沫""下脓血"之说。张介宾《类经·疾病类五》亦云："病为肠澼，为痔，而下痢脓血也。"此例病人可归结为中医"肠澼"范畴，多由气血积聚、壅滞于肠中所致。刘老认为本病的发生，在于人体正气亏虚，体内外各种致病因素乘虚而入，导致脏腑及气血功能失常，而气滞、血瘀、痰凝、毒聚，最后形成结而不散的肿块。刘老基于李中梓《医宗必读》之"脾为后天之本"，《素问·平人气象论》之"人无胃气曰逆，逆者死"，《金匮要略·脏腑经络先后病脉证》之"脾旺不受邪"等理论，并结合该患者的个人体质特征，认为食欲不振、脾不健运是癌症的通病，治疗应以扶助正气、培补后天之本为主，佐以消散癥瘕积块，只有脾胃健运，使"生化"之源不竭，正气旺盛，才能耐受祛邪药物之攻伐。故初诊予焦三仙健脾，苍术、厚朴醒脾行滞；芍药、当归合用滋养阴血，使营血有源；川楝子、延胡索以止痛。二诊时诸症好转，正气稍复，仍有气虚之证，故改异功散为基本方，增加太子参、黄芪等补气健脾之品；又因正气已复，可受攻药，故另佐以软坚散结之西黄丸及乳、没之粉，以攻补兼施，可谓一攻三补，补虚而不滞实，通泄而不伤正，从而使病情好转，存活期延长，提高患者的生活质量。

第九章 肿瘤病证

肠澼（脾肾两虚，湿浊凝聚）

易某，女，56岁，1989年5月3日初诊。

主诉：腹痛、腹泻、脓血便，伴形体消瘦半年。

病史：患者自1989年1月开始出现阵发性腹痛，便后腹痛无缓解，同时大便呈脓血样，每日6~10次，无明显里急后重感觉，食欲明显降低，由正常每餐150g减少到每日150g，体重明显减轻，伴有体倦乏力，面色苍白。同年2月10日在某医院检查，血红蛋白80g/L，乙状结肠镜检查发现肿块，并做肿瘤病理活检，确诊为结肠腺癌（混合型，中分化Ⅱ级）。于同年3月14日手术治疗，术中见直肠与乙状结肠交界处有一个2.5cm×2.5cm大小的肿块，成环状增大，肠腔变窄，出血溃烂，肠旁淋巴结转移，因已属于晚期，仅行肿瘤姑息手术。术后用丝裂霉素、氟尿嘧啶静脉滴注一次，出现严重头晕呕吐，耳鸣脱发，食量进一步减少，白细胞降至2.7×10^9/L，故被迫停止化疗，经过输血等支持疗法，病情略有好转出院。出院后仍感到腹部不适，大便时稀时干，伴黏液，腹痛隐隐，全身乏力，精神疲倦，食量极少，故求治于刘老。就诊时患者精神疲倦，声音低沉，形体消瘦；面色萎黄；舌质淡，苔白腻，脉沉细。

中医诊断：肠澼；西医诊断：结肠腺癌。

辨证：脾肾两虚，湿浊凝聚。

治法：补肾健脾利湿。

处方：太子参24g，当归9g，白芍9g，白术12g，生黄芪21g，焦三仙27g，茯苓12g，甘草6g，广陈皮9g，厚朴12g，何首乌9g。水煎服，日1剂，20剂。

1989年5月24日二诊：服用上方20余剂，自觉精神好转，体力逐渐恢复，食欲好转，腹痛明显减轻，大便调畅，一日一行，无黏液。守前方，加赤芍9g、桑椹15g。水煎服，日1剂，15剂。

1989年6月26日三诊：又服药30剂，精神体力基本恢复正常，食欲及体重增加，腹痛全除。处方：原方去桑椹，加山药15g，枳壳9g。水煎服，日1剂，20剂。加服西黄丸，0.5g/次，2次/d。

1992年11月10日四诊：复查CT、B超及癌胚抗原等，均未见异常。服中药数年余，感觉良好，食欲恢复，体重增加，精神、体力恢复如常，能从事家务劳动,二便调。复诊时见:精神好,面色红润,舌质淡红,舌苔薄白微黄,脉弦细。前方去枳壳,改白术为炒白术。继服西黄丸,0.5g/次,2次/d。继续服用半年,于1993年5月来信告知,健康状况良好。

按语: 本案亦属"肠澼"范畴。《素问》云:正气存内,邪不可干;邪之所凑,其气必虚。恶性肿瘤的发生,与邪毒侵袭留着不去有关。邪毒长期作用于人体,气血凝滞,日久成积,积久化热,耗气伤阴。人体正气不足,脏腑、经络、阴阳、气血功能失调,引起气滞、血瘀、痰凝、热毒、湿浊诸邪积聚、交阻,乃致肿瘤。初起邪实正气未虚,治疗多以攻为主;中期邪伤正虚,宜攻补兼施;后期正气大伤,多以补益。本案属于结肠癌晚期,且不能耐受化疗,属单纯正气亏虚,久病必伤及脾肾。脾为后天之本,后天受损,运化失司,无力将水谷精微化为气血,故形体消瘦,头面失气血之荣润而面色苍白,舌淡苔白。晚期病人正气消残,则任受补。故治疗宜大补元气,以补益先后天之本。故首诊投以异功散加味,以四君子健脾益气,使后天之本得复;并以当归补血汤补气生血,重用黄芪更益脾气;伍厚朴、陈皮以理气醒脾,使补而不滞;白芍以缓急止痛且养阴;何首乌以补肾填髓,补益先天之本。二诊时患者正气渐复,抗病力增强,可扶正兼祛邪。故继守前方,养正积自消,少佐西黄丸以清热解毒祛邪。全方可谓先大补元气,后五补一攻。患者十余年坚持服用中药数剂,疗效显著。

肺积(气阴两虚,虚实夹杂,肺失肃降)

徐某,女,69岁,1989年3月11日初诊。
主诉: 咳嗽、胸痛,伴形体消瘦1年余。
病史: 患者于1988年因咳嗽、咯血,经某医院查痰脱落细胞及胸片,确诊为:慢性支气管炎、肺气肿、右上肺肺癌,并行右上肺肿瘤切除手术,术后病理诊断为肺泡癌。因患者年高体弱,加之手术创伤大,不能继续耐受化疗、放疗。住院期间经中医治疗,病情无明显好转,仍咳嗽、咳痰、胸痛,食欲减退,睡眠不佳,卧床不起,故请刘老会诊。就诊时患者形体消瘦,精神萎靡,面色晦暗,语声低微;舌质淡,舌苔白而微黄,脉沉细无力。
中医诊断: 肺积;西医诊断:右上肺肺癌。
辨证: 气阴两虚,虚实夹杂,肺失肃降。
治法: 益气养阴,清肺化痰。

处方 1：生黄芪 18g，当归 9g，太子参 12g，北沙参 21g，白芍 9g，苇茎 24g，半夏 9g，枳壳 9g，黄芩 9g，川贝母 6g，甘草 6g，白花蛇舌草 21g，全瓜蒌 15g，柴胡 9g，云茯苓 12g。水煎服，日 1 剂，15 剂。

处方 2：制乳香面 30g，没药面 30g，每日 2g，分 2 次以处方 1 冲服。

1989 年 4 月 12 日二诊：服药 30 剂后，咳嗽、咳痰、胸痛明显好转，食欲转佳，精神好转，能下地行走。

连续服药 90 剂后，咳嗽、咳痰、胸痛等症状完全消失，生活能自理，能独自来门诊就诊，声音洪亮，精神转佳，食欲正常，体重增加。同年 7 月复查胸片及胸部 CT 等检查未发现转移病灶，追踪观察 4 年，健康状况良好。

按语：《济生方》云："息贲之状，在右胁下，大如覆杯，喘息奔溢是为肺积，诊其脉浮而毛，其色白，其病气逆，背痛少气，喜忘目瞑，肤寒，皮中时痛，或如虱喙，或如针刺。"故肺癌属中医"肺积"范畴。"肺积"一证主因正气虚损，阴阳失调，六淫之邪气乘虚入肺，致肺气郁闭，宣降失司，气机不利，聚津为痰，痰凝气滞，日久形成肺部积块。本例患者年近古稀，正气不足，脾胃虚弱，外邪易袭肺，肺失宣降，痰凝于肺部故成肺积。本病仍以正气亏损为主，肺气虚故见咳嗽咳痰，气虚故见乏力、精神萎靡、语声低微。刘老治以益气养阴为主，辅以宣肺化痰，并少佐解毒消癥等攻邪之药。方中太子参、生黄芪、当归、甘草健脾益气生血、扶助正气；黄芩、半夏、苇茎、川贝母、白芍、北沙参宣肺祛痰、滋阴止咳；柴胡、白芍、枳壳、云茯苓透邪解郁、疏肝理脾，并培补后天之本；瓜蒌、白花蛇舌草软坚活络、解毒消癥；乳香、没药活血止痛消积。诸药合用，共奏益气养阴、化痰止咳、清热解毒、消癥散结之功。本案攻补兼施，使扶正不助邪，祛邪不伤正，疗效显著。

胃癌（脾胃不足，气阴两亏）

彭某，男，46 岁，1989 年 11 月 6 日初诊。

主诉：胃脘胀痛 10 余年，加重 2 个月。

病史：患者胃溃疡病史 10 余年，经常反酸嗳气，得食则缓解。今年 9 月以后胃脘胀痛加重，自觉上腹部有梗阻感，食难下咽，在某医院做钡餐造影检查，发现胃小弯有壁龛，遂进一步做胃镜检查，发现胃角及胃小弯有僵直新生物，符合"癌变"诊断。医院建议行外科手术治疗，患者拒绝，自动出院，病情日见恶化,故来求诊于刘老。就诊时见:胃脘部胀痛,伴胸闷,不思饮食,食难下咽。面色无华,精神疲惫,全身无力,头晕目眩,自觉烦热,大便色黑;舌质淡白,脉沉细。实验室检查:血红蛋白 30g/L,红细胞 1.54×10^{12}/L,大便隐血试验(+++)。

中医诊断: 胃癌;西医诊断:胃溃疡,胃癌(高度可疑),继发重度贫血。

辨证: 脾胃不足,气阴两亏。

治法: 健脾益气,滋阴养血,兼以止血。

处方: 人参6g,生地12g,黄芪12g,知母9g,白芍9g,沙参9g,茜草9g,仙鹤草9g,炒麦芽9g,玄参6g。水煎服,日1剂,20剂。

1989年11月26日二诊: 服用上方20剂,症情好转,大便每日1次,食欲增加,但每次进食不多,精神亦有起色,唯胸闷烦热,渴喜冷饮;血红蛋白 50g/L,红细胞 1.95×10^{12}/L,大便隐血试验(+)。继拟益气养阴清热为法,上方加麦冬9g、白术9g。水煎服,日1剂,继服20剂。

1989年12月17日三诊: 已能轻微活动,但仍感觉肢体无力,面色无华,夜寐不安,舌淡苔薄腻,脉濡数。原方加阿胶9g(烊化冲服)、酸枣仁9g、茯苓9g。水煎服,日1剂,继服15剂。

1990年1月5日四诊: 睡眠、饮食、大便均已恢复正常,精神也好转,体力逐渐恢复,仍不耐久坐。血红蛋白 90g/L,红细胞 3.52×10^{12}/L,大便隐血试验(-)。继予益气养血、健脾益肾之品。处方:红参6g(另煎),黄芪12g,山药9g,茯苓9g,薏苡仁12g,桑寄生12g,当归9g,白芍9g,何首乌6g,阿胶9g(烊化)。水煎服,日1剂,再进15剂。

按语:《外证医案》云"正气虚则成岩",叶天士《临证指南医案·胃脘痛》亦云:"胃痛久而屡发,必有凝痰聚瘀。"本例即为胃病日久,脾胃虚弱,运化不利,脏腑气机失调,久则阴虚致瘀,血瘀于胃府,出现肿块,胃脘胀痛。脾胃虚弱,则胃纳减少,气血生化无源,周身失养,故见神疲乏力、面色无华、头晕目眩等症;脾统血,气摄血,脾虚气衰则血失统摄;阴血不足,则生内热,热伤阴络,血乃渗泄,因而便下黑色;血失过多,则气血愈耗,导致病情逐渐加重,以致癌变。因本病为胃病日久而发,本为脾胃虚弱,标为慢性失血,治疗应标本兼治,以扶正为主。健脾益气和调理脾胃是扶正补虚的重要方法,必须时时顾及"胃气","有胃气则生,无胃气则死",尤其对于本有胃病之人,正如李东垣倡"脾为元气之本",元气乃是健康之本。刘老初诊以健脾益气、滋阴养血为大法,兼以止血之品,予人参、黄芪以益气健脾;生地黄、沙参、白芍、知母以滋阴补血；茜草、仙鹤草以止血；芍药以缓急止痛。服用数剂后患者病情好转，唯恐药力不够，故守原方，加麦冬以养阴，加白术以健脾。三诊时加阿胶生血；酸枣仁安神养阴；茯苓健脾。四诊时患者正气已复，继续施以益气健脾、益肾养血之品巩固治疗。本病只为补虚之法，未用祛邪之品，正气得复则邪气自除，正如李东垣所谓"养正积自消"。

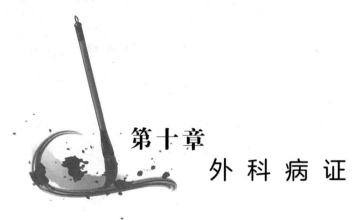

第十章 外科病证

缠腰火丹（肝经火郁，热蕴血分）

段某，男，48岁，1985年12月12日初诊。

主诉： 右胁肋部疼痛，起红粟疹块7天。

病史： 患者7天前右胁肋部起红粟疹块，于某医院诊断为"带状疱疹"，服药无效，故来求诊于刘老。就诊时患者感觉局部疼痛灼热，如有刺蜇，动则尤甚。查其患部，右腋中线第4~5肋间，有密集成簇、大小不等之水疱，呈带状分布，根部为紫红色斑，周围皮肤焮红，但尚未破溃糜烂；伴口干、口苦，夜不能寐；舌苔薄黄，脉弦滑数。

中医诊断： 缠腰火丹；西医诊断：带状疱疹。

辨证： 肝经火郁，热蕴血分。

治法： 清肝泻火，解毒止痛。

处方： 柴胡清肝汤加减，柴胡9g，半夏9g，黄芩9g，白芍12g，连翘15g，栀子9g，白芷6g，薄荷6g，尾连9g，忍冬藤18g，制乳香9g，制没药9g。水煎服，日1剂，5剂。

1985年12月17日二诊： 上方服用5剂后，疼痛大减，水疱已见结痂，患部潮红减退，活动时仍有轻度疼痛，守原方，继续服用5剂，并嘱咐患者戒烟、酒，少食辛辣刺激食物以善后。

按语： 带状疱疹中医称"蛇丹""腰缠火丹"。《外科正宗》云："火丹者，心火妄动，三焦风热乘之，发于肌肤之表，有干湿不同，红白之异。干者色红，形如云片，上起风粟，作痒发热，此属心、肝二经之风火。"本例患病部位在胁肋间，属肝胆之分野，肝经郁火为患当属无疑。《素问·至真要大论》曰"诸痛痒疮，皆属于心"，心主血脉，肝火肆虐，势必引动心火亢盛而增血热，不可不虑。

刘老选用柴胡清肝汤加减以疏利肝胆、清泻心火,加辛凉之薄荷以散肝热、解邪毒,白芷祛风止痒、消肿止痛;再增乳香、没药入心肝经,通气活血、追毒止痛功效最佳。全方共奏泻火解毒、通络止痛之功,使火热得除,少阳得安。

缠腰火丹(肝胆湿热)

刘某,男,48岁,1974年11月20日初诊。
主诉: 腰部皮肤感觉刺痛1周,加重伴水疱3天。
病史: 患者1周前感觉腰部皮肤发热,有刺痛感,曾自行外涂药水止痛,效果不佳。3天前患部出现簇状水疱,四周红晕、刺痛,同时伴有口苦、口干、小便淋沥不尽、涩痛;舌苔黄腻,脉弦滑。既往有前列腺炎病史。
中医诊断: 缠腰火丹;西医诊断:带状疱疹,前列腺炎。
辨证: 肝胆湿热。
治法: 清热利湿。
处方: 龙胆泻肝汤、八正散合金铃子散加减,龙胆草10g,黄芩10g,茵陈10g,大黄6g,川楝子10g,延胡索10g,牛膝10g,栀子12g,板蓝根20g,瞿麦10g,当归10g,萹蓄10g,黄柏6g,木通6g,连翘15g,金银花15g,车前子(包煎)10g,甘草10g。水煎服,日1剂,5剂。

1974年11月25日二诊: 服药5剂后,疼痛减轻,口干、口苦亦减,小便通畅,水疱大部分结痂,但皮肤干燥;苔薄白,脉弦细。治宜养血润燥为主,处方:当归10g,白芍10g,生地黄12g,桑寄生10g,生薏苡仁24g,牛膝9g,防风10g,连翘12g,车前子10g,甘草6g,忍冬藤18g,赤小豆15g。水煎服,日1剂,5剂。

1974年11月30日三诊: 服药5剂,疼痛消失,皮损痊愈,症状消失。

按语:《医宗金鉴·外科心法要诀》称:"缠腰火丹……俗名蛇串疮,有干湿不同、红黄之异,皆如累累珠形。干者……属肝心二经风火,治宜龙胆泻肝汤;湿者……属脾肺二经湿热,治宜除湿胃苓汤。"本案因肝火妄动、肝经郁热,致肝胆火盛、脾湿内蕴,外受毒邪而诱发,进而气血瘀阻于内,毒火稽留血分,发为红热;湿热困于肝脾,则起水疱;气血阻于经络,则见循肝经走行部位出现疼痛。肝经"环阴器,抵小腹……布胁肋",若邪气扰动少腹阴器,影响膀胱气化,可见小便淋沥不尽,伴涩痛。刘老治以清热利湿为主,初诊投以龙胆泻肝汤、八正散合金铃子散加减。方中龙胆泻肝汤清泻肝胆实火、清利下焦湿热；八正散清热利湿通淋；金铃子散理气活血止痛；加金银花、连翘以清热解毒。二诊诸症减轻，出现皮肤干燥、瘙痒，为热邪渐去，血燥之象遂显，肌肤失于濡养所致，故加养血润燥之品，巩固疗效。

脱发（肝肾阴虚）

罗某，男，46岁，1993年12月8日初诊。
主诉：脱发、头发变白数月。
病史：数月前，患者无明显诱因开始脱发明显，并呈进行性加重。伴头晕、乏力、腰酸、口干，有时口苦、失眠，今来求诊于刘老。就诊时见：精神可，毛发稀少；舌质红，舌苔薄黄，脉细。
中医诊断：脱发。
辨证：肝肾阴虚。
治法：补益肝肾。
处方：四物汤合七宝美髯丹加减，生地黄15g，赤芍12g，麦冬12g，酸枣仁9g，当归12g，川芎9g，何首乌15g，牛膝15g，西洋参8g（研末冲服），丹参12g，菟丝子15g，五味子9g，冬虫夏草4g（研末冲服）。水煎服，日1剂，10剂。

1993年12月18日二诊：服药后睡眠、精神好转，仍感口干、口苦、睡眠欠佳；舌质稍暗，舌苔薄白，脉细弦，尺脉弱。处方：生脉散加味，西洋参3g（研末冲服），麦冬9g，五味子6g，甘草6g，川牛膝9g，赤芍9g。水煎服，日1剂，10剂。

患者服药20剂后，未再脱发，可见发际长出新发。

按语：脱发一证多由本虚邪胜所致，尤以血亏肾虚受风为要，而肝郁气滞、气血有热、阴虚内热或脾虚湿热亦可导致。肾，其华在发，发为血之余，这说明白发以血亏肾虚为根本。但也有血热、血瘀所致者。根据本例患者症状可知，起病以血虚肾亏为主因。肝肾亏虚，故见头晕、乏力、腰酸；肝阴亏虚、虚火上扰则见口苦、失眠；血亏肾虚可见发白。初诊刘老投以四物汤补益精血，改白芍为赤芍，使补而不滞，合七宝美髯丹补益肝肾、乌发壮骨；加丹参以活血养血；西洋参、五味子、麦冬养阴生津；冬虫夏草清上扰之虚火；酸枣仁安神。诸药合用，使阴血得补，生发有源。二诊时患者仍感口干、口苦、失眠，为阴虚未复，故改投生脉散为主方加强益气养阴力度，更加川牛膝、赤芍活血益肾。连服数十剂，使精血得生、气阴得补、新发得出，疗效显著。

脱发（肝肾阴虚，血热风燥）

刘某，女，35岁，1995年5月22日初诊。
主诉： 脱发半年。
病史： 半年前，患者无明显诱因出现头发脱落，伴失眠、多梦、大便干，情绪易于激动，今来刘老处求诊。就诊时见：一般情况可，头发稀少，色黄；舌质稍红，舌苔薄黄，脉弦滑。
辨证： 肝肾阴虚，血热风燥。
治法： 滋阴清热，养血祛风。
处方： 生地黄90g，丹参90g，羌活60g，女贞子60g，侧柏叶60g，桑椹60g，赤芍60g，木瓜60g，旱莲草60g，茯苓60g。一料，研末，炼蜜为丸，10g/丸，1丸/次，2次/d。
按语： 本例脱发之证，与上例有所不同，上例为中年进行性脱发，以肝肾阴虚为主；本例为中青年脱发，在肝肾阴虚基础上，阴虚内热之象更明显。患者平素肝失疏泄、肝气郁滞，日久郁而化火，火热伤血，阴虚风动，血热风燥而致病。血热生燥，发失濡养，故发枯而脱、头发稀少、色黄；热扰心神，故见失眠多梦；肝火上炎，故见气急易怒；火热伤津，故见大便干。刘老治以清热养血祛风，方中生地黄、丹参、侧柏叶、赤芍入血分，以生血活血凉血；女贞子、桑椹、旱莲草滋补肝肾；木瓜、茯苓健脾润燥；羌活搜风。全方养血搜风、滋补肝肾，疗效渐显。

风瘙痒（血虚风燥）

寇某，女，48岁，1993年1月9日初诊。
主诉： 全身皮疹反复发作1年余。
病史： 1年前，患者无明显诱因开始出现皮疹，遇风加重，局部痒，既往无过敏史；皮肤干燥松弛；舌质稍淡，舌苔薄白，脉沉细。月经周期延长，40~60天来潮一次。
中医诊断： 风瘙痒。
辨证： 血虚风燥。

治法： 养血润燥。

处方： 养血定风汤加减，当归10g，川芎6g，白芍10g，桂枝8g，阿胶10g（烊化），防风8g，党参10g，麦冬20g，半夏10g，牡丹皮8g，炮姜5g，生甘草8g，益母草10g，蝉蜕5g，露蜂房6g。水煎服，日1剂，7剂。

患者服药7剂后，全身皮疹消退、瘙痒除。随访半年，未见复发。

按语： 风瘙痒是一种仅有皮肤瘙痒而无原发性皮损的皮肤病，《诸病源候论》云："风瘙痒者，是体虚受风，风入腠理，与血气相搏，而俱往来在皮肤之间。邪气微不能冲击为痛，故但瘙痒也。"中医认为其病因总不离风，可分外风及内风：外风可分风热及风湿；内风可分血热生风、血虚生风及血瘀生风。本例病人年岁较高，血虚阴伤，肌肤失养，"邪之所凑，其气必虚"，风胜则燥，风动则痒，故遇风加重，属血虚风燥型。刘老治以养血祛风，滋阴润燥，方选养血定风汤加减。方中当归、川芎、白芍、阿胶、牡丹皮、益母草、炮姜等入血分，以养血行血，使生血而不滞血、行血而不迫血；防风、蝉蜕祛风止痒；党参、麦冬、半夏益气养阴；蜂房润燥祛风。全方共奏养血祛风、滋阴润燥之功，疗效卓著。

瘾疹（外感风湿，内生湿热）

董某，女，46岁，1993年1月11日初诊。

主诉： 周身皮肤瘙痒数日，加重1天。

病史： 数日前，患者因过敏致周身皮肤瘙痒，周身散在皮疹，以躯干及受压部位明显，在某医院诊断为"荨麻疹"。昨日因食虾后，周身瘙痒加重，并出现全身关节酸痛，咽干、面肿、脚肿，舌质淡胖，舌苔黄腻，脉弦滑。

中医诊断： 瘾疹；西医诊断：荨麻疹。

辨证： 湿热内蕴，复感风湿。

治法： 解表祛风，利湿止痒。

处方： 麻杏苡甘汤合神术散加减，麻黄8g，连翘12g，杏仁10g，薏苡仁20g，防风10g，蝉蜕5g，露蜂房6g，苍术10g，乌梅3枚，珍珠母30g，细辛3g，生甘草6g。水煎服，日1剂，5剂。

患者服药5剂后，瘙痒除，皮疹消。

按语： "荨麻疹"中医称"瘾疹""风疹块""鬼饭疙瘩"等，主因禀赋不耐，又外感风寒湿邪，或饮食不节、肠胃湿热，蕴于肌肤腠理之间而发。《医宗金鉴》

记载:"此证俗名鬼饭疙瘩,由汗出受风,或露卧乘凉,风邪多中表虚之人,初起皮肤作痒,次发扁疙瘩,形如豆瓣,堆累成片。"《诸病源候论·风瘙身体瘾疹候》云:"邪气客于皮肤,复逢风寒相折,则起风瘙瘾疹。"本例为饮食不节,内伤脾胃,蕴而发热,加之外感风湿,侵袭关节肢体,痹阻经脉,湿热与风互结,"内不得疏泄,外不得透达,怫郁于皮毛腠理之间",故见全身瘙痒、关节酸痛;内外皆湿,泛溢肌肤,故见面肿、脚肿。刘老治以外解风湿、内化湿热。投以麻杏苡甘汤发汗解表、祛风利湿为法,杏仁可轻开肺气,盖肺主皮毛,主一身之气;加苍术、细辛、防风、蝉蜕、露蜂房更助化湿祛风止痒之功;乌梅收敛、止痛,《神农本草经》云其"主下气,除热烦满,安心,肢体痛",且可防解表搜风之品伤正;珍珠粉清肝镇心而止痛;连翘清利余毒。全方共奏解表祛风、化湿止痒之功,疗效可见。

臁疮(肝肾亏虚,气血失和)

庄某,女,67岁,1993年4月21日初诊。
主诉: 右下肢溃疡、流黄水3年。
病史: 患者既往有糖尿病10年,血糖控制不理想。3年前右下肢溃烂、流黄水。长期服泼尼松治疗,可一度缓减症状;但泼尼松一停,原症状重现,丧失劳力,需人照顾。在北京各大医院就诊,均建议截肢,患者拒绝截肢,遂求诊于刘老。就诊时见:慢性病容,精神极差,面色无华;双下肢凹陷性水肿,右下肢呈紫黑色,局部溃烂,流黄色液体,溃疡面约为5cm×4cm;舌质淡红,舌苔白黄,脉沉细。
中医诊断: 臁疮;西医诊断:糖尿病并发小腿溃疡。
辨证: 肝肾亏虚,气血失和。
治法: 补益肝肾,活血祛瘀。
处方: 四物汤合六味地黄汤加减,生地黄18g,山萸肉15g,山药12g,茯苓12g,牡丹皮9g,泽泻12g,川芎12g,白芍15g,当归10g,丹参10g,白鲜皮9g,黄连9g。水煎服,日1剂,20剂,建议停用激素。

1993年5月11日二诊: 患者服药10剂后,恢复家务劳动,因家务劳动较多,活动量较大,右下肢溃疡未完全愈合,溃烂处发痒。查体:右下肢局部溃烂、流黄色液体,溃疡面约为3cm×2.5cm。处方:四物汤合二妙散加减,当归15g,地黄15g,白芍12g,生黄芪18g,苍术12g,黄柏12g,牡丹皮10g,黄连

9g,白鲜皮12g,丹参12g。水煎服,日1剂,15剂,嘱患者不宜操劳,休息时抬高下肢,以利下肢血液回流,保持疮面清洁,以防局部再次感染,同时监测血糖,必要时可服用降糖西药。

1993年6月6日三诊: 服中药约1个半月,右下肢溃疡面愈合,局部由黑紫色转为红润。糖尿病症状全除,多次查尿糖(-),查空腹血糖在正常范围内。

按语: 臁疮又称"裤边疮""老烂脚",病损呈皮肤溃疡,好发于小腿下1/3胫骨两旁。《疡医大全》言:夫臁疮者,皆由肾脏虚寒,风邪毒气外攻三里之旁,灌于阴交之侧而致。本例患者,患消渴日久,病及下焦,肝肾阴虚,瘀血稽留于脉络,局部气血运行失常,小腿肌肤不得荣养,致生臁疮。初诊刘老投四物汤和血养血,合六味地黄汤滋补肝肾之阴,以治其本;加丹参增强活血养血之功;白鲜皮、黄连清热燥湿解毒,《药性论》云白鲜皮可"治一切热毒风,恶风,风疮、疥癣赤烂,眉发脱脆,皮肌急"。二诊时患者已恢复家务劳动,溃疡面已缩小,但仍流黄液,故治以活血祛瘀,清热燥湿,继投四物汤和血养血,合二妙散清热燥湿以治其标。诸药合用,标本兼顾,服用数剂后,诸症全除,疗效卓著。

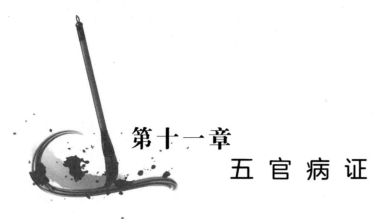

第十一章
五官病证

牙痛（肝肾阴虚，阳明有热）

张某，男，84岁，1994年3月24日初诊。

主诉： 牙痛反复发作1年余，加重1个月。

病史： 1年来，患者常无明显诱因牙痛反复发作，因其不甚，故未予治疗。然1个月前，牙痛发作突然频繁，程度加重，并觉牙齿松动欲脱，伴口干、头痛。遂于某医院口腔科就诊，诊断为"牙周炎"，建议拔牙治疗，患者拒绝，寻求中医治疗，故求诊于刘老。就诊时患者觉牙痛，牙齿松动欲脱，牙周红肿不甚，伴口干、口燥、头痛，不能阅报、思考，夜间疼痛尤甚，饮食受限，不能咀嚼食物，不能吃过凉及过热食物；起病以来睡眠尚可，小便短赤不畅，大便偏干；舌质红，少苔，脉弦细。既往身体健康，否认冠心病、高血压、糖尿病、肾病等病史。

中医诊断： 牙痛；西医诊断：牙周炎。

辨证： 肝肾阴虚，阳明有热。

治法： 滋补肝肾，清阳明热。

处方： 大补阴丸合玉女煎加减，黄柏9g，知母12g，熟地黄20g，龟甲9g，石膏20g，麦冬15g，牛膝15g，玄参12g，金银花9g，连翘9g。水煎服，日1剂，7剂。

服药7剂后牙痛有所缓解，口干、口燥、头痛亦好转，小便赤、大便干症状也见减轻。守原方治疗，随证加减，坚持服药近100剂，牙痛遂消，齿坚如前，咬食硬物亦不受限；口干、口燥、头痛亦除。

按语： 风火、胃火、肝火及虚火上炎均可导致牙痛。治疗牙痛之要，首分虚实，虚多责之肾，实多责之胃。本例患者，已近古稀，肾精亏虚，古人云"齿为骨之余，龈为胃之络"，肾主骨，齿为骨之余，肾阴不足，虚火上炎，故见牙齿疼痛而松动欲脱；肝肾同源，肾阴亏虚累及肝阴，故见舌红少苔，脉象弦细。患者虚热内生为主，湿热内盛不甚，故牙龈红肿不甚明显；牙齿欲脱实为老年肾虚之表现。足阳明胃之经脉络于龈中，故口腔（牙齿及牙龈）为阳明经所属，阳明胃经有热，胃火炽盛，循经上蒸齿龈，则见牙痛。大便偏干、小便短赤不畅，乃下焦湿热之证，故刘老以滋补肝肾、清阳明热、兼顾清利下焦湿热之法治之，方用大补阴丸合玉女煎加减。大补阴丸滋补肝肾；玉女煎清胃滋阴，如此服药3个月，疾病痊愈。

在牙痛的病证中，刘老认为"阳明有余"与"少阴不足"两者一般同时存在，相互影响，只是由于患者体质、病邪性质以及邪气轻重等因素的差异，而表现各异，故治疗当随证加减。

鼻窒（肺经郁热）

任某，男，32岁，1997年12月19日初诊。

主诉： 鼻塞、多涕20余年，加重半年。

病史： 患者诉自幼出现间歇性鼻塞，活动时鼻塞减轻，夜间、静坐或寒冷时鼻塞加重；多涕，质较黏稠；经长期西医抗过敏治疗，症状较稳定；近半年来，患者因工作环境改变，出现鼻塞、流涕加重，伴咽痛、头晕、头痛，西医相关治疗效果不明显，故前来求诊于刘老。就诊时见：鼻塞，喷嚏连连，多涕，质较黏稠，咽痛、咽干，偶有咳嗽，痰少质黏色微黄，头晕、头痛，渴喜饮水，纳可，睡眠不佳，小便色微黄，大便尚可；舌质红，苔薄白微黄；脉弦细。

中医诊断： 鼻窒；西医诊断：慢性单纯性鼻炎。

辨证： 肺经郁热。

治法： 疏风清热，宣肺通窍。

处方： 苍耳子散加减，苍耳子10g，辛夷10g，白芷6g，荆芥穗12g，蝉蜕9g，葱白5g，生姜3g，薄荷6g。水煎服，日1剂，5剂。

1997年12月24日二诊： 服上方5剂，感鼻塞缓解，涕液减少，咽干、咽痛等症状好转，故续前方10剂，以巩固疗效；后随访之，患者诉症状已完全消失。

按语： 鼻窒一证，其发病有虚实。实者，多责之心肺郁热、气血瘀阻；虚者,多责之肺、脾气虚;亦有虚实夹杂之窒。其病位多责之肺,肺开窍于鼻,风寒之邪袭肺,日久郁而化热,灼津为涕,致肺窍不利,肺气失宣,故有此证。治当以轻浮升散之品疏风散邪、宣肺通窍。方中苍耳子温和疏达,上通脑顶,下行足膝,外达皮肤,疏风通窍以止鼻塞,用以为君;辛夷芳香质轻,功善散肺部风邪而通鼻窍,又可引清阳之气上达颠顶以止头痛;白芷辛可散风,温燥除湿,芳香上达以通鼻窍;荆芥穗轻扬疏散辛而不烈,微温不燥,既可散风寒,又可疏风热;蝉蜕甘寒清热,轻浮宣散,散风以除肺经郁热;四药共用为臣;葱白透达表里,生姜温肺散寒,共用为佐;薄荷轻清,既可散风热,又可上引诸药之气以走颠顶,用以为使。诸药合参,使郁热清,肺气宣,鼻窍通,疾病痊愈。

鼻窒(风寒袭肺,肺气亏虚)

刘某,女,43岁,1992年12月22日初诊。
主诉: 鼻塞、鼻痒1年半,加重3天。
病史: 患者于1991年6月患过敏性鼻炎至今,平时鼻塞、鼻痒症状较轻,受凉加重,长期服药控制,症状稳定。3天前,患者受寒感冒,出现发热、咳嗽诸症,鼻塞、鼻痒症状明显加重,鼻流清涕,量多质稀,汗出较多,畏寒明显,头晕,故前来就诊。刻下症见:鼻塞,鼻痒,鼻流清涕,量多质稀,发热,略微咳嗽,汗出明显,畏寒较重,头晕,气短,倦怠无力,无食欲,睡眠一般,二便正常;舌质稍暗,舌苔薄白,脉浮弱。
中医诊断: 鼻窒;西医诊断:过敏性鼻炎。
辨证: 风寒袭肺,肺气亏虚。
治法: 疏风散寒,益气通窍。
处方: 玉屏风散合苍耳子散加减,生黄芪18g,白术10g,防风10g,桂枝10g,茯苓15g,细辛3g,苍耳子10g,白芷10g,川芎8g,辛夷10g,蝉蜕4g。水煎服,日1剂,3剂。
1992年12月25日二诊: 服上方3剂,鼻塞、鼻痒、畏寒症状明显缓解,汗出明显减少,但仍觉头晕,昏沉不适,肢体困着无力,此乃湿浊困脾之象,治之当以化湿通窍为法,处方如下:香薷10g,厚朴8g,扁豆10g,藿香6g,苍耳子10g,防风10g,白芷10g,辛夷10g,胆南星8g,细辛3g,川芎6g,蝉蜕5g,桔梗10g,乌梅2枚,甘草8g。水煎服,日1剂,5剂。

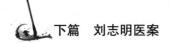

后随访之,患者诉症状已完全消失。

按语: 本案患者之鼻窒,乃因素体肺虚,复感风寒之邪,肺虚卫弱、寒滞鼻窍而成。盖素体肺气虚弱,卫阳不足,无以上奉养鼻,鼻失肺卫之养则阳气空虚,御邪不力;风寒之邪留滞不去则鼻窍肌膜间气血周流不畅而成窒塞。"玉屏风散"出自《世医得效方》,由我国元代医家危亦林创制,有"玉屏组合少而精,芪术防风鼎足行"之说,方中黄芪于内可大补脾肺之气,于外可固表止汗;白术则能健脾益气,助黄芪加强益气固表之功;防风异名"屏风",可解表祛风。"苍耳子散"出自《济生方》卷五,功善疏风止痛、通利鼻窍,方中苍耳子散风寒通鼻窍;蝉蜕宣散风邪、清利头目;辛夷助苍耳子散风寒通鼻窍;白芷散风除湿、通窍止痛;桂枝宣肺解表利窍;细辛祛风散寒、通窍止痛;与玉屏风散合用以益气固表、扶正固本,达到标本同治之功。

鼻渊(肺热夹湿,上灼鼻窍)

齐某,女,23岁,1980年5月8日初诊。

主诉: 鼻塞、流脓涕3年。

病史: 患者有鼻窦炎3年,逐渐加重,口服抗生素治疗,症状无明显改善。平日鼻塞,流脓涕,头痛头昏;舌红,苔黄腻,脉弦数;检查见鼻腔黏膜充血,鼻道有脓性分泌物;X线检查:鼻窦炎。

中医诊断: 鼻渊;西医诊断:鼻窦炎。

辨证: 肺热夹湿,上灼鼻窍。

治法: 清热祛湿,化浊通窍。

处方: 苍耳子散加减,辛夷15g,苍耳子9g,白芷12g,苍术9g,薏苡仁24g,金银花20g,佩兰9g,藿香10g,蒲公英30g,黄芩6g,薄荷9g,甘草6g。水煎服,日1剂,5剂。嘱患者忌食辛辣油腻食物。

1980年5月13日二诊: 服药5剂后鼻塞、头痛明显好转,浊涕减少,效不更方,续服原方14剂,诸症消失。

按语: 鼻窦炎属于中医"鼻渊"的范畴,以鼻流浊涕、鼻塞为主要症状。《辨证录》言"人有鼻塞不通,浊涕黏稠已经数年……是肺经郁火",又言"肺本清虚之府,最恶者热也"。本案患者肺经郁热,又夹湿邪循经上灼于鼻窍,窍窦肌膜受损则成脓涕,清虚之府不容败浊之物留滞,必从鼻之门户而出;邪壅鼻窍而鼻塞、头痛头昏。治疗用辛夷、苍耳子清热散邪、疏风通窍;金银花、蒲公英清热解毒;白芷、苍术、薏苡仁健脾燥湿;黄芩清热燥湿;薄荷、藿香、佩兰芳香化浊通窍;生甘草清热解毒、调和诸药;全方共奏清热祛湿、化浊通窍之功。

鼻渊(风热郁肺,肝火偏盛)

刘某,男,32岁,1963年12月13日初诊。

主诉: 鼻塞、嗅觉消失20余年。

病史: 患者自9岁起即患鼻渊,迄今未愈。平时鼻塞、流浊涕,鼻腔辛热,呼吸不畅,香臭不闻,头目胀痛,左胁隐痛,口干,咽喉时觉疼痛;舌红,苔薄黄,脉弦滑。

中医诊断: 鼻渊;西医诊断:慢性鼻窦炎。

辨证: 风热郁肺,肝火偏盛。

治法: 清热宣肺,疏肝泻火。

处方: 苍耳子散加味,辛夷9g,苍耳子6g,桑叶6g,桑白皮6g,菊花9g,桔梗6g,郁金6g,柴胡6g,玄参9g,甘草3g。水煎服,日1剂,7剂。

1963年12月26日二诊: 服前方12剂后,鼻流浊涕大减,站立时鼻窍已有通意,但平卧仍窒塞不通,原方续服。后随访,浊涕已除,鼻腔无辛热感,呼吸畅通,能闻香臭。

按语: 《灵枢·脉度》说:"肺气通于鼻,肺和则鼻能知臭香矣。"《素问·气厥论》说"胆移热于脑,则辛頞鼻渊,鼻渊者浊涕下不止也。""頞"为鼻梁,"辛"即鼻中有辛辣感之意。肺热内蕴或肝胆火升,循经上熏于脑,均能酿成鼻渊。临床所见,多起于外感风邪之后,或每因感冒风邪而加重。风邪屡屡犯肺,郁而化热,为本病最基本之原因,疏风宣肺之法,也最为常用。本例除见鼻塞流浊涕,呼吸不畅,鼻腔辛热,不闻香臭之外,并见左胁隐痛、口干咽痛等肝火偏盛症候,因此清热宣肺之余,当兼疏肝泻火。刘老处方用苍耳子散以疏风泄热、宣肺通窍。方中苍耳子燥湿浊、通窍止痛;辛夷发散风寒、宣通鼻窍;桑叶、桑白皮、菊花疏风清热;桔梗开宣肺气;玄参清热滋阴解毒;佐以柴胡、郁金疏肝气,清肝热。

鼻渊（风邪束肺，郁而化热）

陈某，男，24岁，1974年4月25日初诊。

主诉： 鼻塞、流涕5年。

病史： 患者5年前感冒后遗留鼻腔作痒、经常流浊涕、两鼻孔阻塞不畅等症。经外院耳鼻喉科诊断为"过敏性鼻炎"，服用中、西药物以及电疗后，症状未有减轻，转来刘老处求诊。就诊时见：鼻流黄涕，嗅觉不灵敏，伴有头晕、耳鸣，睡眠不佳，自汗，大便干结，小便色黄；舌尖红，苔薄黄，脉象浮滑。

中医诊断： 鼻渊；**西医诊断：** 慢性鼻炎。

辨证： 风邪束肺，郁而化热。

治法： 疏风清热，宣肺通窍。

处方： 苍耳子9g，薄荷3g，辛夷9g，桑白皮9g，菊花9g，荆芥9g，黄芩9g，黄柏9g，赤芍6g。水煎服，日1剂，7剂。

1974年5月2日二诊： 鼻流浊涕减轻，已经能闻香臭，但仍有自汗，微恶风寒。治拟益气固表、疏风宣肺，邪正兼顾。处方：玉屏风散合苍耳子散加减，黄芪24g，防风6g，白术12g，苍耳子9g，辛夷9g，薄荷3g，菊花9g，五味子3g，甘草3g。水煎服，日1剂，7剂。

按语： 鼻渊，其重者俗称"脑漏"。症见鼻窍不通、不辨香臭，不断流涕，犹如水泉之漏泄。本症多由风邪侵肺、郁而化热所成。治疗多用疏散风热、宣肺通窍之法。本案久病，正气必虚，卫外不固，则风邪易于侵袭而为患。肺合皮毛，表卫不固，皮毛受邪，连及于肺，而肺开窍于鼻，故流浊涕。二诊加用玉屏风散，五味子敛肺，益气固表以治本，并用苍耳子散加减以治标，邪正兼顾，从整体观念出发。

鼻鼽（风寒袭肺，肺窍不利）

简某，男，29岁，1992年12月22日初诊。

主诉： 鼻塞、鼻痒数年，加重2天。

病史： 患者患过敏性鼻炎数年，长期服药控制，症状稳定。2天前，不慎受寒，出现发热、恶寒之症，鼻塞、鼻痒、鼻流清涕症状较前明显加重，偶有咳嗽、头痛，服药后觉效果欠佳，故前来就诊。就诊时见：鼻塞，鼻痒，鼻流清涕，发热，恶寒，无汗，偶有咳嗽，少痰，头痛，颈项发紧，纳可，睡眠一般，小便清长，大便尚可；舌质稍暗，苔薄白微黄，脉浮紧。

中医诊断： 鼻鼽；西医诊断：过敏性鼻炎。

辨证： 风寒袭肺，肺窍不利。

治法： 疏风散寒，宣肺通窍。

处方： 苍耳子散加味，苍耳子10g，防风10g，辛夷10g，白芷10g，麻黄8g，细辛3g，桔梗10g，蝉蜕4g，露蜂房6g，川芎8g，石膏20g，甘草6g。水煎服，日1剂，3剂。

1992年12月25日二诊： 服上方3剂，觉鼻塞、鼻痒、鼻流清涕症状明显好转，但觉口干，此乃阴虚之象。处方如下：苍耳子10g，防风10g，辛夷10g，白芷10g，麻黄8g，细辛3g，桔梗10g，蝉蜕4g，杏仁10g，川芎8g，苍术10g，石菖蒲10g，乌梅3枚，甘草6g。水煎服，日1剂，7剂。

后随访之，患者诉症状已完全消失。

按语： 鼻鼽之名，最早见于《素问·阳明脉解》，但未提及症状；至金代·刘河间《素问玄机原病式》云："鼽者，鼻出清涕也。"明代·戴思恭《证治要诀》云："清涕者，脑冷肺寒所致。"本案患者由风寒外侵、凝滞鼻窍、阳失温化、寒水外泄而致。方中苍耳子散风寒通鼻窍；蝉蜕、川芎宣散风邪、清利头目；辛夷助苍耳子散风寒通鼻窍；白芷散风除湿、通窍止痛；桔梗宣肺排脓、祛痰利咽；细辛祛风散寒、通窍止痛；麻黄宣肺解表利窍；石膏清泄里热。诸药合用，共达疏风散寒通窍之功。

乳蛾（风热外袭，肺经有热）

王某，女，26岁，1996年7月20日初诊。

主诉： 咽喉肿痛1周。

病史： 患者1周前，无明显原因出现咽喉肿痛、吞咽不便，逐渐加重，咽喉干燥灼热，伴鼻塞、头痛，就诊于当地医院，经抗生素治疗，效果不明显，故前来就诊。就诊时见：咽喉疼痛，喉核红肿，吞咽不便，咽喉干燥灼热，发热，微恶风寒，头晕，鼻塞，轻微咳嗽，痰黏色微黄，纳可，眠可，小便色黄，大便偏干；舌边尖红，苔微黄，脉浮数。

中医诊断： 乳蛾；西医诊断：急性扁桃体炎。

辨证： 风热外袭，肺经有热。

治法： 疏风清热，消肿利咽。

处方： 疏风清热汤加减，荆芥穗9g，防风9g，薄荷9g，金银花9g，连翘9g，射干9g，赤芍9g，桔梗9g，马勃9g，蝉蜕9g，牛蒡子9g，甘草6g。水煎服，日1剂，5剂。

1996年7月25日二诊： 服上药5剂，咽喉热痛症状减轻，仍感吞咽困难，咽喉干燥，无明显咳嗽咳痰，头晕、鼻塞、恶寒等症状较前明显减轻，续前方10剂，继续治疗。

按语： 风热之邪，从口鼻上犯，侵袭肺系，咽喉首当其冲，搏结于喉核，经脉受阻，肌膜受灼，乃发此证。刘老以疏风清热、消肿利咽之法治之。方中荆芥、防风疏风散邪；薄荷、金银花、连翘、赤芍清热祛邪；射干、马勃散血消肿、解毒利咽；蝉蜕疏风；桔梗利咽；牛蒡子解毒散结、清利咽喉；甘草生用，既可清热利咽，又可调和药性。诸药相合，共奏疏风利咽之功。

乳蛾（风热袭表，痰热郁肺）

齐某，女，6岁半，1987年12月8日初诊。

主诉： 咽喉肿痛反复发作3年，加重5天。

病史： 3年前，患儿突发急性扁桃体炎，经当地医院治疗痊愈后于家中调养；其间每遇气候变化便再次发作，但症状多轻微，经抗感染治疗，多有所获。5天前，患儿再次因气候反常出现咽喉肿痛、发热等症，虽经及时抗感染治疗，但效果未现，症状逐渐加重，出现吞咽困难、声音嘶哑、咳嗽诸症，故前来就诊。舌质红，苔薄黄，脉浮滑。

中医诊断： 乳蛾；西医诊断：慢性扁桃体炎急性发作。

辨证： 风热袭表，痰热郁肺。

治法： 疏风清热，化痰利咽。

处方： 疏风清热汤加减，荆芥穗5g，金银花10g，石膏15g，蝉蜕4g，僵蚕6g，杏仁6g，射干6g，桔梗6g，牛蒡子6g，象贝母6g，玄参8g，甘草5g。水煎服，日1剂，3剂。

服上方3剂，觉咽喉肿痛渐消，已能吞咽，但仍觉咽部干涩，伴轻微咳痰，痰色转白，续以前方5剂，巩固疗效。后随访之，患儿症状平稳，未再加重。

按语： "乳蛾"一证，多因内有积热，复感风热之邪，风热相搏、上蒸咽喉所致；或因痰郁生热，木火刑金，灼津生痰，痰热相搏，壅滞咽喉所致。其慢性者多由急性病症迁延失治转化而成，或因素体虚弱、虚火上炎而致，或由邻近器官组织炎症蔓延而成。况小儿纯阳之性，又加稚嫩之体，故易感邪化热而发。本案患儿素体痰盛，加之风热侵袭，痰热阻于咽喉之处，上下不能，故声嘶、难于吞咽。刘老处方顾及小儿体嫩之性，故药少量微，以取其气味之性也。

喉痹（肺阴亏虚）

刘某，男，37岁，1992年12月21日初诊。

主诉： 咽喉堵塞感1月余。

病史： 1个月前，患者无明显诱因，突感咽喉部有堵塞感，夜间尤甚，伴胸闷、气短；日间自觉咽燥、咽痒，轻微咳嗽，痰质黏色白，就诊于当地医院，诊断为"慢性咽炎"，经常规治疗，症状稳定；出院后，虽长期服药，但症状仍呈进行性加重之势，患者觉痛苦难耐，故前来就诊。就诊时见：咽燥、咽痒，有异物感，入夜尤甚；咳嗽，痰白、质黏，声音嘶哑，伴胸闷、气短，口干、唇红，纳差，无食欲，偶有恶心，眠差，小便色黄，大便干结；舌尖红，苔薄白，脉沉细。

中医诊断： 喉痹；**西医诊断：** 慢性咽炎。

辨证： 肺阴亏虚。

治法： 滋阴润肺，止咳平喘。

处方： 沙参麦冬汤合射干麻黄汤加减，沙参12g，麦冬18g，知母10g，天花粉12g，百合12g，法半夏10g，射干10g，炙麻黄8g，杏仁10g，厚朴8g，象贝母10g，太子参15g，甘草6g。水煎服，日1剂，5剂。

1992年12月26日二诊： 服上方5剂，觉症状好转，咽部堵塞感减轻，胸闷缓解，稍喘，无反酸，饮食及二便正常，舌质稍红，舌苔薄白，脉沉细。处方如下：射干10g，炙麻黄8g，杏仁10g，生石膏20g，厚朴6g，全瓜蒌18g，薤白10g，象贝母10g，茯苓10g，蝉蜕5g，乌梅2枚，生甘草6g。水煎服，日1剂，10剂。

后随访之，患者诉症状已完全消失，未再发。

按语： 慢性咽炎属中医"喉痹"范畴，乃因风热毒邪客扰咽喉，邪热耗伤肺阴，阴虚津少，虚火内生，上灼咽窍，经络阻滞而成；虚火内燔，引气上行，故胸闷；耗气伤津，故气短。刘老治以滋阴润肺、止咳平喘为法，方中沙参、麦冬润肺阴；知母、天花粉性寒，清肺热而泻火；法半夏燥痰，象贝母润痰，一燥一润，相制为用；射干清热利咽；麻黄宣肺，杏仁降气，两药相配，以止喘咳；厚朴宽胸理气；太子参益气健脾，实土以利痰消；甘草生用以清热也。

喉痹，感冒（风热犯肺，肝郁气滞）

佟某，女，37岁，1992年12月22日初诊。

主诉：咽部异物感2月，伴发热、咳嗽2天。

病史：2个月前，患者因琐事生气后，觉咽部有异物，咽之不下，吐之不出，饮食吞咽无障碍，伴手足不温、畏寒，遂就诊于当地医院，诊断为"急性咽炎"，常规治疗后，症状好转；出院后，虽仍觉喉有异物，但症状较轻。2天前，患者受寒，出现发热、咳嗽诸症，咽部干痒症状较前明显加重，自服清热退热药物，无明显改善，故前来就诊。就诊时见：咽干，咽痒，异物感，发热，咳嗽，有痰，痰色微黄质黏，流清涕，手足不温、畏寒，饮食不佳，无食欲，睡眠一般，小便色微黄，大便尚可；舌质红，苔薄白微黄，脉弦细。

中医诊断：喉痹，感冒；**西医诊断：**急性咽炎，急性上呼吸道感染。

辨证：风热犯肺，肝郁气滞。

治法：疏风清热，疏肝理气。

处方：柴胡疏肝散合连翘败毒散加减。连翘10g，薄荷6g，蝉蜕5g，荆芥穗6g，僵蚕10g，黄芩10g，玄参15g，象贝母10g，柴胡10g，枳壳10g，赤芍12g，桔梗10g。水煎服，日1剂，5剂。

1992年12月27日二诊：服上方5剂，感咽喉疼痛、咳嗽诸症缓解，四肢转温，故续以前方5剂，巩固疗效。后随访之，患者诉症状已完全消失，未复发。

按语：急性咽炎属中医"喉痹"范畴，乃因风热邪毒，侵袭肺卫，肺气失宣，风热上壅咽喉所致，治当以疏风清热为主。然本案喉痹虽因风热而起，但患者素感咽中有物，咽之不下，吐之不出，乃因琐事而肝气不舒所致，虽经治疗症状好转，但肝气仍不舒畅，患者手足不温，乃肝气郁结，气血不达四末所致。刘老主以疏风清热，兼用疏肝理气为法。方中以连翘、薄荷、蝉蜕、荆芥穗等风药散邪清热；以僵蚕、黄芩、象贝母等凉药清泄里热；配以玄参、桔梗以滋阴、清热、利咽；柴胡既可疏理肝气，又可祛风散邪；赤芍清热又可柔肝，此皆为一药两用也；枳壳之行，畅肝气于内也。

喉痹（痰热蕴肺）

冯某，女，39岁，1992年12月22日初诊。

主诉： 咽喉部堵塞感1月，伴憋气1周。

病史： 患者觉咽部堵塞已月余，虽经治疗，但症状迁延难愈。近1周来，突感憋气明显，生气时加重，伴剑突部不适，并伴咳嗽、气喘，夜间尤甚，经多方治疗无效，故前来就诊。就诊时见：咽喉部不适，咽干，异物感，憋气，时有咳嗽、气喘，咳痰，痰色黄质黏，口干，口渴，月经提前，量少，乳房无明显胀痛，饮食正常，睡眠欠佳，小便色微黄，大便尚调；舌质红，苔薄白微黄，脉弦滑。

中医诊断： 喉痹；西医诊断：慢性咽炎。

辨证： 痰热蕴肺。

治法： 清热化痰，止咳平喘。

处方： 麻杏石甘汤合半夏厚朴汤加减，炙麻黄5g，杏仁10g，紫苏叶6g，蝉蜕4g，僵蚕6g，半夏10g，厚朴8g，枳壳12g，象贝母9g，生姜4g，甘草6g。水煎服，日1剂，7剂。

1992年12月29日二诊： 服上方7剂，觉咳嗽、气喘基本消失，但仍觉咽干，异物感；此乃痰热日久，灼伤阴津所致，故前方加玄参12g、沙参12g以清热养阴，7剂。之后随访，患者自诉咽部诸症已基本消失。

按语： 本案"喉痹"一证，虽无外感，然用麻黄、紫苏叶、蝉蜕等，非为解表，乃宣肺化痰之意。刘老认为痰热蕴内、肺气郁滞乃"喉痹"成因，故治当以清热、宣肺、化痰为法，方中麻黄、紫苏叶、蝉蜕，刘老认为量小则宣肺，量大则解表，故方中以小取胜；杏仁降气平喘，又可泄热通腑；僵蚕性凉，用以清热，况其尚有走表之性也；半夏化痰，厚朴宽中，枳壳理气，以调畅中焦之气，量小以单取其性；象贝母性凉质润，用以清金、润燥、化痰也。"喉痹"一证，多有干呕之象，故以生姜止之；甘草利咽解毒，又能调和诸药。

失音（肝肾亏虚，风邪束表）

薛某，男，57岁，1980年5月8日初诊。

主诉： 暗哑1周。

病史：患者平素血压偏高，常感肢体麻木。1周前因感冒着凉导致声音嘶哑、语言难出，服用西药无效，遂来求诊于刘老。就诊时见：表情急切，面容痛苦，喑哑，语不成句，纳食正常，睡眠差，二便正常；舌苔薄白，脉浮数。

中医诊断：失音。

辨证：肝肾亏虚，风邪束表。

治法：解表宣肺，滋补肝肾。

处方：六味汤加减。蝉蜕9g，薄荷6g，防风12g，荆芥穗9g，甘草6g，菊花9g，黄芩9g，桑寄生15g，牛蒡子4.5g，牛膝12g。水煎服，日1剂，5剂。

服药5剂，声音洪亮如前。

按语：盖会厌为声音之门户，肺脉通于会厌，肾脉夹舌本，故失音多责之肺肾两脏；肺者主气，声由气而发，若外邪侵袭，内遏于肺，肺气失宣，会厌开合不利，则音猝然不出而成音哑之证，此即谓"金实不鸣"；肾者主水，肾阴无水上承，肺金失养，则久而成声哑，此即所谓"金破不鸣"，前者为实，后者为虚。《景岳全书》曰"声音出于脏气，凡脏实则声弘，脏虚则声怯"，《外台秘要》谓"风寒客于会厌之间，故卒然无音"。本案患者外感风邪而猝然音哑，其病在肺，治当宣肺开音；唯其年近六旬，肝肾阴亏，肝阳偏亢，而声音之病，又为肾之精所主，故治疗不忘培补肝肾，以滋声音之源。方选《喉科要旨》六味汤加减，宣肺利喉，开音疗瘖；加黄芩、菊花清肝热；桑寄生、牛膝补肝肾。诸药配伍，以祛邪培元为要，用药五剂而见奇效。

火眼（肝经郁热，上扰于目）

欧阳某，男，45岁，1994年9月2日初诊。

主诉：双目干涩、流泪多年，加重3个月。

病史：患者双目干涩、流泪多年，时有灼热、畏风，曾经在眼科医院诊断为"病毒性结膜炎（慢性），左眼倒睫"，局部应用药物效果不理想。近3个月来症状明显加重，出现白睛发红，有异物感，两目痒痛，畏光、流泪，分泌物较多、黏稠；舌苔薄黄，脉弦细。

中医诊断：火眼；西医诊断：慢性结膜炎。

辨证：肝经郁热，上扰于目。

治则：疏风清热，凉肝养血明目。

处方：柴胡7g，当归6g，生地黄12g，川芎5g，白芍9g，牡丹皮6g，防风

12g,蝉蜕6g,薄荷6g,连翘12g,荆芥穗6g,白菊花6g,草决明12g,生甘草6g。水煎服,日1剂,7剂。

1994年9月9日二诊:眼睛分泌物减少,仍感干涩,但较前减轻,微痒而势缓,稍有充血,小便黄,大便如常,脉证同前。处方:柴胡9g,赤芍12g,生地黄15g,牡丹皮6g,何首乌12g,草决明15g,黄芩7g,菊花9g,甘草6g。水煎服,日1剂,7剂。

1994年9月16日三诊:服药后眼睛干涩、流泪等症状好转。舌苔薄白,脉象缓和。处方:柴胡35g,赤芍40g,生地黄50g,牡丹皮25g,防风12g,草决明15g,黄芩6g,菊花9g,甘草6g。炼蜜成丸,每丸10g,1丸/次,2次/d。

按语:肝开窍于目,两目灼热、畏风、痒痛、畏光、流泪等症均为火热郁滞在肝的表现,但本案迁延日久,必有肝阴血亏虚,故治以清热、养血、祛风。初诊方中柴胡、菊花、防风、蝉蜕、荆芥穗、薄荷疏散风热;连翘清热解毒;草决明清肝明目;芎、归、芍、地四物养血祛风;牡丹皮清热、凉血、消瘀。二诊减祛风药物,改白芍为赤芍,加黄芩增加清热力度,加何首乌补益肝肾;三诊改为丸剂以图缓攻。

面肌痉挛(阴血亏虚,经脉失养)

陈某,男,44岁,1979年11月5日初诊。
主诉:面肌痉挛3天。
病史:患者3天前生气后,出现右侧面部肌肉不自主徐徐抽动,开始并未注意,随即出现阵发性面部发紧,肌肉抽搐,每天发作数次,每次抽动时间不等,晚间尤甚,严重影响睡眠,十分痛苦,曾针刺治疗,效果不佳,故来求诊于刘老。就诊时见:右侧面肌徐徐抽动,无有休止,伴有头痛,心烦,失眠,饮食难进,小便如常,大便干结;舌红无苔,脉弦细。
诊断:面肌痉挛。
辨证:阴血亏虚,经脉失养。
治法:养阴舒筋,息风解痉。
处方:牵正散合芍药甘草汤加减,全蝎3g,蜈蚣1g,白附子3g,白芍12g,生甘草9g。水煎服,日一剂,7剂。

1979年11月12日二诊:服药1周,面肌抽搐次数大减,头痛减轻,大便

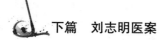 下篇 刘志明医案

畅通,效不更方,再进5剂,面肌抽搐完全停止,头痛除,睡眠好。1年后随访,未见复发。

按语: 面肌痉挛一症,属中医学"中风"的范畴,气郁化火,耗伤肝阴,阴虚阳亢,化火生风,风阳上扰,致面肌痉挛。肝为刚脏,其气最易横逆,芍药甘草汤中白芍味苦酸微寒,能平抑肝阳、养血敛阴、柔肝止痛;甘草味甘,补中益气以入脾,芍甘相伍,酸甘化阴;全蝎、蜈蚣、白附子均擅长息风止痉、通宣止痛。诸药合用,起到育阴柔筋、缓解痉挛之功。

第十二章 其他病证

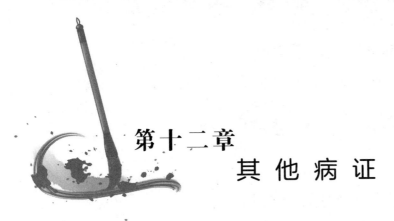

经前乳房胀痛（肝郁气滞）

赵某，女，28岁，1982年3月18日初诊。

主诉： 经前期乳房胀痛3年。

病史： 3年来，患者常抑郁不乐，每逢月经来潮前1周左右，便觉乳房胀痛，稍有触碰则痛甚，兼伴心烦易怒、胸闷嗳气、脘腹胀痛；月经延后，量少，有血块，经色紫暗，曾于多处进行中、西医诊治，然效果不佳，故前来就诊。就诊时见：乳房胀痛，稍有触碰则痛甚，两胁胀痛，心烦易怒，胸闷嗳气，脘腹胀痛；月经延后，量少，有血块，经色紫暗；纳可，眠差，二便调；舌质红，苔薄白，脉弦细。

中医诊断： 经前乳房胀痛。

辨证： 肝气郁结。

治法： 疏肝理气，通络止痛。

处方： 柴胡疏肝散加味，柴胡15g，白芍12g，枳壳9g，香附9g，川芎6g，厚朴15g，桃仁12g，红花12g，蒲黄9g，没药12g，五灵脂12g（包煎），王不留行9g，甘草6g，川楝子15g。水煎服，日1剂，8剂。

服上方3个月经周期后，乳房胀痛及其他症状消失，心情舒畅。

按语： 经前期乳房胀痛是妇女的常见病、多发病，多由情志不畅、肝气郁结而起。朱丹溪曰"气血冲和，百病不生"，故气血郁滞尤与肝、胃两脏关系密切，乳头属足厥阴肝经，乳房属足阳明胃经。肝为将军之官，性喜条达，主疏泄，司周身血液及情志活动；若七情内伤，致肝气郁结，难于疏泄，横逆犯胃，胃失和降，肝胃二经经脉之气郁滞难出，则见乳房胀痛、胸闷嗳气、脘腹胀痛；肝郁则气滞，气滞则血瘀。方中白芍益阴和营、柔肝止痛；香附理气解郁、活血止痛，为妇科要药；柴胡疏肝解郁；川楝子、枳壳、厚朴开胸理气；王不留行通血脉、消乳胀；川芎活血止痛；五灵脂、蒲黄、桃仁、红花、没药活血化瘀；甘草益气补中、缓肝之急。诸药共奏疏肝解郁、通络止痛、调补冲任之效。

热入血室（气血亏虚，外感风寒）

赵某，女，26岁，1971年4月9日初诊。

主诉： 恶寒、头痛1周，伴寒热往来5天。

病史： 1周前，患者冒雨外出，感受风寒，遂起头痛、恶心、纳呆、口干诸症。5天前，突觉发热，其状如疟，数日不退，兼伴烦躁，后至肢体抽搐、神志不清，经消炎、解热、镇静之药治疗，但效果不佳，故来求诊。就诊时见：高热不退，体温39.9℃，精神恍惚，头痛、恶心，纳呆，口干，眠差，小便稍黄，大便偏干；舌质红，苔黄腻，脉弦滑。询其病史，乃知触冒风寒之时，恰逢患者月水来潮之期。

中医诊断： 热入血室；西医诊断：经期感冒。

辨证： 气血亏虚，外感风寒。

治法： 和解表里。

处方： 先以银针刺之，以合谷透后溪、三阴交透绝骨，强刺激为法，使其安静；后以小柴胡汤加减治之。处方：柴胡12g，黄芩9g，半夏9g，人参9g，茯苓9g，夜交藤9g，甘草6g。水煎服，日1剂，3剂。

2天后复诊，患者已然热退神清，病即痊愈。

按语： 热入血室一病，是指妇女在月经期间感受风寒之邪，邪热内传，热与血结所致之疾病，在《金匮要略·妇人杂病脉证并治》一文中早有论述，其曰："妇人伤寒发热，经水适来，昼日明了，暮则谵语，如见鬼状者，此为热入血室，治之无犯胃气及上二焦……妇人中风，发热恶寒，经水适来……谵语者，此为热入血室也，当刺期门，随其实而取之。"可见"热入血室"一证，乃有以下三个特点：一，风寒之邪感于"经水适来"或"经水适断"之时；二，精神症状明显，如见"谵语""如见鬼状"等；三，寒热往来"如疟状"。刘老以其多年临证经验告诉我们：妇女外感热病往往与其月经变化密切相关，至若外感发热久拖不解者，其中往往是其月经"适来"或"适断"之时感受外邪所致。妇人经期，或伤寒，或中风，邪热乘虚袭入血室，上扰于心，致生谵语。然本证谵语，非经日之腑实谵语，故不可以经法治之，应于解表之中掺以和解之法。本案刘老先以针透合谷至后溪、三阴交至绝骨，泄热凉血，搜剔血室之热，以清心安神；后以小柴胡汤和解表里。

惊悸（心肾不交，气机逆乱）

洪某，男，19岁，1985年4月16日初诊。

主诉：精神恍惚2天。

病史：患者平日心虚胆怯，前日因事惊恐，后觉惊惕不安，遂心悸失眠、噩梦连连，以致精神恍惚、双目直视、项强颈斜、双手震颤，甚者手舞足蹈、喃喃自语、坐卧不安，故来就诊。就诊时见：精神恍惚，烦躁，面色无华，双目直视，心悸失眠，形体消瘦，项强颈斜，双手时有震颤，饮食无味，小便色黄，大便稍干；舌淡，苔薄白，脉沉弱无力。脑电图正常，神经病理反射（-）。

中医诊断：惊悸；西医诊断：癔症。

辨证：心肾不交，气机逆乱。

治法：补心益肾，调畅气机。

处方：安神定志丸合生脉散加减，熟地黄20g，山药15g，麦冬9g，人参9g，五味子9g，远志6g，酸枣仁24g，茯苓12g，朱砂1g（冲服），龙齿15g，肉桂3g，甘草6g。水煎服，日1剂，5剂。

1985年4月21日二诊：服药5剂症状大减，患者言谈举止基本正常，能入睡，梦境减少，原方加甘麦大枣汤继续服用，后症状消失，追访半年未复发。

按语：患者平日即心虚胆怯，又因惊恐而神慌不能自主，正如《济生方·惊悸论治》云"惊悸者，心虚胆怯之所致也"；况惊恐伤肾，阴虚于下，火逆于上，动撼心神，气机逆乱，惊悸焉有不成？心肾不交、气血逆乱是本案主要病机，故治疗宜以补心气、益肾精为法。方中龙齿镇惊宁神；朱砂、茯苓、远志安神定志；五味子、酸枣仁养心安神；麦冬、人参、甘草补益心气；山药、熟地黄滋养肝肾；少佐肉桂鼓动命门之火上浮，以达顺畅气机、交通心肾之目的。

百合病（阴虚阳浮，神不守舍）

史某，男，27岁，1970年9月18日初诊。

主诉： 精神恍惚5年。

病史： 患者5年来长期精神不振，以致彻夜不眠、神思恍惚、坐卧不宁，兼伴厌食、幻听、幻视、头晕、健忘、心悸、胸闷、疲乏无力诸症，曾于数家医院就诊，均以"神经衰弱"治之，然效果不佳，故求诊于刘老。就诊时见：精神不振，神思恍惚，面色潮红，烦躁不安，坐卧不宁，幻听、幻视、头晕、健忘、心悸、胸闷、疲乏无力，厌食，彻夜不眠，自言自语，口苦，尿黄；舌质红，苔薄黄，脉数。

中医诊断： 百合病；西医诊断：神经衰弱。

辨证： 阴虚阳浮，神不守舍。

治法： 滋阴潜阳。

处方： 百合地黄汤加味，百合30g，生地黄15g，麦冬12g，五味子6g，茯苓9g，龙骨15g（先煎），牡蛎15g（先煎），合欢花15g，灯心草9g，甘草6g。水煎服，日1剂，7剂。

1970年9月25日二诊： 服上药，心悸、头晕好转，夜能入睡，晨起自觉神清气爽，精神恍惚大减，仍觉胸闷、口苦、尿黄较淡；舌质红，苔薄黄，脉数。原方加柴胡9g，香附6g，竹茹9g，调治1月，病即痊愈。后随访1年，未复发。

按语：《金匮要略·百合狐惑阴阳毒病脉证治》云："论曰：百合病者，百脉一宗，悉致其病也。意欲食，复不能食，常默默，欲卧不能卧，欲行不能行，饮食或有美时，或有不用闻食臭时，如寒无寒，如热无热，口苦，小便赤。"刘老宗前贤所论，分析本案患者诸症，认为其乃阴虚阳浮、神不守舍所致，故治以百合地黄汤。《金匮要略·百合狐惑阴阳毒病脉证治》曰："百合病，不经吐下、发汗，病形如初者，百合地黄汤主之。"方中百合宁心清热；生地滋养阴血，补肾水真阴之不足；龙骨、牡蛎镇静安神；灯心草、麦冬、五味子滋阴降火、养心安神；柴胡、合欢花、香附疏肝解郁；竹茹清热化痰矣。诸药相合，浮阳乃降，神情乃守，故愈也。

第十二章 其他病证

肝浊(脾肾亏虚，痰浊困阻)

王某，男，60岁，1994年6月10日初诊。

主诉： 乏力、易疲劳3个月。

病史： 近3个月，患者常觉精神萎靡、乏力、容易疲劳，以致工作效率降低。曾于体检时发现脂肪肝、混合性高脂血症，于当地医院就诊，用他汀类降脂药治疗，后因患者谷丙转氨酶及谷草转氨酶均升高，考虑药物性肝损伤而停药，遂求治于刘老。就诊时见：精神欠佳，体型偏胖，面色红润，纳食无味，睡眠一般，小便正常，大便黏腻不爽；舌质淡红，苔薄白稍腻，脉弦细滑。血压140/90mmHg；腹部B超示：脂肪肝。

中医诊断： 肝浊；西医诊断：脂肪肝；高脂血症。

辨证： 脾肾亏虚，痰浊困阻。

治法： 益肾健脾，祛痰化浊。

处方： 自拟调脂化浊汤，制首乌75g，丹参50g，桑椹80g，白芍45g，生黄芪75g，党参50g，麦冬45g，生地黄60g，西洋参50g，山楂45g，红曲45g，五味子25g。上药一料，共为细末，炼蜜为丸，10g/丸，2次/d，1丸/次。

1994年7月12日二诊： 服上药1月余，患者自觉精神转佳、体力渐增、纳食知味、大便成形，每天1次；舌淡红，苔薄白，脉弦细。仍宗上方，改制首乌为60g、桑椹为60g、白芍为50g、生黄芪为60g。上药两料，共为细末，炼蜜为丸，10g/丸，2次/d，1丸/次。

1994年9月8日三诊： 患者因公出差至北京，虽工作劳累，但精神状态良好，未感疲劳，纳食正常，睡眠好，二便亦正常。复查血脂：胆固醇及甘油三酯均有下降；查肝肾功能正常；唯偶觉腰酸。6月10日方加泽泻50g、桑寄生60g。上药一料，共为细末，炼蜜为丸，10g/丸，2次/d，1丸/次。

1994年10月24日四诊： 服上药月余，患者觉精神顺畅、身轻体健，面色较前红润，纳食、睡眠正常，二便调；复查血脂正常，肝肾功能亦正常。处方：制首乌50g，黄精50g，丹参60g，草决明60g，枸杞子50g，山楂70g，桑寄生60g，金樱子50g，生地黄50g，牛膝50g，薤白50g，女贞子60g，红曲60g。上药一料，共为细末，炼蜜为丸，10g/丸，2次/d，1丸/次。并嘱患者减少应酬，清淡饮食，减轻工作负荷，减少静坐时间，每天至少散步30~40分钟。

按语: 随着饮食习惯、生活方式的改变,疾病谱也发生了相应改变。现代人习惯于高脂饮食,常静坐工作,缺乏必要的活动,故脂肪肝、高脂血症成为现代社会之多发疾病。刘老在长期临床实践中认为:本病病机主要为脾不健运、升降失调、肾不泄浊、痰浊内阻;过剩之营养物质在体内堆积,日久成痰化浊;故治疗当宜益肾健脾、祛痰化浊,并自拟调脂化浊汤一方进行治疗。方中制首乌、桑椹、生地黄、麦冬滋肾阴;白芍、五味子味酸,入肝脾心经,补脾益肾;黄芪、党参、西洋参益脾气;山楂、红曲、丹参活血祛瘀、化痰降浊。现代药理已证实:山楂具有降低胆固醇作用;红曲中含有多种天然他汀成分,有较好的调节血脂作用,对肝功能之损伤远较他汀类西药小,对于不能耐受他汀类药物副作用者是较好的选择。但需要注意的是中药调节血脂的作用有限,除控制饮食外,需坚持长期服药,刘老始终坚持运用丸药,以便患者携带及长期服用,从而提高疾病治愈率。

积聚(气滞血瘀)

唐某,男,50岁,1981年4月6日初诊。
主诉: 胸胁胀痛5个月。
病史: 5个月前,患者因两胁胀痛连及胸部,就诊于当地医院,经B超检查,诊断为"脾大(原因待查)";后经治疗数月,症状无明显改善,故前来求诊于刘老。就诊时见:精神欠佳,面色无华,急躁易怒,口微苦,两胁疼痛,胃脘作胀,睡眠尚可,二便尚调;舌紫有瘀斑,苔薄白,脉弦。腹软,肝肋下未扪及,脾肋下四指,质硬,有触痛,巩膜无黄染;肝功能正常;大便培养阴性;结肠镜未见异常。
中医诊断: 积聚;西医诊断:脾大(原因待查)。
辨证: 气滞血瘀。
治法: 疏肝理气,活血通络。
处方: 柴胡12g,郁金9g,川楝子9g,陈皮6g,枳壳9g,香附9g,赤芍6g。水煎服,日1剂,7剂。

1981年4月13日二诊: 服上药7剂,患者自觉脘腹胀闷已舒,虽两胁仍然疼痛,但程度轻微。处方:丹参9g,赤芍9g,桃仁9g,红花3g,没药6g,郁金9g,川楝子9g,陈皮9g,香附9g,炙甘草3g。水煎服,日1剂,10剂。

患者服药20余剂,脾脏明显变小,触诊脾于左胁下约1指,无触痛。后以上方加减调治月余,脾大消失,病即痊愈。

按语: 刘老认为,胁肋部积聚多由情志所伤、气血凝滞所致;本案患者左胁肋部积聚,痛及两胁,舌青紫有瘀斑,皆是气滞血凝之征,盖患者肝气郁滞日久,气血凝结于胁下,脉络瘀阻也。其部在胁,乃肝经循行之处,加之脉弦属肝,故刘老初诊以疏肝理气之法治疗。方中柴胡、陈皮、香附、枳壳、郁金理气解郁;赤芍化瘀。待二诊郁滞之气得行后,主以活血化瘀之法。方中赤芍、丹参、桃仁、红花、没药活血化瘀;郁金、川楝子、陈皮、香附疏肝理气。综合观之,全案疏肝与化瘀先后行之,主次分明,故疾病速愈也。

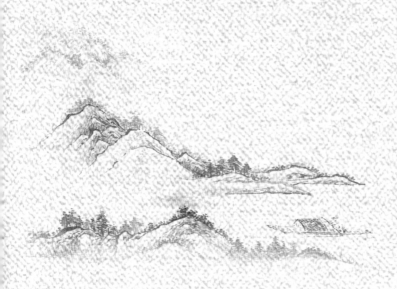